チェアサイド・ラボサイドの
新 矯正装置ビジュアルガイド

● 編 著

愛知学院大学歯学部歯科矯正学講座教授
後藤 滋巳

学校法人福岡学園常務理事
石川 博之

昭和大学歯学部歯科矯正学講座教授
槇 宏太郎

松本歯科大学歯科矯正学講座教授
山田 一尋

患者さんに渡せる装置の説明リーフレット付

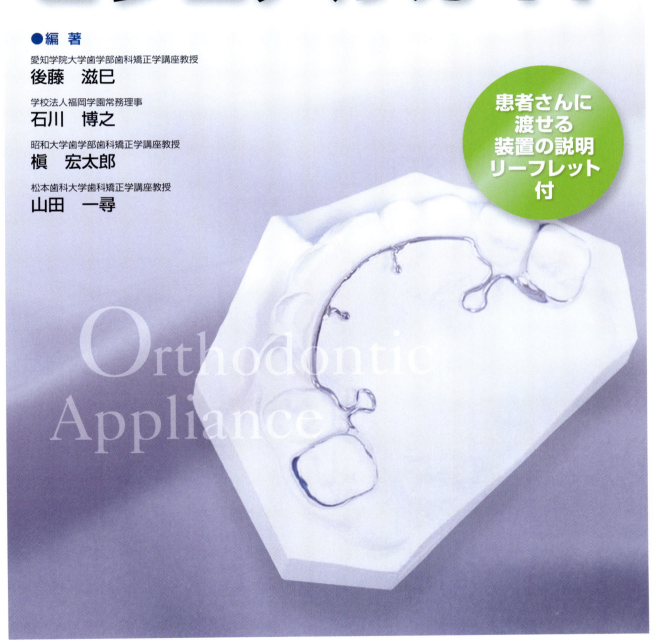

Orthodontic Appliance

医歯薬出版株式会社

This book was originally published in Japanese under the title of :

CHEASAIDO−RABOSAIDO−no SHIN−KYOSEISOTI−BIJUARU−GAIDO

(The new visual guide of orthodontic appliance for chairside & laboside)

Editors :
GOTO, Shigemi, et al.
GOTO, Shigemi
  Professor, Department of Orthodontics, School of Dentistry, Aichi-Gakuin University

© 2015 1st ed.

ISHIYAKU PUBLISHERS, INC.
  7-10, Honkomagome 1 chome, Bunkyo-ku,
  Tokyo 113-8612, Japan

序
Preface

　矯正歯科治療は近年，治療技術や材料の開発にともなって新しい治療法が確立されるなど，以前と比べて目覚ましく進歩，発展を遂げている．その一方で，学校歯科検診において不正咬合が診査項目として加わったことで，一般歯科を中心とした診療体系にある歯科医師もその対応に迫られる機会が多くなり，補綴治療や歯周治療に矯正歯科的配慮を加えることで得られる効果の大きさが広く認識されるようになったことも相まって，これまで以上に矯正歯科治療に強く関心をもたざるを得ない状況になってきている．

　さらに，「歯科医師過剰時代」といわれて久しいなか，若い歯科医師は得意分野を備えて地域に貢献できる歯科医師になろうと修練に励んでおり，その得意分野のひとつとして矯正歯科治療が位置づけられるようになっている．

　歯科治療における矯正歯科治療の特殊性としては，治療期間が長期に及ぶこと，必要により永久歯の抜去を伴うことなどがあるが，もっとも大きなことは不正咬合の改善に矯正装置を用いることである．矯正歯科治療において治療目標を良好に達成するためには，診断技術に熟練することはもちろん，治療方針・方法を熟慮するうえで不正咬合の種類と時期（年齢）に応じたもっとも治療効果の高い矯正装置を選択し，それをうまく適用することが必要条件となる．不正咬合を改善するメカニズムを知るためには，矯正装置の構造を熟知することが必要であり，矯正歯科技工に関する知識の取得も重要度が高い．

　編者らは，2004年に『チェアサイド・ラボサイドの矯正装置ビジュアルガイド』を，また2009年には『チェアサイド・ラボサイドの矯正装置ビジュアルガイド2』を発刊し，各種不正咬合の治療を円滑に行うために用いる矯正装置，各装置の基本構成と作製手順，実際の使用方法，技工依頼に際しての注意点や適応症について，具体的に症例を呈示しながら解説を行った．その解説にあたっては，矯正装置が治療にどのように反映されるかを視覚的に示すことで，患者に直に接する機会の少ない歯科技工士だけでなく，矯正歯科臨床の経験が浅い歯科医師にとっても技工物の作製や歯科技工士へ依頼する際の参考となるよう配慮した．おかげさまでこれまで多くの読者に支持され，日々の臨床に活かされたことは望外の喜びである．

　本書は，この2冊をさらに充実すべく項目の追加，修正を行い，目覚ましい発展がみられるマルチブラケット装置を用いた手法についても臨床の流れに相応しい内容になるように編纂し直したものである．2012年に絶対的固定源の概念をもたらす「歯科矯正用アンカースクリュー」が薬事承認され，これまで困難とされてきた大臼歯の圧下，遠心移動，前歯部の圧下なども行えるようになったことから，これに付随する矯正装置の収載を新たに行っている．さらに，各装置ごとに，患者さんに渡せる説明用のリーフレットを加えている．

　本書が矯正歯科を専門に学ぼうとする若い歯科医師のみならず，今後，矯正歯科治療を積極的に日常臨床に取り入れようとする歯科医師ならびに歯科技工士にとって，参考になれば幸いである．

2015年11月

編者を代表して　後藤　滋巳

チェアサイド・ラボサイドの
新 矯正装置ビジュアルガイド
CONTENTS

Part 1　矯正歯科治療のための基礎知識 ……………………………………………… 後藤滋巳，宮澤　健 ● 1
- はじめに ……………………………………………………………………………………………………… 2
- 矯正歯科治療とは ……………………………………………………………………………………………… 2
- 矯正歯科治療の流れ …………………………………………………………………………………………… 3
- 矯正装置と保定装置 …………………………………………………………………………………………… 5
- 乳歯列期・混合歯列期の矯正歯科治療 ……………………………………………………………………… 7
- 乳歯列期・混合歯列期の矯正歯科治療の進め方（ガイドライン） ……………………………………… 7

Part 2　各種矯正装置の作製方法と適応 ……………………………………………………………… 13

1　リンガルアーチ（舌側弧線装置） ………………………… 小川清隆，鈴木靖彦，岡山直樹，後藤滋巳 ● 14
- 装置の構成 …………………………………………………………………………………………………… 14
- 適応症 …… 16
- 作製手順 ……………………………………………………………………………………………………… 17
- 技工指示書記入時のポイント ……………………………………………………………………………… 21
- 症例 ……… 22
- 装置使用における留意点 …………………………………………………………………………………… 26
- 「リンガルアーチを装着された患者さん，保護者の方へ」……………………………………………… 27

2　加強固定装置 ……………………………………………………………………………… 中島一記，石川博之 ● 28
- **1　ナンスのホールディングアーチ** ……………………………………………………………………… 28
  - 装置の構成 ………………………………………………………………………………………………… 28
  - 適応症 ……………………………………………………………………………………………………… 29
  - 作製手順 …………………………………………………………………………………………………… 29
  - 技工指示書記入時のポイント …………………………………………………………………………… 33
  - 症例 …… 34
  - 装置使用における留意点 ………………………………………………………………………………… 35
- **2　トランスパラタルアーチ（パラタルバー）** ………………………………………………………… 36
  - 装置の構成 ………………………………………………………………………………………………… 36
  - 適応症 ……………………………………………………………………………………………………… 37
  - 作製手順 …………………………………………………………………………………………………… 37
  - 技工指示書記入時のポイント …………………………………………………………………………… 38
  - 症例 …… 39
  - 装置使用における留意点 ………………………………………………………………………………… 39
- 「ナンスのホールディングアーチを装着された患者さん，保護者の方へ」…………………………… 40
- 「トランスパラタルアーチを装着された患者さん，保護者の方へ」…………………………………… 41

3　ペンデュラム装置 ………………………………………………………………………… 阿部朗子，石川博之 ● 42
- 装置の構成 …………………………………………………………………………………………………… 42
- 適応症 …… 43
- 作製手順 ……………………………………………………………………………………………………… 43
- 技工指示書記入時のポイント ……………………………………………………………………………… 47
- 症例 ……… 47
- 装置使用における留意点 …………………………………………………………………………………… 48
- 「ペンデュラム装置を装着された患者さん，保護者の方へ」…………………………………………… 49

4　ヘッドギア ………………………………………………………………………………… 影山　徹，山田一尋 ● 50
- 装置の構成 …………………………………………………………………………………………………… 50
- 適応症 …… 53
- 作製および装着手順 ………………………………………………………………………………………… 53

- ■技工指示書記入時のポイント･･･55
- ■症例･･･56
- ■装置使用における留意点･･･56
- 「ヘッドギアを装着された患者さん，保護者の方へ」･･･････････････････････････････57

5 上顎前方牽引装置･･･58
1 固定式リンガルアーチタイプ･････････････････････田渕雅子，春上雅之，後藤滋巳●58
- ■装置の構成･･･58
- ■適応症･･･59
- ■作製手順･･･59
- ■技工指示書記入時のポイント･･･61
- ■症例･･･62
- ■装置の応用について･･･64
- ■装置使用における留意点･･･64

2 可撤式オーバーレイタイプ･････････････････萬屋礼子，槇　宏太郎，百瀬之男●66
- ■装置の構成･･･66
- ■適応症･･･67
- ■作製手順･･･67
- ■技工指示書記入時のポイント･･･72
- ■症例･･･72
- ■装置使用における留意点･･･73
- 「上顎前方牽引装置と固定式のリンガルアーチタイプを装着された患者さん，保護者の方へ」･･･････74
- 「上顎前方牽引装置と取り外し式のプレートタイプを装着された患者さん，保護者の方へ」･･･････75

6 チンキャップ･･･････････････････････････････････樋田真由，藤原琢也，後藤滋巳●76
- ■装置の構成･･･76
- ■適応症･･･77
- ■作製手順･･･77
- ■症例･･･79
- ■装置使用における留意点･･･80
- 「チンキャップを装着された患者さん，保護者の方へ」･････････････････････････････81

7 スライディングプレート･････････････････････････････････中冨佑香，石川博之●82
- ■装置の構成･･･82
- ■適応症･･･82
- ■作製手順･･･82
- ■技工指示書記入時のポイント･･･87
- ■症例･･･87
- ■装置使用における留意点･･･88
- 「スライディングプレートを装着された患者さん，保護者の方へ」･･･････････････････89

8 床矯正装置･･･90
1 床拡大装置（スクリュータイプ）･･･････････名和弘幸，後藤滋巳，岡山直樹●90
- ■装置の構成･･･91
- ■適応症･･･92
- ■作製手順･･･92
- ■技工指示書記入時のポイント･･･96
- ■症例･･･96
- ■装置の応用について･･･97
- ■装置使用における留意点･･･97

2 アクティブプレート（スプリング付ポステリアバイトプレート）
　　　　　　　　　　　　　　　･･････芳賀秀郷，山口徹太郎，宮崎芳和，槇　宏太郎，百瀬之男●98
- ■装置の構成･･･98
- ■適応症･･･99
- ■作製手順･･･100
- ■技工指示書記入時のポイント･･･103

CONTENTS

　　■症例 …………………………………………………………………………… 104
　　■装置使用における留意点 …………………………………………………… 105
　　「床拡大装置を装着された患者さん，保護者の方へ」………………………… 106
　　「アクティブプレートを装着された患者さん，保護者の方へ」……………… 107
9 クワドヘリックス，バイヘリックス ……………宮澤　健，後藤滋巳，岡山直樹● 108
　　■装置の構成 …………………………………………………………………… 108
　　■適応症 ………………………………………………………………………… 109
　　■作製手順 ……………………………………………………………………… 109
　　■技工指示書記入時のポイント ……………………………………………… 112
　　■症例 …………………………………………………………………………… 112
　　■装置の応用について ………………………………………………………… 115
　　■装置使用における留意点 …………………………………………………… 116
　　「クワドヘリックス，バイヘリックスを装着された患者さん，保護者の方へ」… 117
10 急速拡大装置 ………………………………………………………………… 118
　1 永久歯急速拡大装置 …………………………佐藤友紀，槇　宏太郎，百瀬之男，平間雪野● 118
　　■装置の構成 …………………………………………………………………… 118
　　■適応症 ………………………………………………………………………… 119
　　■作製手順 ……………………………………………………………………… 119
　　■技工指示書記入時のポイント ……………………………………………… 123
　　■症例 …………………………………………………………………………… 123
　　■装置の応用について ………………………………………………………… 125
　　■装置使用における留意点 …………………………………………………… 125
　2 乳歯急速拡大装置 ……………………………………宮澤　健，春上雅之，後藤滋巳● 126
　　■装置の構成 …………………………………………………………………… 126
　　■適応症 ………………………………………………………………………… 127
　　■作製手順 ……………………………………………………………………… 127
　　■技工指示書記入時のポイント ……………………………………………… 129
　　■症例 …………………………………………………………………………… 130
　　■装置の応用について ………………………………………………………… 131
　　■装置使用における留意点 …………………………………………………… 131
　　「急速拡大装置を装着された患者さん，保護者の方へ」……………………… 132
　　「装置の使用時間・ネジ回し予定表」………………………………………… 133
11 咬合挙上板 ……………………………………倉田和之，楓　光士朗，山田一尋● 134
　　■装置の構成 …………………………………………………………………… 134
　　■適応症 ………………………………………………………………………… 135
　　■作製手順 ……………………………………………………………………… 135
　　■技工指示書記入時のポイント ……………………………………………… 138
　　■症例 …………………………………………………………………………… 138
　　■装置使用における留意点 …………………………………………………… 138
　　「咬合挙上板を装着された患者さん，保護者の方へ」………………………… 139
12 咬合斜面板 ……………………………………………金沢昌律，宮本剛至，山田一尋● 140
　　■装置の構成 …………………………………………………………………… 140
　　■適応症 ………………………………………………………………………… 141
　　■作製手順 ……………………………………………………………………… 141
　　■技工指示書記入時のポイント ……………………………………………… 145
　　■症例 …………………………………………………………………………… 145
　　■装置使用における留意点 …………………………………………………… 146
　　「咬合斜面板を装着された患者さん，保護者の方へ」………………………… 147
13 アクチバトール（F.K.O.） ………………………………………秦　省三郎，石川博之● 148
　　■装置の構成 …………………………………………………………………… 148
　　■適応症 ………………………………………………………………………… 148
　　■作製手順 ……………………………………………………………………… 149

- ■技工指示書記入時のポイント·· 157
- ■症例·· 157
- ■装置使用における留意点··· 158
- 「アクチバトールを装着された患者さん，保護者の方へ」······························· 159

構成咬合について···藤原琢也，後藤滋巳● 160
- ■咬合の種類··· 160
- ■構成咬合·· 160

14 バイオネーター ··不破祐司，後藤滋巳，岡山直樹● 164
- ■装置の構成··· 164
- ■適応症··· 166
- ■作製手順·· 166
- ■技工指示書記入時のポイント··· 169
- ■症例·· 169
- ■装置の応用について··· 170
- ■装置使用における留意点··· 170
- 「バイオネーターを装着された患者さん，保護者の方へ」······························· 171

15 バイトジャンピングアプライアンス（B.J.A.）····宮澤 健，酒井直子，後藤滋巳，岡山直樹● 172
- ■装置の構成··· 172
- ■適応症··· 173
- ■作製手順·· 174
- ■技工指示書記入時のポイント··· 179
- ■症例·· 179
- ■装置の応用について··· 181
- ■装置使用における留意点··· 182
- 「バイトジャンピングアプライアンスを装着された患者さん，保護者の方へ」···· 183

16 ハーブストアプライアンス ····································二木克嘉，槇 宏太郎，押切利幸● 184
- ■装置の構成··· 184
- ■適応症··· 185
- ■作製手順·· 185
- ■技工指示書記入時のポイント··· 189
- ■症例·· 189
- ■装置使用における留意点··· 190
- 「ハーブストアプライアンスを装着された患者さん，保護者の方へ」··············· 191

17 フレンケルの装置（ファンクションレギュレーター） ·················北城紗和，石川博之● 192
- ■装置の構成··· 192
- ■適応症··· 193
- ■作製手順·· 193
- ■技工指示書記入時のポイント··· 199
- ■症例·· 200
- ■装置使用における留意点··· 200
- 「フレンケルの装置を装着された患者さん，保護者の方へ」··························· 201

18 リップバンパー ···山之内 香，石川博之● 202
- ■装置の構成··· 202
- ■適応症··· 203
- ■作製手順·· 203
- ■技工指示書記入時のポイント··· 207
- ■症例·· 207
- ■装置使用における留意点··· 208
- 「リップバンパーを装着された患者さん，保護者の方へ」······························· 209

19 舌癖除去装置 ··· 210
1 タングガード（リンガルアーチタイプ） ····················田渕雅子，春上雅之，後藤滋巳● 210
- ■装置の構成··· 210

- ■適応症 ……………………………………………………………………………………… 211
- ■作製手順 …………………………………………………………………………………… 211
- ■技工指示書記入時のポイント ……………………………………………………………… 213
- ■症例 ………………………………………………………………………………………… 213
- ■装置使用における留意点 …………………………………………………………………… 214

2 タングガード（床タイプ）………………………………髙橋正皓，市川雄大，百瀬之男，槇　宏太郎● 215
- ■装置の構成 ………………………………………………………………………………… 215
- ■適応症 ……………………………………………………………………………………… 215
- ■作製手順 …………………………………………………………………………………… 215
- ■技工指示書記入時のポイント ……………………………………………………………… 218
- ■症例 ………………………………………………………………………………………… 218
- ■装置使用における留意点 …………………………………………………………………… 219

3 タングトレーニングプレート（TTP）………………………………不破祐司，岡山直樹，後藤滋巳● 220
- ■装置の構成 ………………………………………………………………………………… 220
- ■装置の作用機序 …………………………………………………………………………… 221
- ■適応症 ……………………………………………………………………………………… 224
- ■作製手順 …………………………………………………………………………………… 224
- ■技工指示書記入時のポイント ……………………………………………………………… 226
- ■症例 ………………………………………………………………………………………… 226
- ■装置使用における留意点 …………………………………………………………………… 228
- 「タングガード（固定式）を装着された患者さん，保護者の方へ」………………………… 229
- 「タングガード（取り外し式）を装着された患者さん，保護者の方へ」…………………… 230
- 「タングトレーニングプレートを装着された患者さん，保護者の方へ」…………………… 231

20 スプリント ……………………………………………………………………………… 232

1 スタビライゼーション型スプリント ……………………………唐澤基央，徳田吉彦，山田一尋● 232
- ■装置の構成 ………………………………………………………………………………… 232
- ■適応症 ……………………………………………………………………………………… 232
- ■作製手順 …………………………………………………………………………………… 233
- ■症例 ………………………………………………………………………………………… 236
- ■装置使用時における留意点 ………………………………………………………………… 236

2 前方整位型スプリント …………………………………………唐澤基央，本藤景子，山田一尋● 237
- ■装置の構成 ………………………………………………………………………………… 237
- ■適応症 ……………………………………………………………………………………… 237
- ■作製手順 …………………………………………………………………………………… 238
- ■症例 ………………………………………………………………………………………… 240
- ■装置使用時における留意点 ………………………………………………………………… 240

3 サージカルスプリント …………………………………………唐澤基央，竹尾健吾，山田一尋● 241
- ■適応症 ……………………………………………………………………………………… 241
- ■作製手順 …………………………………………………………………………………… 241
- ■技工指示書記入時のポイント ……………………………………………………………… 245
- ■症例 ………………………………………………………………………………………… 245
- 「スプリントを装着された患者さん，保護者の方へ」……………………………………… 247

21 ホーレータイプ・ラップアラウンドタイプリテーナー…名和弘幸，岡山直樹，後藤滋巳● 248
- ■装置の構成 ………………………………………………………………………………… 249
- ■作製手順 …………………………………………………………………………………… 250
- ■技工指示書記入時のポイント ……………………………………………………………… 254
- ■症例 ………………………………………………………………………………………… 254
- ■装置使用における留意点 …………………………………………………………………… 255
- ■その他の床型保定装置 ……………………………………………………………………… 256
- 「保定装置（ホーレータイプ，ラップアラウンドタイプ）を装着された患者さん，保護者の方へ」……… 257

22 トゥースポジショナー（T.P.）……………………………………………山内由宣，石川博之● 258
- ■装置の構成 ………………………………………………………………………………… 258

- ■適応症 ………………………………………………………………………………… 258
- ■作製手順 ……………………………………………………………………………… 259
- ■技工指示書記入時のポイント ……………………………………………………… 262
- ■症例 …………………………………………………………………………………… 263
- ■装置使用における留意点 …………………………………………………………… 263
- 「トゥースポジショナーを装着された患者さん，保護者の方へ」………………… 265

23 ボンディングリテーナー……………………………………佐藤琢麻，春上雅之，後藤滋巳● 266
- ■装置の構成 …………………………………………………………………………… 266
- ■適応症 ………………………………………………………………………………… 266
- ■作製手順 ……………………………………………………………………………… 267
- ■技工指示書記入時のポイント ……………………………………………………… 269
- ■症例 …………………………………………………………………………………… 269
- ■装置使用における留意点 …………………………………………………………… 270
- 「ボンディングリテーナーを装着された患者さん，保護者の方へ」……………… 271

24 スプリングリテーナー……………………………………………………半田千恵，石川博之● 272
- ■装置の構成 …………………………………………………………………………… 272
- ■適応症 ………………………………………………………………………………… 272
- ■作製手順 ……………………………………………………………………………… 273
- ■技工指示書記入時のポイント ……………………………………………………… 275
- ■症例 …………………………………………………………………………………… 276
- ■装置使用における留意点 …………………………………………………………… 276
- 「スプリングリテーナーを装着された患者さん，保護者の方へ」………………… 277

25 ソフトリテーナー……………………………………………中納治久，槇 宏太郎，平間雪野● 278
- ■装置の構成 …………………………………………………………………………… 278
- ■適応症 ………………………………………………………………………………… 279
- ■作製手順 ……………………………………………………………………………… 279
- ■技工指示書記入時のポイント ……………………………………………………… 283
- ■症例 …………………………………………………………………………………… 284
- ■装置使用における留意点 …………………………………………………………… 284
- 「ソフトリテーナーを装着された患者さん，保護者の方へ」……………………… 285

Part 3　歯科矯正用アンカースクリューに関わる装置 …………………………… 287

1　歯科矯正用アンカースクリュー植立の流れ…… 宮澤 健，藤原琢也，川口美須津，後藤滋巳● 288
- ■植立部位の決定 ……………………………………………………………………… 288
- ■植立手順 ……………………………………………………………………………… 289

2　AGPB（愛知学院大学型改良パラタルバー）…… 宮澤 健，柴田桃子，春上雅之，後藤滋巳● 290
- ■装置の構成 …………………………………………………………………………… 290
- ■適応症 ………………………………………………………………………………… 291
- ■作製手順 ……………………………………………………………………………… 291
- ■技工指示書記入時のポイント ……………………………………………………… 293
- ■装置の使用方法 ……………………………………………………………………… 293
- ■症例 …………………………………………………………………………………… 295
- ■装置の応用について ………………………………………………………………… 296
- ■装置使用における留意点 …………………………………………………………… 296
- 「AGPB（改良型パラタルバー）を装着された患者さん，保護者の方へ」……… 297

3　MPMD装置 ………………………………………………………………藤原琢也，後藤滋巳● 298
- ■装置の構成 …………………………………………………………………………… 298
- ■適応症 ………………………………………………………………………………… 299
- ■作製手順 ……………………………………………………………………………… 300
- ■技工指示書記入時のポイント ……………………………………………………… 305
- ■症例 …………………………………………………………………………………… 305

- ■装置の応用について ……………………………………………………………………… 306
- ■装置使用における留意点 ………………………………………………………………… 306
- 「MPMD装置を装着された患者さん，保護者の方へ」……………………………………… 307

Part 4　マルチブラケット装置の装着とトランスファートレー（インダイレクトボンディングシステム）
……川口美須津，春上雅之，後藤滋巳　309

- ■トランスファートレーの構成 …………………………………………………………… 310
- ■インダイレクトボンディングの手順 …………………………………………………… 310
- 「マルチブラケット装置を装着された患者さん，保護者の方へ」……………………… 314

Part 5　セットアップモデル
……玉置幸雄，石井太郎，石川博之　315

- ■セットアップモデルとは ………………………………………………………………… 316
- ■セットアップモデルの種類 ……………………………………………………………… 316
- ■セットアップモデルの形式 ……………………………………………………………… 316
- ■セットアップモデルの作製手順 ………………………………………………………… 317
- ■症例 ………………………………………………………………………………………… 324
- ■まとめ ……………………………………………………………………………………… 325

外科的矯正治療に用いるセットアップモデルとモデルサージェリーについて
……玉置幸雄，川越　慈，石川博之　326

- ■モデルサージェリーの手順 ……………………………………………………………… 326
- ■技工のポイント …………………………………………………………………………… 326

Part 6　矯正歯科技工のための基本手技と使用器具
……後藤滋巳，名和弘幸，宮澤　健，小川清隆，岡山直樹　329

- ■矯正技工の基本手技 ……………………………………………………………………… 330
- ■矯正技工に使用する器具 ………………………………………………………………… 334

付　既製の矯正装置
……名和弘幸，後藤滋巳　337

- ■TRAINER SYSTEM™ ……………………………………………………………………… 338
- ■オーソテイン® …………………………………………………………………………… 339
- ■プリフィニッシャー® …………………………………………………………………… 339

患者さんに渡せる装置の説明リーフレットについて

下記のページにつきましては，患者さんへの説明に利用する場合に限り，紙に複写して提供することを許諾します．なお，許諾は来院された患者さんご本人もしくはその保護者に無償で譲渡する場合に限られます．大量部数を複写しての「一斉」頒布，有償での頒布は認められませんので，ご注意ください．

27, 40, 41, 49, 57, 74, 75, 81, 89, 106, 107, 117, 132, 133, 139, 147, 159, 171, 183, 191, 201, 209, 229, 230, 231, 247, 257, 265, 271, 277, 285, 297, 307, 314

Part 1

矯正歯科治療のための基礎知識

後藤滋巳, 宮澤 健

はじめに

近年，矯正歯科治療に興味を抱く歯科医師は，若手だけでなく一般歯科を中心として開業している人にも多く見受けられるようになってきている．以前は，矯正歯科治療は短くても2～3年，症例によっては6～7年の長期に及ぶこと，ワイヤー屈曲などの操作が複雑そうであることなどから，その知識と技術を修得することは難しいという固定観念にとらわれ，比較的敬遠されていたように思う．しかし，近年では矯正歯科治療が体系化されてきたこと，歯科治療の質的向上をはかるうえで矯正歯科的な概念の導入が必須である事象が多くなってきたことが，矯正歯科治療に興味を抱く要因になっていると考えられる．特に，若手の歯科医師には，「歯科医師過剰時代」といわれるなかで，将来を見越して少しでも差別化をはかろうとする強い意思が感じられる．

矯正歯科治療がすでに体系化しつつある背景には，治療方法，治療システムが改良・進歩すると同時に，使用材料の開発が盛んに行われてきたことがある．たとえば，2012年には，スクリュータイプインプラントを矯正歯科治療の固定源として用いる方法が「歯科矯正用アンカースクリュー」として薬事承認され，これにより固定源の考え方にも大きな変化が生じて，治療効果の安定につながっている．また，口腔衛生思想をより反映させた治療術式の開発など，より安心・安全な治療方法が展開されている．したがって，矯正歯科治療への関心は，今後ますます高くなっていくものと予想される．

矯正歯科治療とは

矯正歯科治療の目的は，不正咬合が及ぼす心身への悪影響（咀嚼・発音機能などの口腔機能や歯・歯周組織への影響などの生理学的な悪影響に加えて，審美的問題による心理面への悪影響）を改善，予防することで，心身を健康な状態へと誘導し，維持をはかることにある．

矯正歯科治療の対象者について，従来は小・中学生を中心とする低年齢層において行われることが多かったが，近年は，歯の移動による歯周治療や補綴治療の質的向上など，矯正歯科治療を歯科治療のなかに組み込むことで得られる効果が広く認識されてきたため，矯正歯科治療の対象者が40～50歳代の比較的高年齢層にまで至ってきている．また，「白い歯」「きれいな歯ならび」といった口元への審美的要求から20～30歳代の関心はさらに高く，結果として矯正歯科治療が低年齢層から高齢者までの広い範囲に適応されるようになっている．

さらに，少子化傾向のなか，子どもの歯ならびに関心をもつ保護者は少なくなく，学校歯科検診の一項目に不正咬合が取り入れられていることもあり，一般歯科を主軸とする歯科医師においても幼児・学童期の子どもをもつ保護者から相談を受ける機会は多くなっている．そのため，矯正歯科治療に対する知識の常備にとどまらず，治療技術の習得に積極的に取り組もうとする機運は，多くの歯科医師のなかで高まっている．

矯正歯科治療の流れ

初診
　矯正歯科にはじめて来院する患者は，痛みを主訴とすることは少なく，「前歯が前に出ている」「前歯が反対にかんでいる」「八重歯である」「前歯に隙間がある」「下の前歯が後ろから生えてきた」などの審美面を主訴とすることが多い．とはいえ，審美的な主張をはっきりと述べにくい気風もあるため，この部分をカモフラージュする場合も少なくないので注意を要する．

　矯正歯科治療では，来院日に即処置を必要とすることは少なく，初診時は，主訴をもとに原因の推定，現症とその症状の今後の展開，治療の必要度，治療方法，治療期間，治療費などを概略的に説明する「歯ならび相談」的な意味合いが大きい．その際，矯正歯科治療では一般の歯科治療と比べていくつか異なる点があることを理解してもらう必要がある．

① 治療期間が長期に及ぶこと．
② 矯正装置を使用すること．
③ 患者本人の努力と協力を必要とすること（装置の使用，歯磨き）．
④ 患者周囲の人たちの理解と協力を必要とすること．
⑤ 永久歯の抜去を必要とするときがあること．
⑥ 後戻り現象があること．
⑦ 一部の不正咬合を除き，保険診療の対象でないこと（自費診療）．
⑧ 他科との連携が必要なときが多いこと．

　初診での説明に理解が得られ，積極的な治療を望まれた際には精密検査へと移行する．

精密検査（診断用資料の採得）
　診断は，問診，視診，触診，打診そして聴診による診査と，計測・分析による各種検査から得られた診断用資料を用いて行われる．

矯正歯科治療の診断に必要なおもな診査，検査
診査項目
① 主訴の確認　② 現症（不正咬合の特徴の把握）　③ 既往歴　④ 現病歴　⑤ 家族歴
⑥ 栄養状態や体格などの全身状態の確認　⑦ 顔貌の対称性　⑧ 口唇閉鎖機能
⑨ 口腔周囲筋の緊張状態　⑩ 開閉口運動路　⑪ 発音機能　⑫ 各種悪習癖

検査項目
● 形態的検査
① 顔面写真　② 頭部エックス線規格写真（正面，側面）　③ 歯列模型計測
④ デンタルエックス線写真　⑤ パノラマエックス線写真　⑥ CT画像
⑦ 顎関節部断層エックス線写真　⑧ MRI画像
● 機能的検査
① 咬合接触，咬合機能　② 下顎運動機能

診断用資料の分析

　精密検査によって得られた各種診断用資料は，計測あるいは分析され，総合的判断によって診断が行われる．この診断をもとにして治療方針・方法が具体的に立案され，その結果が後日，患者に説明される．

診断および治療方針・方法の策定

　診査，検査によるデータを総合的に検討して診断が行われ，この診断結果をもとに，咬合機能が最大限に発揮でき，審美的にも良好で各個人の特徴が十分に考慮された咬合形式，いわゆる「個性正常咬合」を目標にした治療方針・方法が立案される．
　その際，治療を最も効率的で効果的に進めることのできる矯正装置を，多くの種類のなかから選択することになる．

診断結果と治療方針・方法の患者への説明

　患者への説明は，可能な限り平易で理解しやすい言葉を用いて，分析結果を提示しながら行う．治療方針・方法については，実際に使用を予定している矯正装置を傍に置き，使用方法，使用時間，使用により得られる効果，使用上の注意点などを説明する．矯正歯科治療は治療を受ける患者自身がその内容をよく理解し，納得したうえで行われないと，治療の進行がスムーズにいかないばかりか，治療効果にも悪影響を及ぼすことから，患者本人の理解が得られるように説明する．矯正歯科治療は，患者本人と医療従事者が一緒になって不正咬合に対峙するもので，患者の治療への理解と協力なしには良好な結果は得られない．
　矯正歯科治療では一部，保険診療が適応されるが，多くの場合，自費治療であることもあり，料金体系についても明確に説明する必要がある．長期の治療を必要とする矯正歯科治療では，保護者の転勤などで通院不能となることもあり，継続治療のための歯科医院の紹介や治療費の清算方法についても説明しておくことが重要である．

治療の開始

　提示した治療内容は患者の意向（保護者の意向）が考慮され，患者の理解と同意がはっきりと得られた時点で開始される．同意が得られていることが大前提となるため，治療の開始にあたっては説明書ならびに同意書を準備するとよい．治療は，十分なインフォームドコンセントのもとで行われることが大切である．
　不正咬合は，形態的および機能的な不備のために口腔内の自浄性の低下を来たし，齲蝕・歯周疾患を招来するひとつの誘因となる可能性が高い．また，矯正歯科治療では口腔内に装置が装着されることが常であり，不潔域の拡大が生じやすい．したがって，矯正歯科治療に際しては，口腔衛生管理と指導が重要な要件となる．ブラッシング指導は，矯正歯科治療を進めるにあたって非常に重要な指導となるが，それと同時に患者側の自己管理の必要性を十分説明し，治療開始前に口腔衛生管理に対する患者サイドのモチベーションを高めておくことが大切である．

口腔衛生指導
① 矯正装置を装着すると，ブラッシングがいまより困難になることを説明する．
② 齲蝕ができると矯正歯科治療の中断を余儀なくされ，その結果，治療期間が長くなることを説明する．
③ 歯ならびを直すのは患者本人であること，そのためにしっかりしたブラッシングがとても大切であることを強調する．

　口腔衛生指導に際しては，具体的な写真を用いて説明すると効果的である．なんらかのハンディがあり患者本人で行えない場合には，保護者に助力をお願いする．また，一方的に患者に委ねるのではなく，術者側も装置の種類や使用材料に配慮すべきである．術者，患者双方にとって安心・安全な矯正歯科治療を心がける．

保定と治療の終了

　一期治療，二期治療（後述）いずれの場合も，動的治療によって治療目標に達した時点で保定に移行する．その際に用いられる装置が保定装置である．

　一期治療に目標をおくか，二期治療の終了までを治療の目標にするかは，担当する歯科医師の治療技術，経験に委ねられることになるが，あくまでも矯正歯科治療の目的は，顎骨および関連機能の成長発育期間を経て，永久歯列において機能，形態，審美的に満足が得られる安定した咬合（個性正常咬合）を確立することにある．保定を経て安定性を確認し，治療が終了となる．

矯正装置と保定装置

　矯正装置は，装着方法（①固定式，②可撤式），使用する矯正力（①器械的，②機能的），固定源*の位置（①顎内固定，②顎間固定，③顎外固定，④歯科矯正用アンカースクリューによる固定）によって分類されている．

　それとは別に保定装置がある

*矯正力をある方向に作用させると，その反対方向に反作用として同じ力が生じる．その反作用に抵抗するものを固定といい，その部位を固定源という．

装着方法の違いによる分類
① 固定式矯正装置：患者自らが自由に取り外すことができない装置．
② 可撤式矯正装置：患者自らが自由に着脱のできる形式の装置．

矯正力の違いによる分類
① 器械的矯正装置：ばねや針金，ゴムなどの器械的弾力を矯正力として用いる装置．
② 機能的矯正装置：口腔周囲筋の機能力を矯正力として用いる装置．

固定源の位置の違いによる分類
① 顎内固定：固定源と作用部位が同一顎内に存在する装置．
② 顎間固定：作用部位に対して固定源を対顎に求める装置．
③ 顎外固定：固定源を頭，額あるいは頸部に求める装置．顎外装置は特殊な場合を除いて可撤式装置である．
④ 歯科矯正用アンカースクリューによる固定：固定源を歯科矯正用アンカースクリューに求める装置．

保定装置
保定とは，動的治療後の咬合関係を維持し，安定をはかることを目的とする静的治療のことである．このときに用いられる装置を保定装置といい，固定式と可撤式に分類される．

矯正装置の種類

● 固定式矯正装置
① 器械的装置：リンガルアーチ，クワドヘリックス，バイヘリックス，マルチブラケット装置，急速拡大装置，ペンデュラム装置，ディスタルジェット装置，ナンスのホールディングアーチ，トランスパラタルアーチ　など
② 機能的装置：ハーブストアプライアンス

● 可撤式矯正装置
① 器械的装置：床矯正装置，上顎前方牽引装置，チンキャップ，ヘッドギア　など
② 機能的装置：アクチバトール，ビムラー装置，バイオネーター，バイトジャンピングアプライアンス（B.J.A.），フレンケルの装置（ファンクションレギュレーター），咬合挙上板，咬合斜面板　など

● 保定装置
① 固定式保定装置：犬歯間保定装置，小臼歯間保定装置　など
② 可撤式保定装置：ラップアラウンドタイプリテーナー，ホーレータイプリテーナー，トゥースポジショナー（T.P.），ソフトリテーナー，スプリングリテーナー　など

矯正装置は矯正歯科治療の根幹をなすものである．目標に向けて歯や顎の位置移動を行う動的治療と，移動された環境の保持を目的とする静的治療で形態の違いはあるが，いずれも矯正装置が口腔内に装着される．したがって，矯正装置の選択，使用方法の習熟が矯正歯科治療の効果を左右するうえでとても重要となり，当然のことながら，矯正装置は正しく目的に見合う形態に作製される必要がある．

装置の詳細については，**Part 2** で解説する．

乳歯列期・混合歯列期の矯正歯科治療

　乳歯列期・混合歯列期は，就学前の幼児や小学生に相当する．この時期は，身体的にも精神的にも最も成長発育が旺盛であり，歯の交換にともなって上下顎の大きさや垂直的・前後的・左右的関係の変化が大きくなる時期でもある．したがって，乳歯列期，混合歯列期，また混合歯列期の前期・中期・後期によって，その点に配慮した対応が必要となる．

矯正歯科治療の種類

　矯正歯科治療には，①予防矯正（将来予想される不正咬合の発現を予防する），②抑制矯正（すでに不正咬合を呈しており，その原因が明らかでそれを除去することで改善を期待する），③限局矯正（成長発育期の形態・機能の改善をはかり，よりよい口腔環境を整える），④本格矯正（最終の永久歯列を正常咬合に導く）がある．矯正歯科治療は，永久歯列における個性正常咬合の確立を目的としており，この4種の治療が一貫した流れのもとで行われる．

　近年，一期治療・二期治療という概念がよく使われるが，①②③が一期治療，④が二期治療に相当する．乳歯列期・混合歯列期の不正咬合に対する治療は一期治療であり，予防的・抑制的・限局的な要素を含んでいて，本格矯正治療がスムーズに進行するように行われる．

乳歯列期・混合歯列期の不正咬合

　不正咬合には，①上顎前突，②下顎前突，③叢生，④開咬，⑤過蓋咬合，⑥交叉咬合がある．なかには，1～2歯に限局する不正咬合もある．

　歯性のもの，骨格性のもの，両者を併せもつものがあるが，歯性の不正咬合であれ骨格性の不正咬合であれ，不正咬合が発現，あるいは不正咬合を発見した段階で治療としてなんらかの対応が求められる．この時期の歯性の不正咬合は骨格性へと移行することが少なくなく，骨格性の不正咬合はさらにその程度を強めるためである．自然治癒が期待できる確率は低く，自然治癒に至る症例であるかどうかの見極めも難しい．

　一方で，現症の時間経過による変化動向を観察することも，動的処置を行うタイミングを判断するうえでとても大切である．これは患者サイドの安心にもつながる．なんらかの動的処置を行うことのみが矯正歯科治療ではない．

乳歯列期・混合歯列期の矯正歯科治療の進め方（ガイドライン）

乳歯列期の不正咬合への対応

　この時期の不正咬合に対応するにあたっては，まず患者自身の精神的成熟度に注意する．矯正歯科治療は，永久歯列における個性正常咬合の確立が最終目標であり，動的治療，静的治療（観察，保定）を含めた長期管理が必要であることから，治療に対する患者の初期イメージが大切となる．緊急性を要する内容であることはきわめてまれなので，歯科医師や歯科衛生士を含む診療所の環境に慣れ，診療行為に対する恐怖心が払拭された時点で動的治療を開始するとよい．チェアでの待機，口腔内への印象用トレーの挿入（印象採得）が可能であるかどうかが，ひとつの目安となる．

・上顎前突への対応

この時期の上顎前突は，吸指癖や異常嚥下癖を伴っている症例が多く，下顎の後退あるいは成長発育抑制による症例が多い．吸指癖や異常嚥下癖の除去を優先し，治療には下顎の前方誘導を目的としたモノブロックタイプの機能的矯正装置（アクチバトール，バイオネーターなど）を使用すると比較的良好な経過をみせる．夜間だけでなく可能な限り長時間の装着を指示することで，装置装着を自覚し，夜間，無意識に取り外してしまうことを防止できる．

吸指癖が十分に除去されていない患者の場合には，来院時に治療効果の確認をするとともに，患者自身の装置装着の努力をたたえることで，さらなる効果や悪習癖の除去が期待できる．

・下顎前突への対応

この時期にすでに骨格性の下顎前突となっていることも多い．上顎の後方位や劣成長によるもの，下顎の前方位や過成長によるもの，あるいは両者の要因を併せもつものも少なくない．一方で，上顎前歯の舌側傾斜や下顎前歯の唇側傾斜などの歯性要因によるもの，歯性の要因による早期接触を起因として機能的に下顎前突を呈するもの，1〜2歯の反対被蓋を呈するものもみられる．

上顎の後方位や劣成長によるものに対しては上顎前方牽引装置が多く用いられ，下顎の前方位や過成長によるものに対しては下顎の後方移動や成長発育抑制を目的としてチンキャップが用いられる．上下顎両方に問題をもつ症例には上顎前方牽引装置がよく用いられる．この装置は構造上，下顎の後方への力も発揮することから，下顎の抑制にも関与する．

歯性の問題については，リンガルアーチ（舌側弧線装置）による歯の移動がよく行われ，症例によってはアクチバトールや既製の矯正装置も使用される．

・叢生への対応

この時期においても前歯に叢生がみられることがある．多くは，いわゆる「アーチレングスディスクレパンシー」によるものと思われ，歯列の明らかな狭窄が認められる場合を除いては今後の歯槽部の発育に期待する．

・開咬への対応

この時期の開咬は，上顎前突同様，吸指癖，舌突出癖，異常嚥下癖などの悪習癖や口呼吸習慣と関連することが多く，これらへの対応が優先される．短期間に効果を発揮するものではないが，将来の機能の正常化をはかるためにも可能な限り早期から行うのが望ましい．

筋機能療法の適応もひとつの方法である．

・過蓋咬合への対応

この時期の過蓋咬合は，第一大臼歯の萌出と成長発育により自然治癒する場合があるため，前後的な不正を伴わないときには経過観察とする．

・交叉咬合への対応

この時期の交叉咬合は，上顎歯列の狭窄や歯の位置異常による早期接触から顎の偏位を来たし，その結果として生じる機能的交叉咬合であることが多い．将来，開閉口路に異常を来たし，左右の顎骨の成長発育に変調を及ぼして顎の変形にまで至ることもあるため，可能な限り早期に対応をすることが大切である．その際，狭窄歯列に対してはクワドヘリックス，乳歯急速拡大装置，床拡大装置などの側方拡大装置を適応し，歯の位置異常に対しては該当歯の移動あるいは削合による早期接触部位の除去を行うことになる．

混合歯列期の不正咬合への対応

　混合歯列期は，第一大臼歯の萌出，乳切歯から永久切歯への交換に続き，永久歯列が完成するまでの期間であり，永久歯への交換にともなう顎骨（歯槽骨を含む）の成長発育変化が著しい．一方で，患者の精神面も矯正歯科治療を行ううえでかなり成熟してきているので，適切な説明を行い，理解を得ることができれば，患者の協力のもとで治療導入はスムーズに行える．

・上顎前突への対応

　この時期にはすでに，下顎の後方位や劣成長，あるいは上顎の前方位や過成長といった骨格性要因から生じている上顎前突が多い．下顎に問題のある場合には，下顎の前方への誘導や成長発育促進を目的として，アクチバトール，バイオネーター，フレンケルの装置，バイトジャンピングアプライアンス，ハーブストアプライアンス，咬合斜面板，既製の矯正装置などの機能的矯正装置が症例に応じて使用される．上顎に問題のある場合には，上顎の成長発育の抑制を目的としてヘッドギアが多用され，機能的矯正装置も応用される．また，上下顎に不調和を伴うものについてはヘッドギアと機能的矯正装置を併用する．ヘッドギアのほかに，上顎大臼歯の遠心移動を目的としてペンデュラム装置や，時にはリップバンパーなども使用される．

・下顎前突への対応

　この時期の下顎前突は，1歯の反対被蓋から数歯に及ぶものまでを想定しなくてはならない．
　歯性に起因する1～2歯の反対被蓋（特に，上顎前歯の舌側傾斜や転位によるもの，下顎前歯の唇側傾斜や転位によるもの）の場合は，ディスクレパンシーによることが多いため，上顎についてはリンガルアーチ，クワドヘリックス，床矯正装置などを使用して前方・側方拡大を行うと比較的簡単に改善できる．また，下顎については，前歯の唇側傾斜や転位による前方拡大を防止するために，側方拡大あるいは側方歯群に向けてスペースの確保を行うことになるが，この際にはバイヘリックスを用いた側方拡大あるいはリンガルアーチによる第一大臼歯の維持，乳臼歯の削合によって，リーウェイスペースに配慮しながらスペース獲得が行われる．リップバンパーを使用して大臼歯の遠心移動を行うことで，スペース獲得を期待することもある．スペース不足の少ないものについては，アクチバトールやバイオネーターなどの機能的矯正装置による改善も可能である．

　下顎前歯の交換にともなって上顎乳切歯との関係で反対被蓋を呈していても，上顎中切歯の萌出後に被蓋が正常となることがある．しかし，多くは側切歯が口蓋側に萌出し，反対被蓋を呈するに至る．これは上顎の劣成長に起因することが多く，このような症例は骨格性の下顎前突と判断したい（歯冠幅径の過大によるスペース不足から側切歯が口蓋側に萌出せざるを得ずに，本症状を呈することもある）．

　骨格性のものについては，上顎劣成長の場合には上顎前方牽引装置を用い，下顎の前方位あるいは過成長には下顎の後退をはかるためにチンキャップが用いられる．その際，被蓋の深い（過蓋咬合）ものについてはスライディングプレートを併用することがある．

　上顎の劣成長と下顎の過成長を併せもつ場合には，上顎前方牽引装置を使用することが多い．上顎前方牽引装置は，顎外固定として下顎のオトガイ部を使うため，上顎の前方への力と同時に下顎の後方への力を働かせて，上下顎の相対的位置関係を是正できる．チンキャップには顎関節への悪影響の懸念もあることから，最近ではよく使われている．

　骨格性下顎前突の場合には，機能的矯正装置であるフレンケルの装置も使われる．

・叢生への対応

　混合歯列期前期に相談される機会の多いものとして，下顎側切歯の舌側からの萌出に関するものがある．側切歯は舌側からの萌出以後，舌圧により唇側へ押され，乳犬歯間幅径が徐々に増大して歯列内に適切に誘導されることが少なくないため，しばらくは様子をみることになるが，歯冠幅径が大きい場合には乳犬歯間幅径の増大に呼応することができず叢生状態を呈するに至る．わずかな叢生状態であれば乳犬歯の隣接面の削除により改善する方法もあるが，その削除量のしわ寄せが側方歯部の交換スペースに影響を与えることを十分認識しておく必要がある．

　この時期から行う治療のひとつとして連続抜去法がある．この適応は骨格性の問題がなく歯の大きさにのみ問題がある場合であり，あくまでも一貫した矯正歯科治療の流れのなかで行うべきである．すなわち，通常の小臼歯抜去と同じように前歯の歯軸，位置関係，大臼歯の近遠心的位置の設定を考慮したうえで行うことが望まれる．萌出スペースのコントロールを行うために矯正装置（おもにリンガルアーチ）を使用することも考慮すべきである．歯の抜去は実質的な欠損を生じる内容であり，いったん抜去するともとに戻ることがないだけに，きわめて慎重な診断と治療方針の策定のもとで行われなくてはならない．

　わずかなスペース不足による叢生の除去には，前方あるいは側方への拡大が有効である場合も少なくない．その際には，リンガルアーチに付与された補助弾線による移動や，クワドヘリックス，バイヘリックス，または可撤式の床拡大装置などの側方拡大装置による移動がよく行われる．

　明らかに抜歯が必要と判断される症例においては，側方歯群の交換を待ってマルチブラケット装置を用いた処置を行うことになる．

・開咬への対応

　この時期の開咬は，歯性要因によるものと，すでに骨格性を伴うものがみられるが，歯の萌出途中の一場面として開咬を呈するものもあり，その判別には注意を要する．

　歯性要因のものについては，歯の延長を妨げる要因として舌の上下顎前歯間への介在が挙げられ，その原因として舌突出癖，異常嚥下癖などがある．鼻炎，扁桃腺肥大，アデノイドなどの疾患から鼻呼吸が困難となり，口呼吸とならざるを得ないために上下唇の閉鎖が行えず，それにともなって舌の前方突出を引き起こす場合もあるので，その際には耳鼻咽喉科への対診が必要となる．

　すでに骨格性の要因が強いものについては，整形力を用いることとし，上顎にはハイプルヘッドギア，下顎にはバーティカルチンキャップなどの顎外装置を用いることとなる．骨格性不調和の強さによっては成長発育の完了を待って外科的矯正治療の対象と判断することもあるので，経過を観察することも治療の一貫として必要である．

・過蓋咬合への対応

　この時期の過蓋咬合は，下顎の前方運動や成長発育を抑制し，下顎の後方への誘導を招くことがある．これを改善することによって，下顎頭の関節窩内での正常な位置関係の維持や育成ならびに正常な機能の営みにつながる．

　前歯の高位による場合には，ブラケット装置とワイヤーを限局的に用いたユーティリティアーチによって圧下が行われ，臼歯の低位を改善するときや垂直高径を増すときには咬合挙上板，咬合斜面板，バイオネーターなどが使用される．

・**交叉咬合への対応**

　この時期の交叉咬合は，上顎乳犬歯間（犬歯間）幅径の狭小あるいは上顎歯列弓の狭窄を原因として下顎が側方に偏位することで生じていることが多く，片側での反対被蓋，正中線の偏位，下顎骨の偏位を呈している．乳歯列期と同様に可能な限り早めに対応することが重要であり，上顎の側方拡大としてクワドヘリックスがよく使用されるほか，可撤式の床拡大装置（緩徐拡大装置）や，上顎骨自体の拡大が必要と判断される場合には乳歯急速拡大装置などが使用される．

吸指癖，異常嚥下癖への対応

　乳歯列期・混合歯列期の上顎前突や開咬では，吸指癖や異常嚥下癖を伴っていることが多く，その対応が優先される．口腔悪習癖は不正咬合の改善や改善後の咬合状態の安定を阻害するためである．その際，口腔悪習癖と不正咬合の関係をよく説明し，患者の理解が得られるように指導を行う．口腔悪習癖は，鼻炎，扁桃腺肥大，アデノイドなどの鼻咽腔疾患により鼻呼吸が行えないために生じる口呼吸習慣や口唇閉鎖機能不全とも関連することがある．したがって，その疑いがある場合には，耳鼻咽喉科への対診が必要となる．

　吸指癖については，保護者から指摘・指導を行うより，歯科医師あるいは歯科衛生士によるアプローチが大きな効果を得ることが多い．

　異常嚥下癖への対応としてはMFT（筋機能療法）を行うことが多いが，タングトレーニングプレート（TTP）を補助装置として用いた筋の機能訓練は効果的である．強制的に舌の突出を抑制する方法としてタングガード，あるいは症例によってモノブロックタイプのアクチバトール，バイオネーターなどの機能的矯正装置を用いることもあるが，単に習癖除去装置などの強制的な器具の応用は，精神的ストレスを増すようにも思えるため推奨はしにくい．

Part 2

各種矯正装置の作製方法と適応

リンガルアーチ（舌側弧線装置）

小川清隆，鈴木靖彦，岡山直樹，後藤滋巳

装置の概要

リンガルアーチ（舌側弧線装置）は1918年にMershonによって考案されたもので，応用範囲が広いことから現在でも臨床において幅広く使用されている装置である．

本装置は比較的単純な構造であり，維持歯のバンドと維持装置以外，歯に広範囲に接触する部分がないため，固定式装置でありながら口腔内を不潔にする割合が少なく，長期にわたる使用が可能である．また，矯正力は細い弾線（補助弾線）による器械的な力で比較的弱いため（20〜50 gf），持続的な矯正力が得られるという特徴がある．

装置の構成

リンガルアーチは，維持バンド，維持装置，主線，補助弾線より構成される（図1）．

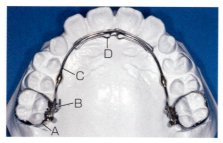

図1 リンガルアーチ
A：維持バンド，B：維持装置，C：主線，D：補助弾線

維持バンド

装置の固定源として，大臼歯または乳臼歯（小臼歯のこともある）に装着する．

維持装置（図2）

診療時に主線および補助弾線の調整が口腔外で簡便に行えるように用いられる．当初は半円線と半円チューブによる維持装置が用いられていたが，あまり強固なものではなかったため，1937年からはより強固な維持が得られ利便性の高い，「S. T. ロック」（デンツプライ三金）とよばれるダブルチューブ型の既製品が広く用いられている．現在ではそれ以外にも各社から特徴的な維持装置が発売されており，これら維持装置によって主線は確実に口腔内に保持され，必要に応じて口腔外に取り出せるようになっている．

維持チューブが維持バンドに鑞付けされ，維持装置脚部が維持チューブに挿入される．維持装置脚部の前方の断端は主線の断端と鑞付けされる．

主線

維持バンド間を連結し，維持歯を加強固定している．おもに直径0.9 mm（0.036 inch）のワイヤーが用いられ，原則として移動歯以外の歯の舌側歯頸部に軽く接するように滑らかに屈曲する．

1 リンガルアーチ（舌側弧線装置）

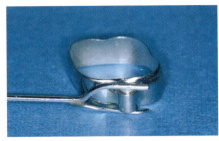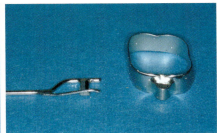

図2-1, 2　維持装置（半円線と半円チューブ）

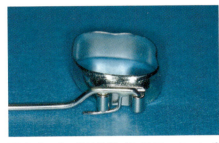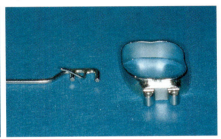

図2-3, 4　維持装置（S.T.ロック・レギュラー；デンツプライ三金）

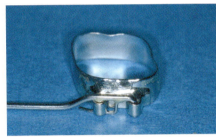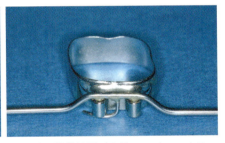

図2-5　維持装置（S.T.ロック・ミニ；デンツプライ三金）　　図2-6　維持装置（S.T.ロック・エクステンション；デンツプライ三金）

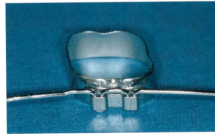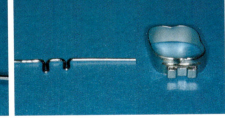

図2-7, 8　維持装置（3D-L.A.；ロッキーマウンテンモリタ）

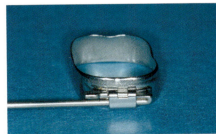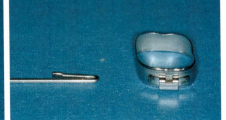

図2-9, 10　維持装置（K-ロック；松風）

補助弾線（図3）

移動歯に持続的な弱い矯正力を作用させる．主として直径0.5～0.6 mm（0.020～0.024 inch）のワイヤーが用いられ，長さは2.5～3 cm程度が一般的である．主線に鑞付けして屈曲され，その形状により単式弾線，複式弾線，指様弾線，連続弾線などに分類される．

●単式弾線
主として前歯の唇側移動に用いられる．弾線の長さが十分にとれる場合に適応可能である．

●複式弾線
単式弾線をループ状に曲げて二重にしているもので，もっとも広く用いられている．犬歯，小臼歯の移動や2前歯の唇・頬側移動に用いる．単式弾線より矯正力の調整範囲が広い．

●指様弾線
歯の近遠心移動に用いられる．複式弾線と同様に矯正力の調整範囲が広くなっている．

●連続弾線
弾線の両端を主線に鑞付けしたもので，小臼歯の頬側移動や，エラスティックを併用することによる前歯の捻転の改善に用いられる．両端を主線に固定していて矯正力が強くなるため，直径0.35～0.4 mm（0.014～0.016 inch）程度のより細いワイヤーが用いられる．

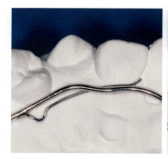
図3-1 補助弾線（単式弾線）

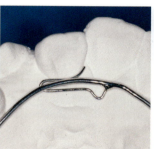
図3-2 補助弾線（複式弾線）

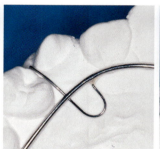
図3-3 補助弾線（指様弾線）

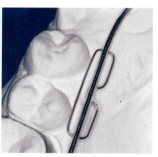
図3-4 補助弾線（連続弾線）

適応症

リンガルアーチによる歯の移動様式は傾斜移動である．しかし，萌出中の歯に対して弱い持続的な力をかけることにより，歯体移動も期待できるとされている．

本装置の固定源は，基本的には維持バンドを装着した歯を2本連結したものなので，さほど強固ではない．そのため本装置では一度に多数歯を移動することは基本的に困難であり，数歯までの移動に限局される．移動方向により，歯の唇・頬側方向への移動には単式弾線，複式弾線および連続弾線が，回転には連続弾線が，歯の近遠心移動には指様弾線が使用される．

臨床においては，移動する歯の歯面と補助弾線の間に特に維持装置がないため，歯の傾斜によって弾線が外れてしまうことがある．その際はリンガルボタンや即時重合レジンを移動歯に付加しワイヤーストップとすることで対応できる．

主線の設計を応用することでさらに適応症を増やすことも可能となる．主線を遠心に延長することで大臼歯の遠心移動や舌側移動にも適応できるし，主線を分岐延長することで埋伏歯の牽引装置としても使用できる．

その他，マルチブラケット装置を用いる際の加強固定，ポンティックの固定，乳歯から永久歯への交換期の保隙，動的治療終了後の保定装置としても使用可能であり，応用範囲は広い．

作製手順

リンガルアーチの作製手順は表のとおりである．

表　リンガルアーチの作製手順

1	維持バンドの適合，印象採得	診療
2	印象と作業用模型の確認，設計線の記入	技工
3	維持チューブの鑞付け	技工
4	維持装置脚部の屈曲	技工
5	主線の屈曲	技工
6	主線と維持装置脚部の鑞付け	技工
	（補助弾線の付加）	診療／技工
7	研磨，完成	技工
8	装着	診療

維持バンドの適合，印象採得（図4）

口腔内で歯間分離をした後，維持バンドの適合を行う．維持バンドは近遠心の辺縁隆線より低く位置させる．維持バンドを適合させたら，維持バンドが斜めになっていないか，咬合したときに維持バンドの辺縁が対合歯に当たらないかを確認する．

その後，維持バンドを装着したまま印象採得を行う．

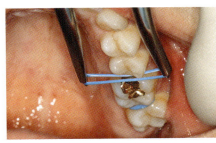
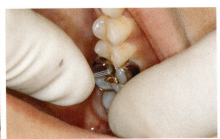
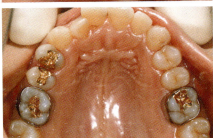

図4　歯間分離用エラスティックを挿入して歯間分離を行った後，バンドプッシャーで維持バンドを圧入して適合させる．

印象と作業用模型の確認,設計線の記入(図5)

歯の舌側歯頸部に主線が沿うので,印象と作業用模型で舌側面が正確に再現されていることが重要である.また,印象上に維持バンドの位置が確実に印記されているかを確認する必要がある.印象の確認後,維持バンドを左右側を間違えないように,また近遠心や天地方向にも注意して片側ずつ確実に復位させる(通常,維持バンド近心面の歯頸部を下向きとして記号・番号が記載されている).

石膏を印象に注入する際には,維持バンドの浮き上がりを防ぐため,維持バンドをピンや瞬間接着剤で印象にとめておく.また,維持バンドの舌側内面にワックスを流してブロックアウトしておく.これは維持チューブの鑞付けを行いやすくするためである.石膏が硬化したらピンを抜き,ワックスや瞬間接着剤がついているときはバーナーで焼き飛ばしておく.

その後,作業用模型に設計線を記入する.

設計時には,以下の点に注意する.

① 維持装置が対合歯と干渉しないように,できれば対合歯を用意して確認する.クリアランスがとれない場合は維持装置の位置を変える.
② 主線が歯の萌出を妨げないようにする.特に,側切歯,第二小臼歯が舌側に萌出しそうな場合(歯肉に豊隆がある場合)には,主線を回避する.
③ 主線が歯の移動方向に位置しないようにする.また,移動の妨げにならないように,主線は角のない滑らかな弧とする.
④ 主線と維持装置脚部の鑞付け部は,補助弾線の鑞付け部と近接しない位置にする.

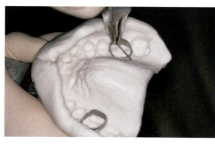

図5-1 印象採得後,維持バンドを口腔内から撤去して印象面に正確に戻し,ピンでとめる.

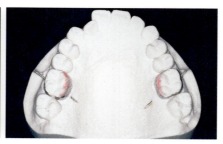

図5-2 舌側内面はワックスでブロックアウトする.

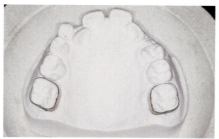

図5-3 石膏が硬化したら印象とピンを外し,ワックスなどを焼き飛ばす.

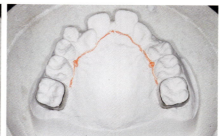

図5-4 設計線を記入する.

維持チューブの鑞付け（図6）

　維持チューブは，左右で維持装置脚部の着脱方向が可能な限り平行となるようにする（少々のずれは主線の弾性で補償されるため問題にならないことが多い）．また，対合歯との接触を避けるために，可能な限り歯頸部寄りに位置づける必要がある．

　維持チューブの位置を決めた後は，維持バンド舌側面に確実に鑞付けする．鑞付け部の維持バンド内面はブロックアウトしてあるので，石膏に熱が逃げにくく鑞付けしやすい．維持チューブの孔には，アンチフラックス処理を行っておく（鉛筆を利用するのも可）．先に維持バンド表面に鑞を流し，溶けた鑞の上に維持チューブを置くようにするとよい．このとき，維持チューブを熱しすぎてチューブの中に鑞が入り込まないように注意する．

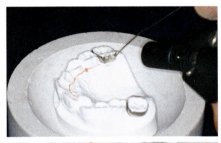
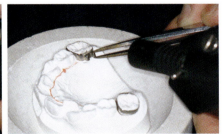
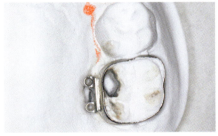

図6　先に維持バンド表面に鑞を流し，維持チューブを鑞の上に置くようにして鑞付けする．

維持装置脚部の屈曲（図7）

　維持装置脚部を第二小臼歯（第二乳臼歯）の歯頸部方向へ屈曲する．屈曲部が維持装置の接合部から遠く離れていると咬合の際に対合歯と接触しやすくなるので注意する．

　維持装置脚部の前方の断端は，主線と鑞付けする第一・二小臼歯間（第一・二乳臼歯間）で切断する．

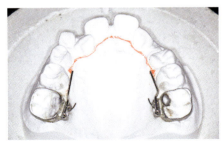
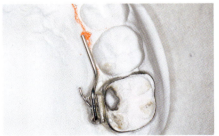

図7　維持装置脚部を第二小臼歯（第二乳臼歯）の歯頸部方向に屈曲し，第一・二小臼歯（第一・二乳臼歯）間で切断する．

主線の屈曲（図8）

主線は可能な限り各歯に接触するように，かつ，滑らかな弧を描くように屈曲する．鋭角に曲がるのを防ぐため，なるべくプライヤーを使わずに手指で屈曲するとよい．

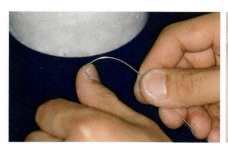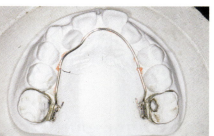

図8 主線は各歯に接触させながら，滑らかな弧を描くようにする．

主線と維持装置脚部の鑞付け（図9）

破折を防止するため，主線と維持装置脚部の接触面には可能な限り隙間ができないようにし，主線の2倍程度の太さに鑞が盛り上がるよう鑞付けする．このとき，あらかじめ鑞付け部の石膏面（歯肉部分）は削って凹部としておく．同部は口腔内装着時には歯肉がやや圧迫されることになるが，特に問題とはならない．

研磨，完成（図10）

原則的には鑞付け部を研磨するが，緊密な適合を要求される維持装置の接合部（維持チューブ，脚部）は主線の浮き，緩み，がたつき，脱離の原因となるため研磨しない．

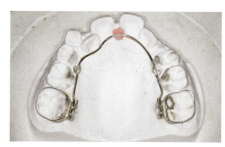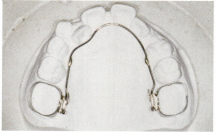

図9 あらかじめ模型の鑞付け部を削っておく．破折を防ぐため，鑞付け部には十分な量の鑞を流す．

図10 維持装置の接合部は，主線の浮き，緩みなどの原因となるため研磨しない．

装着（図11，13）

維持バンドを左右別々に合着すると維持バンドの位置のずれにより維持装置を接合できなくなることもあるため，維持装置を固定した状態で維持バンド内面にセメントを盛り，維持歯に合着する．

1 リンガルアーチ（舌側弧線装置）

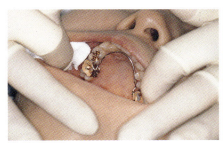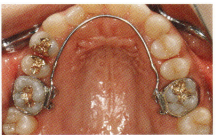

図11 リンガルアーチの試適後，左右連結した状態でセメント合着する．

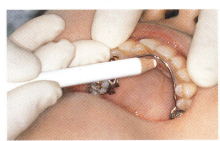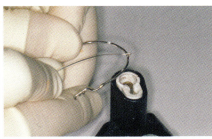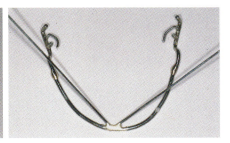

図12 口腔内で鑞付け位置と屈曲位置をマーキングし，維持装置脚部を維持チューブから外して口腔外に取り出す．先に主線に鑞を流しておき，補助弾線を焼かないように鑞付けする．

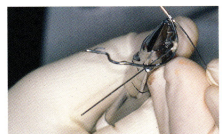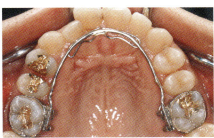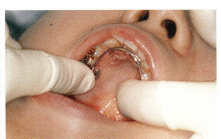

図13 マーキングに合わせて補助弾線を屈曲し，口腔内で試適・修正後，維持チューブに脚部を戻し，固定する．

補助弾線の付加（図12，13）

補助弾線の付加はリンガルアーチ装着後にチェアサイドで行う場合が多いが，装着前に技工操作で行うこともある．治療目的に合うように移動方向，鑞付け位置，弾線の太さや形状を選択する．一般的に前歯部では直径 0.5 mm（0.020 inch），臼歯部では直径 0.6 mm（0.024 inch）のワイヤーを使用するが，連続弾線の場合は直径 0.35〜0.4 mm（0.014〜0.016 inch）のワイヤーを使用する．

熱で補助弾線の弾性が失われないように，あらかじめ主線に鑞を流しておき，その後，主線に炎をあてて鑞を溶かしながら補助弾線を接合する．

技工指示書記入時のポイント

① 維持装置の種類や，主線と鑞付けする部位を記入する．
② 対合歯の位置，状態を記入する．
③ 歯と主線を接触させる部位，接触させない部位や，主線を回避させる部位を記入する．
④ 補助弾線のワイヤーの太さ，鑞付け位置，ループの部位，形状，大きさを記入する．
⑤ 移動する歯がどの歯で，どちらへ移動したいのかを記入する．

症例

側切歯の舌側転位の改善

患者は初診時9歳11か月の女児で，叢生を主訴に来院した．2̲|の舌側転位と診断し，治療方針として，マルチブラケット装置による3-1̲|間の排列スペースの獲得と（**図14-1，2**），リンガルアーチによる2̲|の唇側移動を行うこととした（**図14-3，4**）．マルチブラケット装置でスペースを獲得した後，リンガルアーチにより舌側転位の2̲|を唇側移動し，補助弾線の滑りを止めるためにリンガルボタンを追加した．

最終的なレベリングはマルチブラケット装置を利用して行った（**図14-5，6**）．

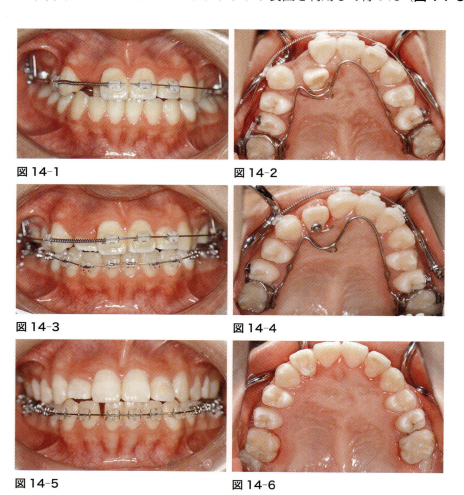

図 14-1　　図 14-2

図 14-3　　図 14-4

図 14-5　　図 14-6

反対咬合，前歯の反対被蓋の改善

患者は初診時8歳11か月の男児で，反対咬合を主訴に来院した（**図15-1，2**）．上顎前歯の舌側傾斜と診断し，治療方針として，上顎前歯の唇側移動と，上顎前方牽引装置による上顎骨の前方への成長発育促進を行うこととした．リンガルアーチで21|12を唇側移動させるため，補助弾線には複式弾線を付加した（**図15-3，4**）．

リンガルアーチを装着して4か月後に反対被蓋は改善した（**図15-5，6**）．

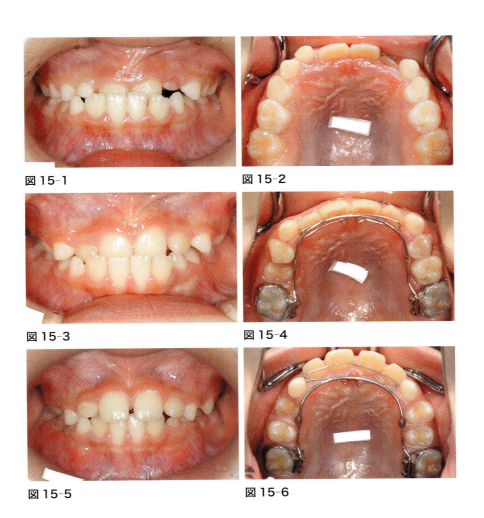

図15-1　　　　　図15-2

図15-3　　　　　図15-4

図15-5　　　　　図15-6

埋伏歯の開窓牽引

患者は初診時13歳5か月の男子で，|3の埋伏を主訴に来院した．|3の埋伏と診断し，治療方針として，まず埋伏歯を開窓してリンガルアーチで牽引し（図16-1，2），その後，マルチブラケット装置を用いてレベリングを行うこととした（図16-3，4）．埋伏歯にリンガルボタンをつけ，主線を分岐させて牽引方向をコントロールしながら，クローズドコイルスプリングでリンガルアーチから牽引した．

最終的な歯列内誘導，近心傾斜の改善などは，マルチブラケット装置を用いて行った（図16-5，6）．

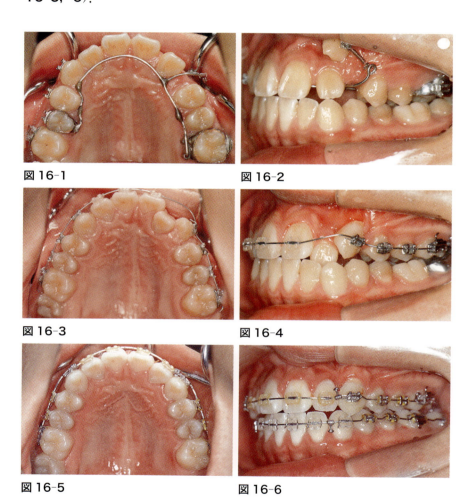

図16-1　　　　　　　　図16-2

図16-3　　　　　　　　図16-4

図16-5　　　　　　　　図16-6

抜歯スペースのポンティック維持

患者は初診時23歳9か月の女性で，上顎前突を主訴に来院した．上顎歯列の近心転位と上顎前歯の唇側傾斜，著しい叢生と診断し（**図17-1, 2**），治療方針として，排列スペースの獲得と上顎前歯舌側移動のために1|1を抜歯後，マルチブラケット装置を用いてレベリングを行うこととした．

まず歯根が短かった1|1を抜歯後，審美性を考慮してポンティックをリンガルアーチで固定した（**図17-3, 4**）．その後，マルチブラケット装置を用いて抜歯スペースの閉鎖を行いながら隣接面を削合していき，2|2の近心移動でスペースを閉鎖した（**図17-5, 6**）．

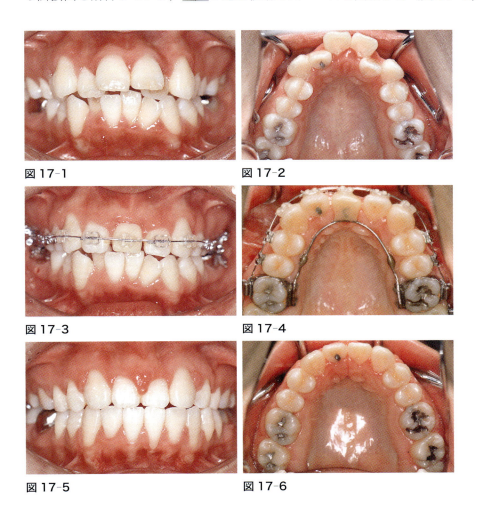

図17-1　　　　　　　　　図17-2

図17-3　　　　　　　　　図17-4

図17-5　　　　　　　　　図17-6

上顎大臼歯の近心転位の改善

患者は初診時23歳5か月の女性で，上顎前突を主訴に来院した．上顎歯列の近心転位による上顎前突と診断し，治療方針として，リンガルアーチとマルチブラケット装置を用いて上顎歯列の遠心移動を行うこととした．近心転位した7 をリンガルアーチで遠心移動させた後（図18-1），トランスパラタルアーチで固定してマルチブラケット装置を装着した（図18-2）．

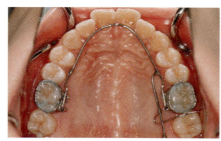
図18-1

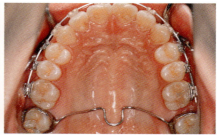
図18-2

近心捻転（翼状捻転）の改善

患者は初診時9歳3か月の男児で，叢生を主訴に来院した．上顎狭窄歯列による1 の近心捻転と診断し，治療方針として，クワドヘリックス（Part 2-9参照）による上顎歯列の側方拡大後，リンガルアーチを用いて1 の捻転の改善を行うこととした．

リンガルアーチに連続弾線を付加し，その力と1 唇側面から連続弾線へのエラスティックの力を組み合わせることで，1 を遠心回転させた（図19-1, 2）．

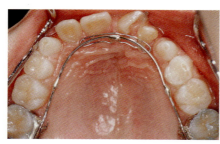
図19-1

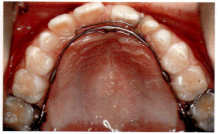
図19-2

装置使用における留意点

リンガルアーチは比較的単純な形状の装置で，清掃性が悪くなることは少ない．しかし，維持装置部の歯肉溝周囲はやや問題が生じやすいため，同部位の歯肉の状態に注意する．

技工操作では，不潔域をより小さくすること，段差をなくすこと，移行的にすること，確実な研磨を行うことを心がけ，汚れの付着を最小限に抑えるようにする．また，維持装置のがたつきは主線が持ち上がる原因となるので，確実に接合することが必要不可欠である．

補助弾線による矯正力が大きい場合や前歯の唇側傾斜が大きい場合は，補助弾線が前歯の舌側面を滑って主線を持ち上げる力が働き，大臼歯が遠心傾斜する．そのときは補助弾線の力を弱めたり，ヘリカルループで持続的に弱い力が加わるようにするとよい．補助弾線を所定の位置にとどめるために，移動歯にリンガルボタンや即時重合レジンを付加することも有効である．

リンガルアーチを装着された患者さん，保護者の方へ

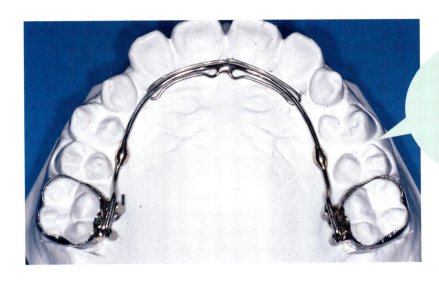

- 細い針金によって歯を動かす装置です．
- 前歯の傾きを治したり，中（舌側）に入った前歯を外へ押し出す効果があります．

使い方と注意事項

- 患者さん自身で取り外すことはできません．
- 装置が入って力が加わると，個人差はありますが痛みが出てきます．これは歯が移動する際に起こるもので，1週間ほどで慣れてきます．
- はじめはしゃべりづらく，飲みこみづらいと思いますが，慣れれば気になりません．
- 慣れるまでは，少し舌がヒリヒリするような感じがすることがあります．また，舌に装置のあとがつくことがあります．
- 取り外しができないため歯磨きがしにくいと思いますが，しっかり磨いて下さい．歯磨きの方法については，担当医や歯科衛生士の指示に従って下さい．
- 気になるかもしれませんが，指で触ったり，舌で遊んだりしないようにして下さい．装置や針金が変形してしまい，思わぬ力がかかったりします．
- 粘着性のもの（ガム，キャラメルなど）や固いもの（アメ，アイスキャンディーなど）は，装置の破損や変形をまねく可能性があるので控えて下さい．

こんなときは連絡を！

- 歯を押している細い針金が前歯を飛びこえたとき．
- 奥歯につけている装置が，外れて浮いてしまったとき．
- 細い針金が刺さってチクチク痛かったり，出血をしているとき．
- その他，気になることがありましたら，担当医もしくはスタッフまでお気軽におたずね下さい．

ⓒ 医歯薬出版株式会社

Part 2 各種矯正装置の作製方法と適応

2 加強固定装置

中島一記，石川博之

> **装置の概要**
>
> 加強固定装置とは，動的治療時に固定源となる歯を強固に固定する装置のことである．おもにマルチブラケット装置を用いて前歯の後退や犬歯の遠心移動を行う際に，固定源となる臼歯の近心移動を防止する目的で用いられる．
>
> 加強固定装置のうち，ここではナンスのホールディングアーチとトランスパラタルアーチ（パラタルバー）について解説する．

1　ナンスのホールディングアーチ

> **装置の概要**
>
> Nanceによって考案されたもので，固定源を口蓋部に求めた装置である．加強固定や保隙装置として用いられる．口蓋部のバーが直接，維持バンドに鑞付けされたものと，維持装置によって取り外し可能なものがある．
>
> ここでは，維持装置によって取り外し可能なものについて解説する．

装置の構成

ナンスのホールディングアーチは，維持バンド，維持装置，レジンボタンより構成される（**図1**）．

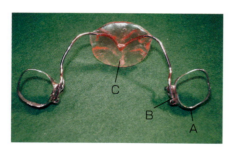

図1　ナンスのホールディングアーチ
A：維持バンド，B：維持装置，C：レジンボタン

● **維持バンド（図2）**

装置を歯列に保持するため，主として第一大臼歯に装着される．舌側面に維持装置が鑞付けされる．

● **維持装置（図3）**

維持用の装置で，脚部とチューブに分かれており，維持バンドから着脱することができる．現在ではS. T. ロック（**Part 2-1 参照**）を用いることが多い．

ナンスのホールディングアーチではバーの長さがあまり必要ないため，脚部をそのまま屈曲することが多いが，長さが不足する場合は，直径0.9 mm（0.036 inch）のワイヤーを用いて主線を屈曲し，脚部と鑞付けする．

2 加強固定装置

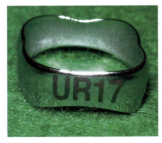

図2 維持バンド．主として第一大臼歯に装着される．

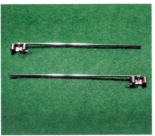

図3-1 維持装置脚部

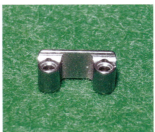

図3-2 維持チューブ

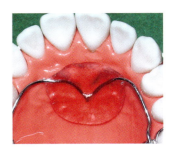

図4 レジンボタン

レジンボタン（図4）

口蓋前方部中央に位置する．大きくすることで固定力は増加するが，レジン部の側方への拡大は固定源としての効果が期待できないだけでなく，清掃性の悪化を招くので注意が必要である．舌に触れる部分でもあるため，十分な研磨を行って違和感を減少させるように心がける．

適応症

マルチブラケット装置を用いて前歯を後退させる際に臼歯の近心移動を防ぐ加強固定装置としての役割と，乳歯の早期喪失などにより第一大臼歯が近心移動するのを防ぐ保隙装置としての役割がある．

作製手順

ナンスのホールディングアーチの作製手順は，表のとおりである．

表 ナンスのホールディングアーチの作製手順

1	維持バンドの適合，印象採得	診療
2	作業用模型の作製，設計線の記入	技工
3	維持チューブの鑞付け	技工
4	維持装置脚部の屈曲	技工
5	維持装置脚部の鑞付け	技工
6	レジンボタンの作製	技工
7	研磨，完成	技工
8	装着	診療

維持バンドの適合，印象採得（図5）

まず，歯間分離用エラスティックを用いて上顎第一大臼歯近遠心の歯間分離を行い，維持バンドが入る十分なスペースが確保できたら，維持バンドを適合させる．その後，維持バンドを装着したまま上顎の印象採得を行い，印象を採り終えたら維持バンドを撤去して印象上に復位させる．このとき維持バンドの左右や上下が逆にならないように注意する（**Part 2-1** 参照）．

次に維持バンドの歯頸部中央にピンを通してしっかりと固定した後，鑞付け時の加熱操作を容易にするため，維持バンド舌側内面にワックスを流す．

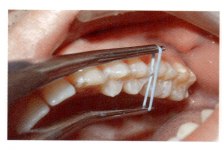
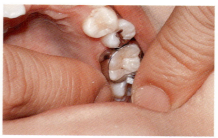

図5-1，2 歯間分離用エラスティックにより歯間分離を行い，維持バンドを適合させる．

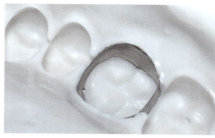
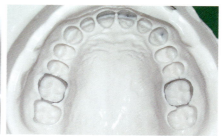

図5-3，4 維持バンドを印象上に復位させる．

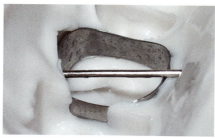
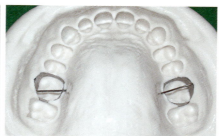

図5-5，6 維持バンドをピンで固定する．

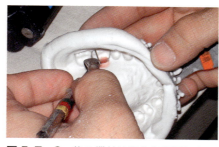
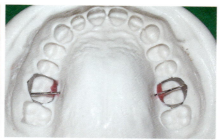

図5-7，8 後の鑞付け操作を容易にするため，維持バンド舌側内面にワックスを流す．

2 加強固定装置

作業用模型の作製，設計線の記入（図6）

維持バンド，ピン，ワックスがずれないように注意しながら石膏を流し，作業用模型を作製する．固まったらピンを抜いておく．

次に，作業用模型上に設計線を記入する．維持装置の位置，維持装置脚部の位置と形態，レジンボタンの位置と形態を明確に表す．

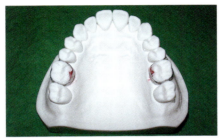

図6-1　作業用模型の完成

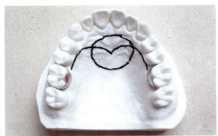

図6-2　設計線の記入

維持チューブの鑞付け（図7）

まず，維持チューブの中に鑞が流れ込まないようにアンチフラックスをしっかり塗抹する．維持チューブは維持装置脚部の着脱を容易にするために左右の平行性を保ち，可能な限り歯頸部近くに鑞付けして対合歯との接触を避ける（**Part 2-1** 参照）．

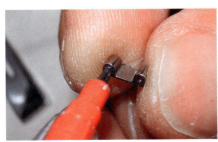

図7-1　アンチフラックスの塗抹

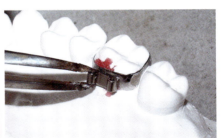

図7-2　維持チューブの試適

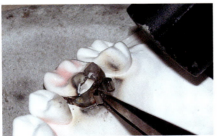

図7-3　維持チューブの鑞付け

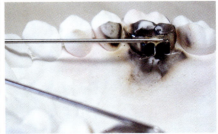

図7-4　維持装置脚部の試適

維持装置脚部の屈曲（図8）

　維持チューブとの接合部から歯頸部方向に斜めに屈曲し，第二小臼歯の舌側歯頸部に接触させて，そのまま歯頸部に沿うように滑らかに屈曲する．犬歯遠心相当部で口蓋中央へ屈曲し，レジンボタンの外形線内側で左右の脚部を接触させる．その際，レジンボタンに埋入する部位は粘膜と0.5〜1 mmほど離す．

　長さが不十分な場合は，不足部に主線を屈曲し，左右の脚部と鑞付けする．

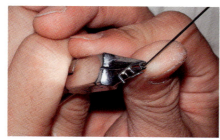
図8-1　維持装置脚部の屈曲

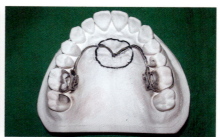
図8-2　屈曲終了時

維持装置脚部の鑞付け（図9）

　鑞付け時は左右の脚部が動かないように注意し，鑞付け終了後，同部を研磨する．

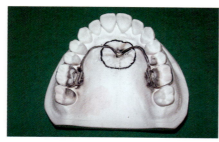
図9-1　維持装置脚部の鑞付け

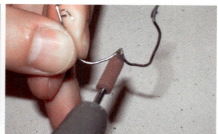
図9-2　鑞付け部の研磨

レジンボタンの作製（図10）

　常温重合レジンを用いて口蓋雛壁部を中心にレジンボタンを作製する．維持装置脚部の周囲は移行部となるため，厚みが不足しないように特に注意してレジンを築盛する．

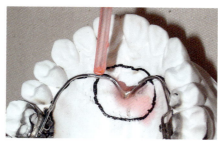
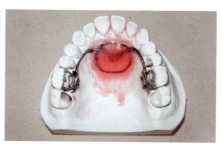
図10　レジンボタンの作製

2 加強固定装置

🔵 研磨，完成（図11，12）

金属部（おもに鑞付け部）はカーボランダムポイントで粗研磨し，シリコーンポイントで研磨した後，仕上げに金属用ルージュを用いる．

レジン部はカーバイドバーで辺縁の形成を行い，シリコーンポイントで研磨を行う．仕上げはバフとルージュでつや出しを行う．

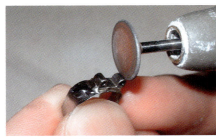

図11-1 維持装置の研磨

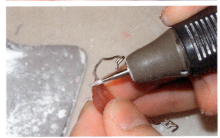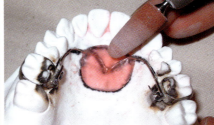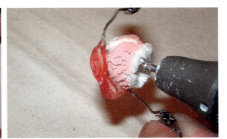

図11-2〜4 レジンボタンの研磨

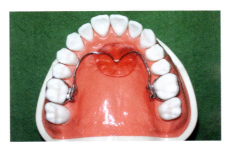

図12 完成したナンスのホールディングアーチ

🔵 装着

装置を一塊として試適し，いったん維持装置を外して無理な応力がかかっていないかを確認する．問題がなければセメント合着する．

📶 技工指示書記入時のポイント

① 維持装置が対合歯と接触しないように注意する．咬合状態によっては維持装置を用いないことも検討する．
② レジンボタンは違和感が生じやすい部位に位置するため，位置や形態を細かく記入する必要がある．

Part 2 各種矯正装置の作製方法と適応

症例

上顎前歯後退の際の加強固定

患者は28歳の女性で，叢生を主訴に来院した．骨格的な不調和は認められなかったが，上下顎前突と叢生が認められた（**図13-1, 2**）．治療方針として，4|4，4|4 を抜歯してマルチブラケット装置による治療を行うこととし，上顎前歯を後退させる際の加強固定としてナンスのホールディングアーチを用いた（**図13-3, 4**）．

マルチブラケット装置とナンスのホールディングアーチを装着して1年9か月後，臼歯の近心移動を防ぎながら前歯の後退を行うことができたため（**図13-5〜8**），機能的咬合を確立してマルチブラケット装置を除去した（**図13-9〜11**）．

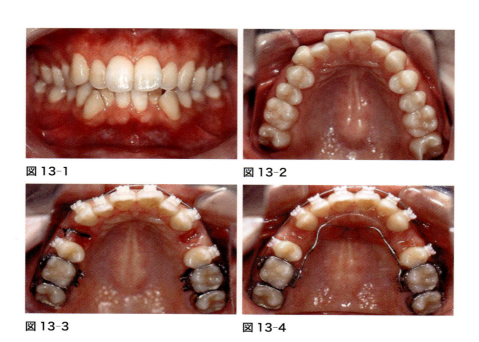

図13-1　　図13-2

図13-3　　図13-4

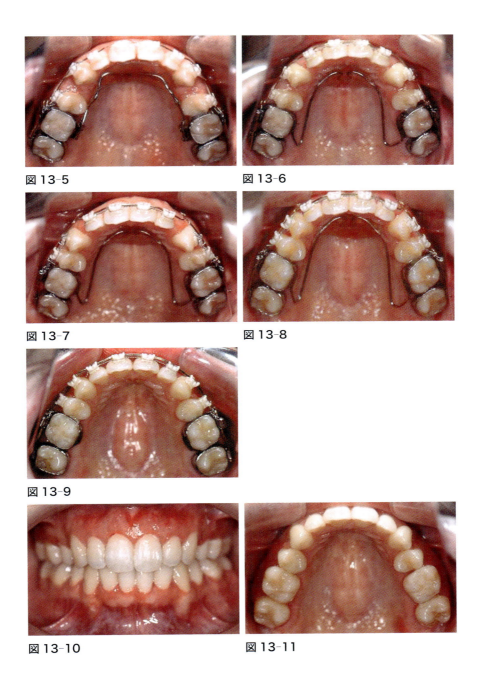

図 13-5

図 13-6

図 13-7

図 13-8

図 13-9

図 13-10

図 13-11

装置使用における留意点

　維持バンドの辺縁および維持装置下部などは食物残渣がたまりやすいため，十分な口腔内清掃を指導する必要がある．また，維持装置の位置が悪いと維持装置脚部が対合歯と接触してしまうので，維持バンドを装着する位置を誤らないようにする．

2 トランスパラタルアーチ（パラタルバー）

装置の概要

マルチブラケット装置による前歯の後退時に加強固定の目的で使用されることが多く，装置を側方に活性化することで左右第一大臼歯間の幅径を拡大することもできる．また，嚥下時に舌がパラタルバーを押し上げることで第一大臼歯を上方に押す力が発現し，圧下の力を加えることもできる．

装置の構成

トランスパラタルアーチは，維持バンド，維持装置，パラタルバーより構成される（図14）．

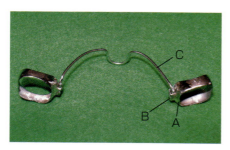

図14　トランスパラタルアーチ
A：維持バンド，B：維持装置，C：パラタルバー

維持バンド（図15）

装置を歯列に保持するため，おもに第一大臼歯に装着される．舌側面には維持装置が鑞付けされる．

維持装置（図16）

屈曲したパラタルバーを維持しておくための装置である．維持バンドに鑞付けされ，パラタルバーを口腔外で簡単に調整できる．S.T.ロックやリンガルシースなどがあり，リンガルシースでは，脚部を2つ折りにしたパラタルバーを挿入することで維持が行われる．

パラタルバー（図17）

左右第一大臼歯間を連結するもので，口蓋中央部はループ状を呈している．直径0.8〜1 mm（0.032〜0.040 inch）のワイヤーを使用し，維持装置にリンガルシースを用いる場合は，脚部を2つ折りに屈曲する．

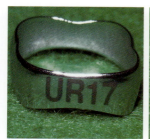 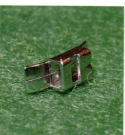 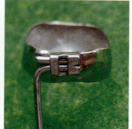 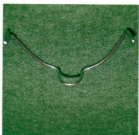 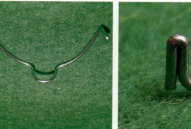

図15　維持バンド　　図16　維持装置（リンガルシース）　　図17　パラタルバー

適応症

ナンスのホールディングアーチと同様，マルチブラケット装置を用いて前歯を後退する際に臼歯の近心移動を防止する．また，嚥下時に加わる圧下方向の力によって，第一大臼歯の挺出防止や垂直的な加強固定にも使用される．

混合歯列期における上顎大臼歯の捻転，近遠心的位置，頰舌的傾斜の改善も行える．

作製手順

トランスパラタルアーチの作製手順は表のとおりである．

表　トランスパラタルアーチの作製手順

1	維持バンドの適合，印象採得	診療
2	作業用模型の作製，設計線の記入	技工
3	維持装置の鑞付け	技工
4	パラタルバーの屈曲	技工
5	研磨，完成	技工
6	装着	診療

維持バンドの適合，印象採得

ナンスのホールディングアーチを参照．

作業用模型の作製，設計線の記入（図18）

作業用模型の作製は，ナンスのホールディングアーチを参照．

設計線は，左右維持部の近心から対側へ向かって口蓋最深部でU字型をつくるように記入する．

維持装置の鑞付け（図19）

維持バンド舌側面に維持装置を鑞付けする．リンガルシースの場合も他の維持装置（S.T.ロックなど）と同様，鑞が流れ込まないことや左右の平行性，対合歯との関係に注意して鑞付けを行う．

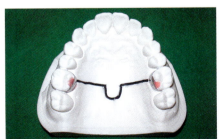

図18　設計線の記入

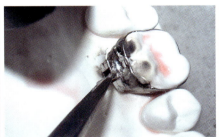

図19　維持装置の鑞付け

🔵 パラタルバーの屈曲（図20）

まず，片側の脚部を2つ折りにする．口蓋部のループは，口蓋方向に直角に曲げてから，口蓋粘膜から1mmほど離した高さで屈曲する．その後，対側の脚部を左右対称になるように屈曲する（図16，17も参照）．

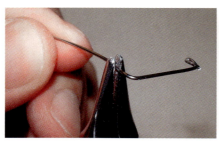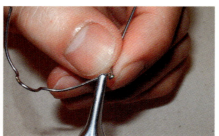

図20　パラタルバーの屈曲

🔵 研磨，完成（図21，22）

ナンスのホールディングアーチを参照．

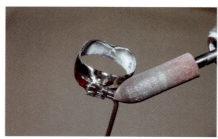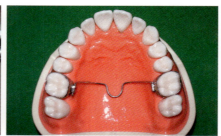

図21　研磨　　図22　トランスパラタルアーチの完成

🔵 装着

装置を一塊として試適し，無理な応力がかかっていないかを確認する．問題がなければセメント合着する．

技工指示書記入時のポイント

① 維持装置が対合歯と接触すると，装置が破損したり，咬合高径が高くなって不安定な下顎位の発現を来たすことがあるため，維持装置の位置，高さを記入する．

② 装着時の違和感がないように，パラタルバーと口蓋粘膜との距離を指示する．口蓋粘膜からの距離がありすぎると，嚥下時に舌から加わる力が大きくなり，上顎第一大臼歯に過剰な圧下力がかかるので注意する．

症例

上顎前歯後退の際の加強固定

　患者は25歳の女性で，上顎前突を主訴に来院した．上顎骨の前方位と上顎前歯の唇側傾斜により＋6 mmのオーバージェットが認められた（**図23-1，2**）．治療方針として，オーバージェットを改善するために 4|4 を抜歯し，マルチブラケット装置による治療を行うこととした．上顎前歯を後退させる際の加強固定として，トランスパラタルアーチ（ヘッドギア併用）を用いた（**図23-3，4**）．

　マルチブラケット装置とトランスパラタルアーチを装着して1年7か月後，臼歯の近心移動を防ぎながら前歯の後退を行うことができたため，機能的咬合を確立してマルチブラケット装置を除去した（**図23-5，6**）．

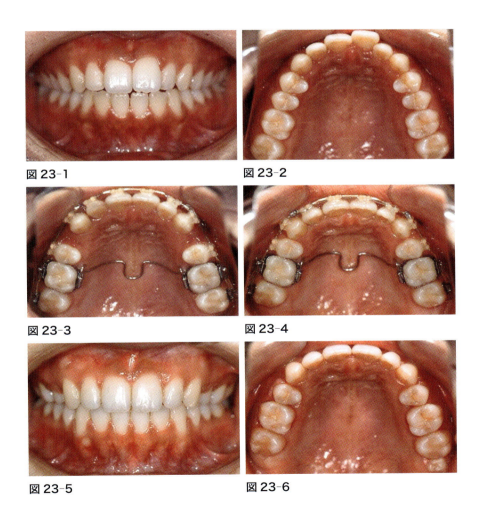

図23-1　　　　　　　　　　図23-2

図23-3　　　　　　　　　　図23-4

図23-5　　　　　　　　　　図23-6

装置使用における留意点

　維持バンドの辺縁や維持装置下部に食物残渣がたまったり，パラタルバーに食べ物が絡まることがあるため，十分な口腔内清掃を指導する必要がある．また，装着が不確実だと固定源としての役割を失うだけでなく，粘膜損傷などの危険性もあるため，確実な装着が必要である．

ナンスのホールディングアーチを装着された患者さん，保護者の方へ

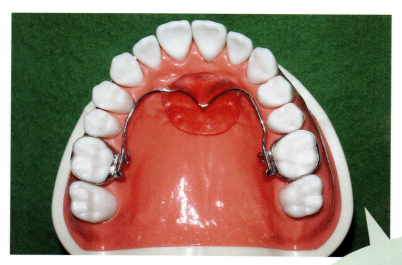

- マルチブラケット装置と併用することがあります．
- 前歯や犬歯を正しく整列させる際に，奥歯の前方への移動を防止する効果があります．

使い方と注意事項

- 患者さん自身で取り外すことはできません．
- はじめはしゃべりづらく，飲みこみづらいと思いますが，慣れれば気になりません．
- はじめは食事がしづらいと思いますが，慣れれば気になりません．ただし，繊維質のネギやえのきなどは小さく切って食べるようにして下さい（ワイヤーに絡まります）．
- 慣れるまでは，少し舌がヒリヒリするような感じがすることがあります．また，舌に装置のあとがつくことがあります．
- 装着から1週間程度は，奥歯に違和感や痛みがあります．
- 取り外しができないため歯磨きがしにくいと思いますが，しっかり磨いて下さい．歯磨きの方法については，担当医や歯科衛生士の指示に従って下さい．

こんなときは連絡を！

- 装置が変形したり，壊れたり，外れたとき．
- 装着後，1週間程度経過しても慣れないとき．
- 痛みが強いとき．また，1週間以上痛みが続くとき．
- その他，気になることがありましたら，担当医もしくはスタッフまでお気軽におたずね下さい．

Ⓒ 医歯薬出版株式会社

トランスパラタルアーチを装着された患者さん，保護者の方へ

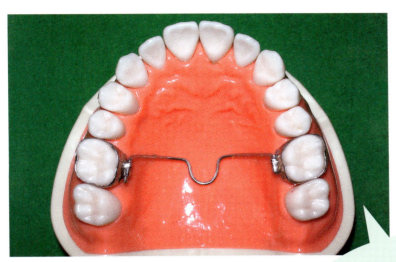

- マルチブラケット装置と併用することがあります．
- 前歯や犬歯を正しく整列させる際に，奥歯の前方への移動を防止する効果があります．

使い方と注意事項

- 患者さん自身で取り外すことはできません．
- はじめはしゃべりづらく，飲みこみづらいと思いますが，慣れれば気になりません．
- はじめは食事がしづらいと思いますが，慣れれば気になりません．ただし，繊維質のネギやえのきなどは小さく切って食べるようにして下さい（ワイヤーに絡まります）．
- 慣れるまでは，少し舌がヒリヒリするような感じがすることがあります．また，舌に装置のあとがつくことがあります．
- 装着から1週間程度は，奥歯に違和感や痛みがあります．
- 取り外しができないため歯磨きがしにくいと思いますが，しっかり磨いて下さい．歯磨きの方法については，担当医や歯科衛生士の指示に従って下さい．

こんなときは連絡を！

- 装置が変形したり，壊れたり，外れたとき．
- 装着後，1週間程度経過しても慣れないとき．
- 痛みが強いとき．また，1週間以上痛みが続くとき．
- その他，気になることがありましたら，担当医もしくはスタッフまでお気軽におたずね下さい．

Ⓒ医歯薬出版株式会社

3 ペンデュラム装置

阿部朗子,石川博之

装置の概要

上顎乳臼歯の早期喪失に伴う大臼歯の近心移動により側方歯群の萌出スペースが不足する場合や,Angle II 級の不正咬合で上下顎歯列の近遠心的関係に問題がある場合,上顎大臼歯の遠心移動が必要なことが多い.Hilgers により考案されたペンデュラム装置は,固定式で患者の協力度に左右されずに大臼歯の遠心移動を行うことができる.

ペンデュラム装置の大きな特徴は,ペンデュラムスプリングを用いた持続的な矯正力によって遠心移動を行うため,活性化が一度で済むことである.

ここでは上顎第一小臼歯に維持バンドを付与し,上顎第一小臼歯と口蓋部を固定源として大臼歯の遠心移動を行う一般的な形状のペンデュラム装置について解説する.

装置の構成

ペンデュラム装置は,維持用アーム,レジンボタン,ペンデュラムスプリング,リンガルシースを鑞付けした維持バンドより構成される(**図1**).

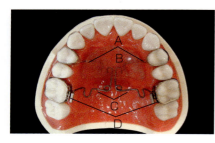 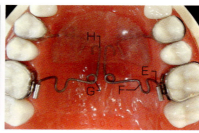

図 1-1　ペンデュラム装置
A:維持用アーム,B:レジンボタン,C:ペンデュラムスプリング,D:リンガルシース付き維持バンド
図 1-2　ペンデュラムスプリング
E:脚部,F:水平調整ループ,G:クローズドヘリカルループ,H:レジンボタンに保持するための支持部

維持用アーム

維持用アームは直径 0.9 mm(0.036 inch)のワイヤーを用いる.第一小臼歯の維持バンドと鑞付けされ,レジンボタンに埋入される.固定を強化する必要があるときは,維持用アームを上顎第二小臼歯咬合面にも延長して接着する(**図 8-5,8** 参照).

レジンボタン

維持用アームとペンデュラムスプリングが埋入される.光重合型床用レジンで作製する方法と矯正用常温重合レジンで作製する方法がある.

ペンデュラムスプリング

ペンデュラムスプリングには直径 0.8 mm(0.032 inch)の β-チタンワイヤーを用いる.リンガルシースに挿入する脚部とクローズドヘリカルループ,レジンボタンに保持するための支持部からなる.

振り子状に作用し,上顎第一大臼歯が遠心移動するだけでなく舌側にも移動するため,これを調整するために脚部とクローズドヘリカルループの間に小さな水平調整ループを組み込んで上顎第一大臼歯の側方拡大をはかる.

維持バンド

上顎第一小臼歯と第一大臼歯に装着し，大臼歯舌側面にはリンガルシースをスポット溶接する．活性化されたペンデュラムスプリングがリンガルシースから脱離するのを防止するため，リガチャーワイヤーまたはエラスティックモジュールで結紮することもある．

適応症

混合歯列期および永久歯列期に用いられる．左右のペンデュラムスプリングの活性化を自在に調節できるため，片側のみの大臼歯の遠心移動を行うことも可能である．おもに，上顎乳臼歯の早期喪失に伴う大臼歯の近心移動により生じたディスクレパンシーの解消が必要な症例や，Angle II 級の不正咬合を改善するために上顎大臼歯の遠心移動が必要な症例が適応となる．

作製手順

ペンデュラム装置の作製手順は表のとおりである．

表　ペンデュラム装置の作製手順

1	維持バンドの適合，リンガルシースの溶接，印象採得	診療
2	作業用模型の作製，設計線の記入	技工
3	ペンデュラムスプリングと維持用アームの屈曲	技工
4	維持用アームの鑞付け，レジンボタンの作製	技工
5	研磨	技工
6	完成，装着	診療

維持バンドの適合，リンガルシースの溶接，印象採得（図2）

歯間分離用エラスティックによる歯間分離後，左右の上顎第一小臼歯と第一大臼歯に維持バンドを適合させる．第一大臼歯に適合させた維持バンドは，取り外して舌側にリンガルシースをスポット溶接する．溶接位置は，近遠心的には歯冠中央部，上下的には対合歯との接触を避けるため可及的に歯頸部寄りとし，左右の平行性にも注意する．

溶接後，維持バンドを再度，適合させて印象採得を行う．

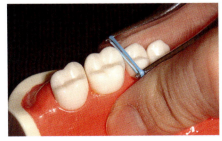

図2-1　歯間分離用エラスティックによる歯間分離

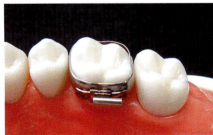

図2-2　リンガルシースのスポット溶接

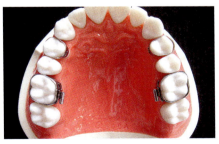

図2-3　維持バンドの適合

＊実際は口腔内で行うが，ここでは模型を用いて解説している．

作業用模型の作製，設計線の記入（図3）

印象採得後は維持バンドを撤去し，上顎第一小臼歯の維持バンドのみ印象上に復位させる．このとき，維持バンドの左右や上下が逆にならないように注意する．上顎第一大臼歯の維持バンドは，装置装着時まで保管しておく．

次に，維持アーム鑞付け時の加熱操作を容易にするために上顎第一小臼歯の維持バンド舌側内面にワックスを流し，ピンで固定した後に石膏を注ぐ．完成した作業用模型の口蓋部には基準となる正中線を記入する．

設計線の記入では，左右のペンデュラムスプリングは，レジンボタンに保持するための支持部が正中線と平行に約1mm離れるようにする．また，レジンボタンは固定源として可及的に大きくするが，清掃性に配慮してレジン端から歯までが3～4mmほど離れるようにする．

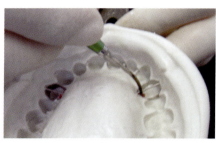

図3-1 印象採得後，上顎第一小臼歯の維持バンドを復位して舌側内面にワックスを流す．

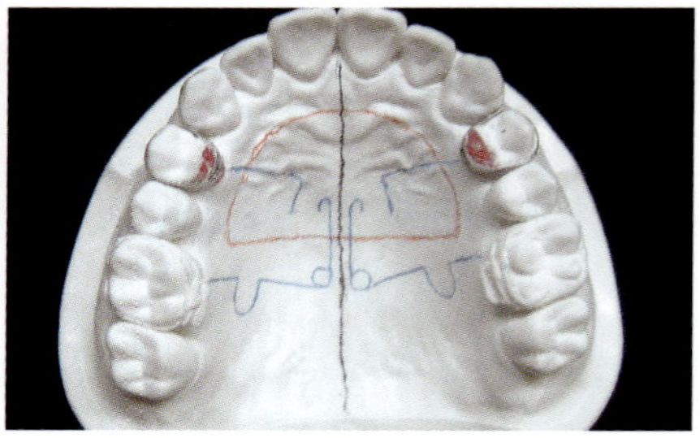

図3-2 設計線を記入した作業用模型

ペンデュラムスプリングと維持用アームの屈曲（図4）

ペンデュラムスプリングはまず，直径約2～3mmのクローズドヘリカルループをV字型に屈曲する．

次に，脚部に相当する一端は大臼歯のリンガルシースの近心端に合わせ，レジンボタンに保持するための支持部に相当するもう一端は，正中線と平行にしてフック状に屈曲し粘膜に沿わせる．クローズドヘリカルループから支持部先端までの長さは約12mmとし，クローズドヘリカルループが口蓋粘膜から3mm離れるように注意しながら口蓋の彎曲に沿うように屈曲する．

その後，水平調整ループを，クローズドヘリカルループと脚部のほぼ中央で屈曲する．高さ，幅は約3～4mmとしてクローズドヘリカルループより少し大きめにする．脚部は口腔内で調節するため，調節する分の長さを予測して長めに切断する．

維持用アームは，レジンボタンに埋入する部分はL字型に屈曲し，上顎第一小臼歯の維持バンドに向かって口蓋の彎曲に沿わせながら先端が維持バンドに接するようにする．

3 ペンデュラム装置

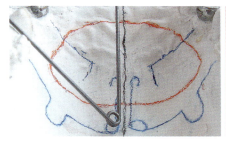

図4-1　V字型に屈曲したクローズドヘリカルループ

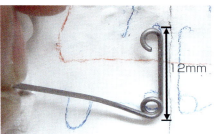

図4-2　レジンボタンに保持するための支持部の屈曲

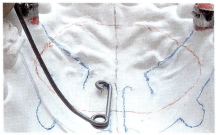

図4-3　クローズドヘリカルループは口蓋粘膜から3mm離れるようにする．パラフィンワックスなどをスペーサーとして利用すると位置を合わせやすい．

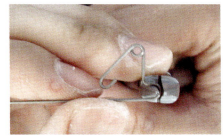

図4-4, 5　水平調整ループの屈曲

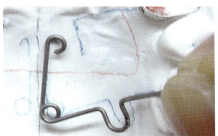

図4-6　維持用アームの屈曲

維持用アームの鑞付け，レジンボタンの作製（図5）

まず，維持用アームをスティッキーワックスで固定した後，上顎第一小臼歯の維持バンドと鑞付けする．

次に口蓋部にレジン分離剤を塗布し，乾燥後にペンデュラムスプリングをスティッキーワックスで固定して，レジンボタンの作製を筆積み法によって行う（矯正用常温重合レジンで作製）．レジン硬化後に作業用模型から取り出して粘膜面の確認を行い，不足分は再び筆積み法で補う．

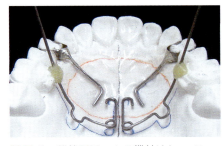

図5-1　維持用アームの鑞付けと，ペンデュラムスプリングの固定

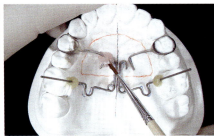

図5-2, 3　筆積み法によるレジンボタンの作製．レジン端から歯までは約3～4mm離す．

研磨（図6）

レジンボタンは，通法に従って研磨を行う（**Part 2-2** 参照）．
　上顎第一小臼歯の維持バンドと維持用アームの鑞付け部は，カーボランダムポイントで粗研磨後，シリコーンポイントで仕上げ研磨を行い，金属用ルージュでつや出し研磨する．

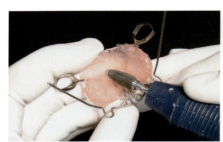

図 6-1　レジンボタンの研磨　　　図 6-2　鑞付け部の研磨

完成，装着（図7）

まず，保管しておいたリンガルシース付き維持バンドを第一大臼歯にセメント合着し，ペンデュラムスプリング脚部の屈曲を行う．装置を口腔内に試適してリンガルシースに挿入する位置をマーキングし，口腔外に取り出してリンガルシースの方向に直角に屈曲する．挿入部が左右平行になっていることを確認したら，リンガルシースの長さ（約5 mm）に合わせて切断する．
　その後，バードビークプライヤーでクローズドヘリカルループ部を把持し，遠心方向へ屈曲することにより活性化してリンガルシースへ挿入する．

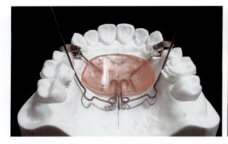 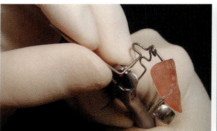 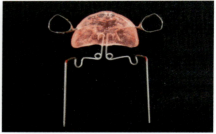

図 7-1〜3　ペンデュラムスプリング脚部の屈曲．挿入部分が左右平行になっていることを確認する．

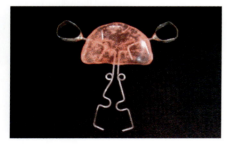

図 7-4　活性化後の状態

技工指示書記入時のポイント

① 左右のペンデュラムスプリングは，クローズドヘリカルループが口蓋粘膜から 3 mm 離れるように指示する．スプリングが口蓋に近すぎると，活性化のときにスプリングが粘膜に接触して違和感，痛みを引き起こす原因となる．
② 維持用アームと上顎第一小臼歯の維持バンドを鑞付けする際，対合歯との接触を避けるために可及的に歯頸部寄りに鑞付けすることを指示する．

症例

Angle Ⅱ級の大臼歯関係の改善

患者は初診時 13 歳 5 か月の女子で，上下顎前歯の叢生を主訴に来院した．大臼歯関係は Angle Ⅱ級で，側面頭部エックス線規格写真分析では上下顎関係にわずかな前後的不調和が認められた（図 8-1〜3）．治療方針として，Angle Ⅱ級の大臼歯関係を改善し，また叢生を改善するスペースを確保するために，ペンデュラム装置を用いて 6|6 の遠心移動を行うこととした（図 8-4〜6）．

ペンデュラム装置を装着して 3 か月後，6|6 の遠心移動が完了した（図 8-7〜9）．その後，後戻りの防止と固定の強化のためにナンスのホールディングアーチとサービカルプルヘッドギアを装着し，マルチブラケット装置によりレベリングを開始した（図 8-10〜12）．犬歯および小臼歯の遠心移動を行いながら叢生を解消し（図 8-13〜15），約 2 年後に緊密な咬合を獲得したため動的治療を終了した（図 8-16〜18）．

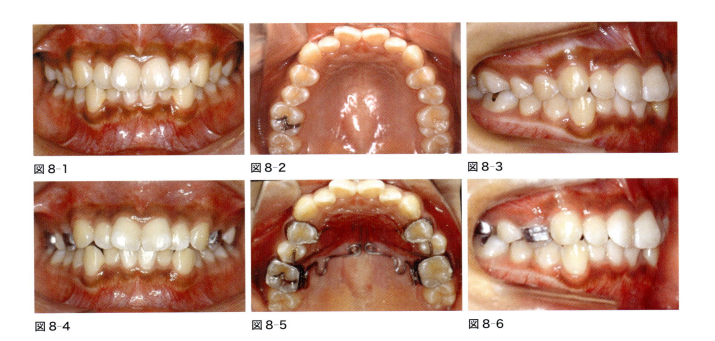

図 8-1　　　　図 8-2　　　　図 8-3
図 8-4　　　　図 8-5　　　　図 8-6

Part 2 各種矯正装置の作製方法と適応

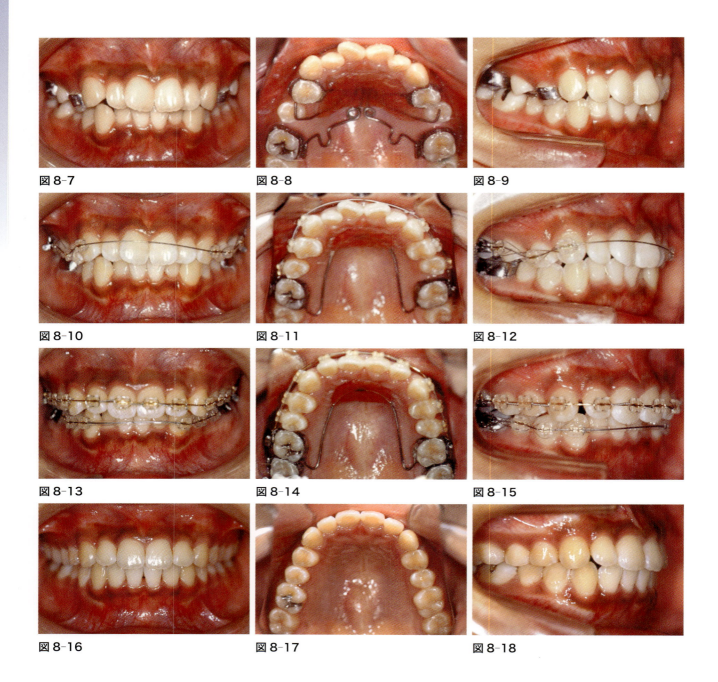

図 8-7　　　　　図 8-8　　　　　図 8-9
図 8-10　　　　図 8-11　　　　図 8-12
図 8-13　　　　図 8-14　　　　図 8-15
図 8-16　　　　図 8-17　　　　図 8-18

装置使用における留意点

　装置活性化後は，大臼歯が遠心および舌側方向に回転しながら移動するため，交叉咬合にならないよう大臼歯の被蓋に注意を払い，必要に応じて水平調整ループを調整する．また，遠心移動にともなう反作用として，第一小臼歯の近心移動，前歯の唇側傾斜を生じることもあるので，オーバージェットや上顎前歯の歯軸の変化に注意する必要がある．

ペンデュラム装置 を装着された患者さん，保護者の方へ

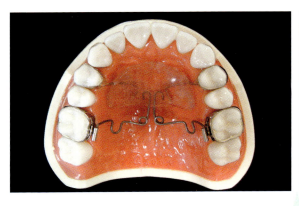
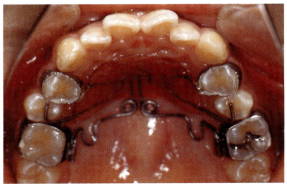

- 奥歯を後方へ動かす装置です．
- 歯を整列させるスペースを確保します．

使い方と注意事項

- 患者さん自身で取り外すことはできません．
- はじめはしゃべりづらく，飲みこみづらいと思いますが，慣れれば気になりません．
- 装置が入って歯に力が加わると，個人差はありますが痛みが出てきます．これは歯が移動する際に起こるもので，1週間ほどで痛みは治まります．
- 粘着性のある食べ物や繊維質の食べ物は装置に付着しやすく，装置の破損や変形をまねく可能性があるので控えて下さい．
- 取り外しができないため歯磨きがしにくいと思いますが，しっかり磨いて下さい．歯磨きの方法については，担当医や歯科衛生士の指示に従って下さい．

こんなときは連絡を！

- 奥歯に装着している装置が，外れて浮いてしまったとき．
- 奥歯の裏側の針金が変形し，抜けてしまったとき．
- 装着後，1週間程度経過しても慣れないとき．
- 痛みが強いとき，また，1週間以上痛みが続くとき．
- その他，気になることがありましたら，担当医もしくはスタッフまでお気軽におたずね下さい．

Ⓒ医歯薬出版株式会社

4 ヘッドギア

影山　徹，山田一尋

装置の概要

　ヘッドギアは，おもにAngle II 級不正咬合の治療に用いられてきた顎外牽引装置である．顎外力の利用は，19 世紀のKingsley とAngle に遡る古い歴史があり，現在の顎外牽引による治療はOppenheim やKloehn の先駆的な治療から発展してきた．
　本装置は上顎骨の前下方への成長発育を抑制するほか，矯正力を大臼歯に伝えることで上顎大臼歯や上顎歯列の遠心移動や加強固定装置としても使用される．上顎骨の成長発育抑制の場合は両側400～500 g の顎整形力を1 日14～16 時間適用し，顎外固定による大臼歯の遠心移動の場合は両側200～250 g の矯正力を10～12 時間適用する．
　牽引方向によって，ハイプル，ストレートプル，サービカルプル（ロープル）に分けられ，上顎骨の成長発育抑制や上顎大臼歯の遠心移動に加え，ハイプルでは上顎大臼歯の圧下，サービカルプルでは上顎大臼歯の挺出などにより，下顔面高をコントロールすることもできる．大臼歯の捻転の早期改善や加強固定の目的で，上顎第一大臼歯にトランスパラタルアーチを併用できる．

装置の構成

　ヘッドギアはハイプル，ストレートプル，サービカルプル，Jフックなどがあり（**図1**），口腔内の維持バンド，フェイスボウとヘッドキャップやネックストラップより構成される．
　フェイスボウはインナーボウ（直径0.045 inch）とアウターボウ（直径0.052 inch）よりなり，インナーボウは大臼歯のヘッドギアチューブにワイヤーの末端を挿入して口腔内に接続する．アウターボウは口腔外にあって，頭部または頸部よりヘッドキャップやネックストラップで牽引して，顎外力をインナーボウに伝達する．

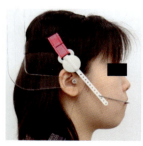

図1-1　ハイプルヘッドギア

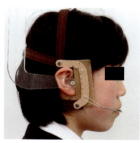

図1-2　ストレートプルヘッドギア

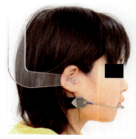

図1-3　サービカルプルヘッドギア

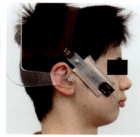

図1-4　Jフックヘッドギア

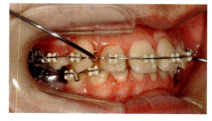

図1-5　Jフック

> **ヘッドギアの種類**
>
> ① **ハイプルヘッドギア**
> 　後頭部に固定源を得るためにヘッドキャップを使用する．ハイアングルの症例が適応で，上顎第一大臼歯の遠心移動に加え，大臼歯を圧下して垂直的な不調和を改善する．また，上顎骨の垂直的な成長発育の抑制により下顎の前方回転の効果が得られる．
> 　アウターボウは力のベクトルが上顎第一大臼歯あるいは上顎複合体の抵抗中心である小臼歯歯根の上方を通過するように牽引方向や長さを調整する．
> 　下顎の成長発育促進および歯の萌出コントロールが可能なバイトブロック付き機能的矯正装置を組み合わせることもできる．
>
> ② **ストレートプルヘッドギア**
> 　上顎第一大臼歯を咬合平面に対して平行に遠心移動する．牽引方向が咬合平面と平行になるような牽引方向をヘッドキャップに求める．
>
> ③ **サービカルプルヘッドギア**
> 　ローアングルの症例が適応で，上顎第一大臼歯の遠心移動に加え，大臼歯の挺出を促進して垂直的な不調和の改善をはかる．頸部を固定源として上顎第一大臼歯の牽引方向のベクトルを後下方とする．
>
> ④ **ユニラテラルヘッドギア**
> 　左右の大臼歯で必要な遠心移動量が異なる場合に，左右非対称のフェイスボウを使用する．長いアウターボウを頰部から離すように調整することで，より移動量が得られる．矯正力を非対称的に作用させるため調整が難しく，長期間使用すると歯列弓を歪める．
>
> ⑤ **Jフックヘッドギア**
> 　J字型をしたフックにハイプル用あるいはストレートプル用のヘッドキャップをつけ，上方牽引により上顎前歯の圧下を行う．犬歯の遠心移動にも用いる．

ヘッドキャップ（図2）
後頭部での固定に用いる．エラスティックタイプと牽引用スプリングタイプがある．

ネックストラップ（図3）
頸部での固定に用いる．ゴムバンドタイプと牽引用スプリングタイプがある．

牽引用スプリング（図4）
ヘッドキャップまたはネックストラップとフェイスボウやJフックをつなげる．過大な力が加わった場合は牽引用スプリングが外れる安全装置を備えているものもある．

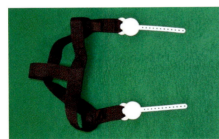
図2　ヘッドキャップ

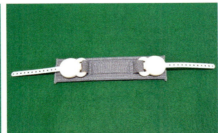
図3　ネックストラップ

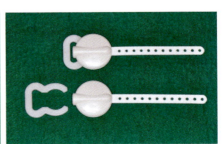
図4　安全装置付き牽引用スプリング

フェイスボウ（図5），Jフック（図6），アクチベーター（図7）

フェイスボウは，アウターボウの長さによりショート，ミディアム，ロングに分けられ，そのほかにアウターボウが非対称な片側用のユニラテラルがある．通常，インナーボウにはアジャストメントループが付与されている．

Jフックは，フェイスボウを使用せず，直接アーチワイヤーに接続して作用力を発揮する．

アクチベーターは，ハイプルヘッドギアに使用し，機能的矯正装置を維持して上顎骨の抵抗中心を通る力をつくり出す．

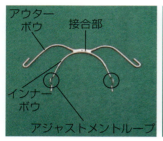
図5-1 フェイスボウ（ショート）

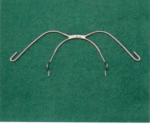
図5-2 フェイスボウ（ミディアム）

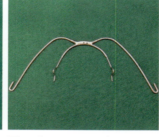
図5-3 フェイスボウ（ロング）

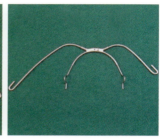
図5-4 フェイスボウ（ユニラテラル）

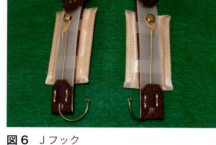
図6 Jフック

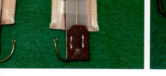
図7 アクチベーター

維持バンド（図8）

バッカルチューブにヘッドギアチューブが追加されている．

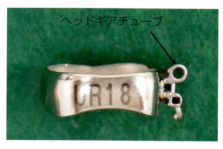
図8 維持バンド．ヘッドギアチューブ付きのバッカルチューブがスポット溶接されている．

適応症
① 上顎骨の前方への成長発育の抑制
② 上顎第一大臼歯，上顎歯列の遠心移動
③ 上顎大臼歯の圧下
④ 上顎大臼歯の挺出
⑤ 上顎大臼歯の加強固定
⑥ 上顎前歯の舌側移動
⑦ 上顎第一大臼歯間幅径の拡大

作製および装着手順

ヘッドギアの作製は現在，サイズの異なる既製のフェイスボウを用いてチェアサイドで行う場合が多い．ただし，トランスパラタルアーチなどの加強固定装置を併用する場合は，印象採得を行い，作業用模型上で製作しておくとチェアタイムを短縮できる．

表 ヘッドギアの作製手順

1	バッカルチューブの溶接，維持バンドの適合	診療
2	印象採得	診療
3	作業用模型の作製	技工
4	インナーボウの屈曲	診療／技工
5	インナーボウの調整	診療／技工
6	アウターボウの調整	診療
7	完成，装着	診療

バッカルチューブの溶接，維持バンドの適合
維持バンドにヘッドギア用バッカルチューブの溶接を行い，大臼歯に適合させる．

印象採得（図9）
大臼歯に維持バンドを合着する．合着時にバッカルチューブハイトをポジショニングゲージで確認する．その後，印象採得を行う．

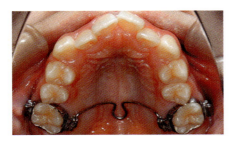

図9 維持バンドの合着

作業用模型の作製
作業用模型を作製する．

インナーボウの屈曲（図10）

既製のフェイスボウは各種サイズが用意されているので，上顎歯列の模型を参考に選択するとよい．

インナーボウは上顎第一大臼歯以外の歯に接触しないように，上顎歯列弓の形態および上顎第一大臼歯の頬側歯面の方向に合わせて屈曲を行う（すべての歯もしくはブラケットから3～4mmの間隔を確保する）．

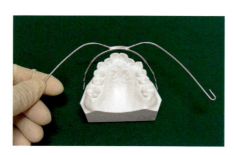

図10　インナーボウの屈曲

インナーボウの調整（図11）

片側のヘッドギアチューブにインナーボウを試適し，反対側のインナーボウとヘッドギアチューブの位置関係および歯面からの距離を確認してアジャストメントループを調整する．その際，インナーボウがヘッドギアチューブから抵抗なく着脱できるようにする．

また，治療により大臼歯関係が改善した際に臼歯がクロスバイトになるのを避けるため，インナーボウを1～2mm拡大する．

インナーボウの調整が完了したら断端の処理を行う．断端はヘッドギアチューブ遠心から1mm以内でカットし，使用期間中の不必要な摩擦や粘膜の損傷を防ぐ．

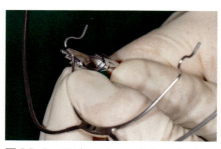

図11-1　アジャストメントループの調整

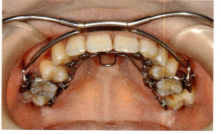

図11-2　インナーボウの調整

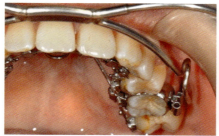

図11-3　インナーボウの拡大

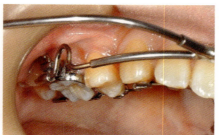

図11-4　インナーボウの断端処理

4 ヘッドギア

アウターボウの調整（図12）

インナーボウとアウターボウの接合部がリラックスした状態の上下唇間に位置するように調整する．アウターボウの長さは，両側のアウターボウに指を置き，大臼歯に作用するベクトルを確認しながら調整する．アウターボウは頬から数mm離すように調整を行い，ヘッドキャップやネックストラップをつける前後に確認を行う．

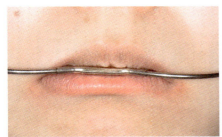

図12-1　接合部の調整

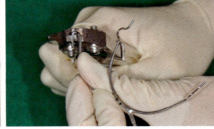

図12-2　プライヤーでアウターボウの長さを調整する．

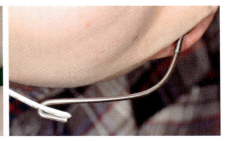

図12-3　アウターボウの調整

完成，装着（図13）

調整が終了したフェイスボウを牽引用スプリングやネックストラップのホールにとめて牽引力を作用させる．ヘッドキャップとネックストラップは患者の頭の大きさに合うものを使用し，装置を患者自身で着脱できるように指導する．

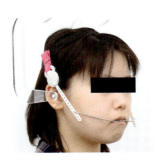

図13　ヘッドギアの装着

技工指示書記入時のポイント

トランスパラタルアーチを併用するときは，トランスパラタルアーチと口蓋粘膜との距離を記入する．

症例

上顎前突における上顎大臼歯の加強固定

患者は初診時13歳4か月の女子で，上顎前突を主訴に来院した．骨格性Ⅰ級で下顎下縁平面角の狭小を認め，オーバーバイトは＋5 mm，オーバージェットは＋6 mm，大臼歯関係はAngle Ⅱ級であった．また，上顎大臼歯の垂直的位置は標準より低位にあった（**図14-1～3**）．治療方針として，4|4，4|4の抜歯およびマルチブラケット装置を使用するほか，上顎大臼歯の挺出と加強固定を目的としてサービカルプルヘッドギアとトランスパラタルアーチを併用し，大臼歯関係を改善することとした（**図14-4～6**）．

ヘッドギアの装着から1年後に大臼歯関係は改善し，治療開始から2年8か月後に咬合が改善した（**図14-7～9**）．

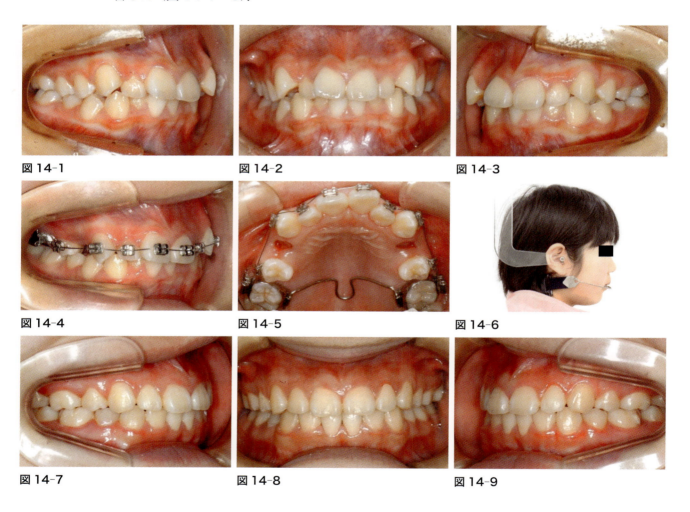

図14-1　　図14-2　　図14-3
図14-4　　図14-5　　図14-6
図14-7　　図14-8　　図14-9

装置使用における留意点

ヘッドギアは可撤式装置であるため患者の協力が必須である．装置の使用目的，使用時間や装置の効果について患者に説明し，患者自身が治療の必要性を認識することが重要である．

顎外固定装置では過去にフェイスボウが原因で起こった事故の報告があるため，顎外固定装置は安全装置のついたタイプの使用が望ましい．

ヘッドギアを装着された患者さん，保護者の方へ

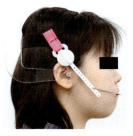 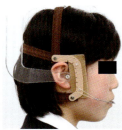 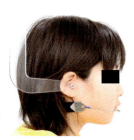 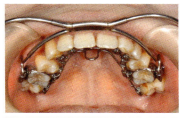

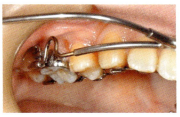

- 歯を奥に押したり，前に動いてくるのを防ぐ装置です．
- 上あごの成長を抑制する効果があります．

使い方と注意事項

＜頭（首）につける装置＞
- 寝ている間を含めて，1日に少なくても12時間は使用して下さい．食事，歯磨き，外出時以外は使用するのが理想的です．
- 担当医が指示した位置にヘッドキャップまたはネックストラップをかけて下さい．
- 装置にゴムが含まれている場合は，担当医の指示に従って交換して下さい．
- 慣れるまでは，寝ているときに装置が外れることがあります．
- 来院するときは，装置を持ってきて下さい．

＜口の中の装置＞
- 口の中の装置をつけるときは，奥歯の装置の穴に左右平行にして静かに押し込んで下さい．
- 装置を外すときは，両方同時にゆっくり引き抜いて下さい．
- 着脱時に，穴に入れるワイヤーを変形させないように注意して下さい．

こんなときは連絡を！

- 装置が変形したり，壊れたとき．
- 痛みが強いとき（ただし，装置を入れはじめて1週間程度は，少し痛みや違和感があることがあります）．
- その他，気になることがありましたら，担当医もしくはスタッフまでお気軽におたずね下さい．

Ⓒ医歯薬出版株式会社

5 上顎前方牽引装置

装置の概要

日本人には上顎骨の劣成長による下顎前突のケースが比較的多く認められ，その改善方法として上顎前方牽引装置が使用される．本装置は古くから使用され，顎顔面の成長発育が旺盛な時期に，オトガイ部あるいは顔面部を固定源として上顎複合体に整形力を加えることで，上顎骨の前方への成長発育や前方移動を促して上下顎関係の改善をはかるものと報告されている．口腔内装置と口腔外装置からなり，口腔内の固定式または可撤式装置のフックにエラスティックをかけて前下方へ牽引する．口腔内装置は，歯性に上顎前・臼歯の前方移動を行う際の固定源として用いることもある．

1 固定式リンガルアーチタイプ

田渕雅子，春上雅之，後藤滋巳

装置の概要

固定式リンガルアーチタイプには，上顎第二乳臼歯に維持バンドを装着して乳歯列期から混合歯列期前期に適応するものと，上顎第一大臼歯に維持バンドを装着して混合歯列期後期から永久歯列期に適応するものがある．ここでは，特に前者について解説する．

乳歯列期または混合歯列期前期における上顎前方牽引装置の使用は，歯の交換期と重なるため可撤式では維持力に不安が残るが，固定式はより確実な固定源となり，上顎複合体の前方への成長発育のみならず，上顎歯列弓長径の拡大も可能となる．

装置の構成

上顎前方牽引装置は口腔外装置（**図1**）と口腔内装置からなり，固定式リンガルアーチタイプの口腔内装置は，主線，牽引用フック，調節用ループ，維持バンドより構成される（**図2**）．

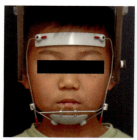
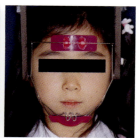

図1 フェイシャルマスクタイプの口腔外装置
※口腔外装置については p.72 参照

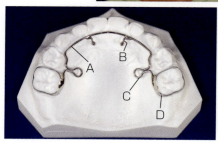
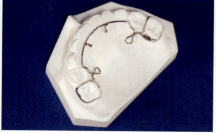
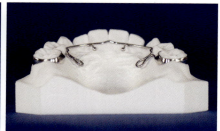

図2 固定式リンガルアーチタイプの口腔内装置
A：主線，B：牽引用フック，C：調節用ループ，D：維持バンド

主線
直径 0.8 mm（0.032 inch）のワイヤーを用いる．左右の維持バンド間を連結し，維持歯を加強固定する．前歯の舌側歯頸部に軽く接するように滑らかに屈曲する．

牽引用フック
直径 0.8 mm のボールクラスプを，左右の乳中・側切歯間に鑞付けする．

調節用ループ
歯列弓長径を拡大する際に調節するためのループで，第一乳臼歯部に屈曲する．

維持バンド
上顎第二乳臼歯に装着する．

適応症
上顎骨の劣成長に起因する反対咬合に適応される．上顎前方牽引装置は通常，乳歯列期から思春期前までの上顎骨の成長発育が旺盛な時期に使用されるが，上顎第二乳臼歯に維持バンドを装着する固定式リンガルアーチタイプでは主線が乳犬歯とも結紮・固定されるため，上顎乳犬歯と第二乳臼歯の歯根が過度に吸収していない乳歯列期から混合歯列期前期が適応時期となる．

装置の構造によって，下顎骨の成長発育抑制も期待できる．

作製手順
上顎前方牽引装置（固定式リンガルアーチタイプ）の口腔内装置の作製手順は**表**のとおりである．

表　上顎前方牽引装置（固定式リンガルアーチタイプ）の作製手順（口腔内装置）

1　維持バンドの適合，印象採得	診療
2　作業用模型の作製と調整，設計線の記入	技工
3　主線と調節用ループの屈曲	技工
4　主線と維持バンドの鑞付け	技工
5　牽引用フックの鑞付け	技工
6　研磨，完成	技工
7　装着	診療

維持バンドの適合，印象採得

通法に従って，維持バンドの適合と印象採得を行う（**Part 2-1**などを参照）．

作業用模型の作製と調整，設計線の記入（図3）

作業用模型の作製後，乳臼歯は臨床歯冠長が短いことが多いため，主線と維持バンドの鑞付け操作を容易にするために歯頸部の石膏をトリミングしてバンド面を露出させておく．

設計は，可能な限り左右対称とする．上顎歯列弓長径が小さい症例では，第一乳臼歯舌側に歯列弓長径拡大用のループを付与するが，ループの形は目的に応じて選択する（図8参照）．拡大後の歯列弓の形を予想して，前歯部のアーチはなるべく滑らかな曲線にしておく．

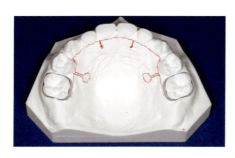

図3 口腔内装置の設計．調節用ループを付与し，前歯部のアーチはなるべく滑らかな曲線にしておく．

主線と調節用ループの屈曲（図4）

主線は，可能な限り各歯に接触するように，かつ，滑らかな弧を描くように屈曲する．鋭角に曲がるのを防ぐために，なるべくプライヤーを使わずに手指で屈曲するとよい．

調節用ループは，口腔内で調節することを考慮して1mm程度粘膜から離した状態で屈曲を行う．

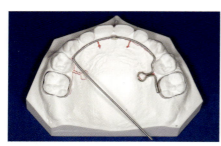

図4-1 主線は滑らかな弧を描くように屈曲する．

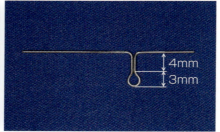

図4-2 調節用ループは，脚の長さを4mm，ホールの長さを3mm程度とする．

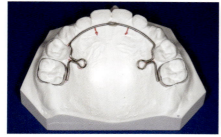

図4-3 調節用ループ屈曲後

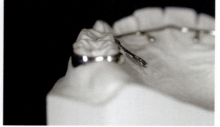

図4-4 調節用ループは粘膜から1mm程度離す．

主線と維持バンドの鑞付け
歯頸部側は鑞が流れにくいので注意する．

牽引用フックの鑞付け（図5）
鑞付け部の強度を増加させるため，ボールクラスプをL字型に曲げ，主線との接触面積を大きくして鑞付けを行う．牽引用エラスティックの装着を容易にするため，フックの長さは約3mmとし，粘膜に沿って1mm程度離しておく．

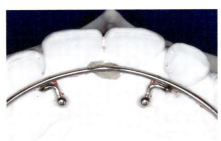

図5-1 牽引用フックを仮着したところ．フックの強度を増加させるために，鑞付け部の面積を増やす．

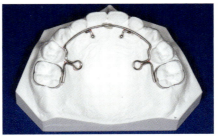

図5-2 鑞付け前．鑞付けでは，維持バンドの歯頸部まで鑞が流れているかを確認する．

研磨，完成（図6）
通法に従って，鑞付け部の研磨を行う（**Part 2-2**などを参照）．

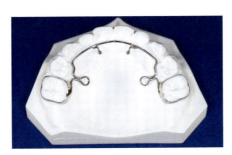

図6 完成した固定式リンガルアーチタイプの口腔内装置

技工指示書記入時のポイント
① 主線，牽引用フックの太さ，調節用ループの形や位置，主線と牽引用フックの鑞付け部位を記入する．
② 歯と主線を接触させる部位，接触させない部位を記入する．

症例

上顎骨の劣成長による下顎前突の改善

患者は初診時6歳3か月の女児で，下顎前突を主訴に来院した．上顎骨の劣成長に起因する下顎前突と診断し（図7-1～4），治療方針として，骨格の改善のために上顎前方牽引装置を用いて上顎骨の成長発育を促進することとした．口腔内装置として固定式リンガルアーチタイプを装着し，主線とC|Cを直径0.25 mmのリガチャーワイヤーで結紮して接着性レジンで固定した（図7-5～7）．咬合平面に対して前下方20～30°の方向に，片側約150～250 g程度の力で牽引し，1日12時間以上の装置使用を指示した（図7-8）．

上顎前方牽引装置の装着から4か月後，前歯の被蓋が改善し，その後，下顎前歯が萌出開始した（図7-9～11）．また，装着時から口腔内の調節用ループを調整したことにより，調節用ループ間が開大して歯列弓長径が拡大した．

上顎前方牽引装置を1年間使用した結果，上顎骨の成長発育が促進され，中顔面部の陥凹感が消失し，ANBの改善が認められた．また，上下顎前歯の被蓋も安定したため，装着から1年6か月後に装置を撤去した（図7-12～15）．

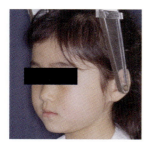

図7-1

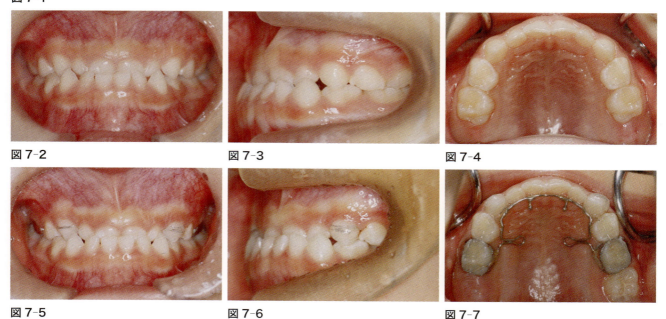

図7-2　　図7-3　　図7-4

図7-5　　図7-6　　図7-7

5 上顎前方牽引装置

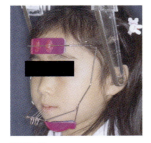
図7-8

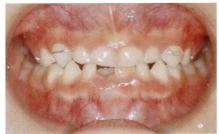
図7-9

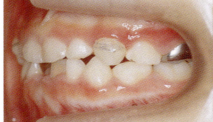
図7-10

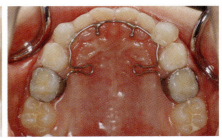
図7-11

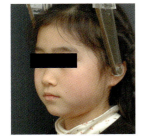
図7-12

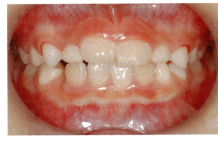
図7-13

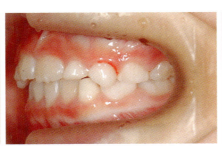
図7-14

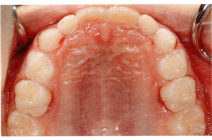
図7-15

装置の応用について

歯列弓の拡大量や拡大方向などの目的に応じて，調節用ループの形状や固定源の位置，リンガルアーチの形状を使い分けることが可能である（**図8**）．

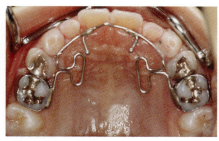
図8-1　Tループ型リンガルアーチタイプ

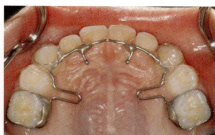
図8-2　Uループ型リンガルアーチタイプ

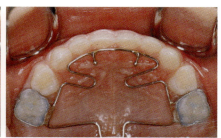
図8-3　パラタルバー付きUループ型リンガルアーチタイプ

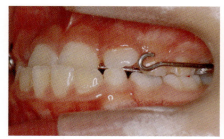
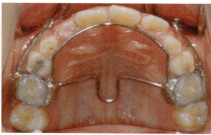
図8-4, 5　パラタルバー付きリンガルアーチタイプ（唇側から牽引）

装置使用における留意点

初診時にパノラマエックス線写真を撮影し，維持バンドを装着する上顎第二乳臼歯の歯根の残存状態を確認する．固定源として用いる上顎乳犬歯の歯根の残存状態も同時に確認する．上顎乳犬歯，第二乳臼歯の歯根吸収が進んでいる場合は，残りの装置使用可能期間を考慮して装置の設計を変更する．

牽引は，咬合平面に対して前下方20〜30°の方向に片側約150〜250 g程度の力で行い，1日12時間以上の使用を指示する（**図9**）．リンガルアーチの主線と上顎乳犬歯を結紮し，接着性レジンセメントで固定することによって固定源となる歯を多くし，上顎歯列を一塊として前下方に牽引するように心がける（**図10**）．

調節用ループは，基本的にユーティリティプライヤーを用いてアクチベートする（**図11**）．実際に口腔内で調節する前に，力の強さとアクチベーション量を検討しておくとよい．

5 上顎前方牽引装置

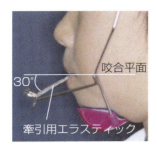
図9 咬合平面に対して前下方20〜30°の方向に牽引する．

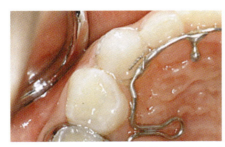
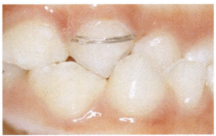
図10 リンガルアーチの主線と上顎乳犬歯を結紮し，接着性レジンセメントで固定することによって固定源となる歯を多くし，上顎歯列を一塊として前下方に牽引する．

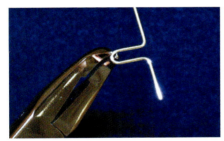
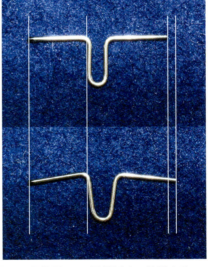
図11 アクチベート．アクチベーションによって調節用ループが開大し，伸張する．

2　可撤式オーバーレイタイプ

萬屋礼子，槇　宏太郎，百瀬之男

装置の概要

上顎前方牽引装置は，骨格的には上顎骨の前方移動と下顎骨の後下方への回転，歯の変化としては上顎前歯の唇側傾斜と下顎前歯の舌側傾斜が起こることで下顎前突が改善される．可撤式オーバーレイタイプは，特に上顎骨の成長発育が旺盛な乳歯列期に適用される．

装置の構成

上顎前方牽引装置は口腔外装置（図12）と口腔内装置からなり，可撤式オーバーレイタイプの口腔内装置はレジン部と牽引用フックより構成される（図13）．

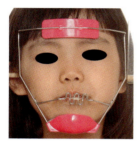

図12　フェイシャルマスクタイプの口腔外装置

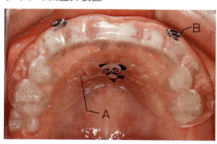

図13-1　可撤式オーバーレイタイプの口腔内装置（口腔内装着時）
A：レジン部，B：牽引用フック

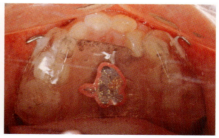

図13-2　前歯のオーバーバイトが大きい場合は前歯を被覆しない場合もある．

レジン部

常温重合レジンで歯列と口蓋部を覆うように作製される．強度が安定していることと，オーバーバイトの大きい症例では下顎臼歯の挺出が行われるように考慮されていることが要件となる．

牽引用フック

上顎骨を牽引するためのフックで，牽引力によって装置が脱落しないようにフックの位置を考慮する（乳犬歯・乳側切歯間）．直径0.7 mm（0.028 inch）のワイヤーを使用する．

適応症

おもに乳歯列期における上顎骨の劣成長に起因する反対咬合に適応される．上顎骨の発育不全を起因とする反対咬合で，成長発育の潜在能力が豊富な時期に使用することを特徴とし，オーバーバイトの大きいケースや下顎骨の回転を利用した正常被蓋の獲得にも有用である．着脱が容易であり口腔内の清掃性にも優れていることから，幼児でも安心して使用できる．

作製手順

上顎前方牽引装置（可撤式オーバーレイタイプ）の口腔内装置の作製手順は**表**のとおりである．

表　上顎前方牽引装置（可撤式オーバーレイタイプ）の作製手順（口腔内装置）

1	印象採得，作業用模型の作製	診療/技工
2	設計線の記入	技工
3	ボクシング	技工
4	分離剤の塗布	技工
5	レジンの築盛，重合	技工
6	形態修正，研磨	技工
7	牽引用フック埋入位置の削合	技工
8	牽引用フックの屈曲	技工
9	牽引用フックの固定	技工
10	研磨，完成	技工
11	装着	診療

印象採得，作業用模型の作製（図14）

印象採得では，唇・頰側の外形線である歯頸線から2～3 mm上方が再現されているかどうか，口蓋部の左右第二乳臼歯を結んだラインが再現されているかどうかを確認する．

作業用模型は気泡などの不備がないかを確認し，トリミングを行う．

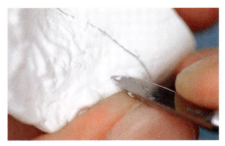

図14　歯頸部などの気泡を注意深く取り除き，作業用模型を調整する．

設計線の記入（図15）

　トリミングを完了した作業用模型に設計線を記入する．唇・頬側は歯頸線から2～3 mm離した歯槽粘膜面上，口蓋部は左右第二乳臼歯を結んだラインに設計線を記入し，小帯は避ける．

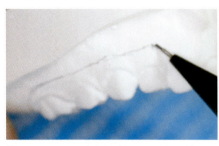

図15-1　唇・頬側の外形は，歯頸線から2～3 mm離したところに設定する．

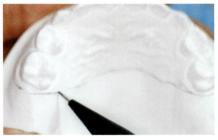

図15-2　口蓋部は左右第二乳臼歯を結んだラインとし，広く口蓋を覆うようにする．

ボクシング（図16）

　軟化したパラフィンワックスを設計線に合わせて巻きつけ，ワックスを流して固定する．アンダーカット部はリリーフを行う．

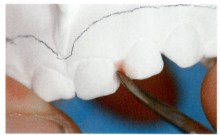

図16-1　アンダーカット，歯と歯の空隙などをワックスでリリーフする．

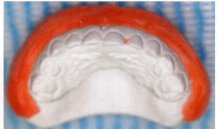

図16-2　ボクシング終了時

分離剤の塗布（図17）

　作業用模型を水中に浸漬して気泡を抜いた後，分離剤を塗布する．

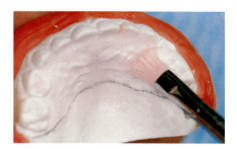

図17　分離剤を塗布し，エアでよく吹き飛ばす．歯頸部などに分離剤がたまっていると，適合に悪影響を与える．

レジンの築盛, 重合（図18）

　常温重合レジンを用いてふりかけ法で咬合面を覆い，レジン部を作製する．レジンの厚みは3〜5 mmを目安とし，頰側咬頭に山ができるように築盛する．片側が終了したら全体にポリマーをふりかけ，流れを抑えてから反対側の築盛を行う．

　全体を築盛したらポリマーをふりかけて設計線に沿って切り取り，モノマーをたらして形を整える．

　その後，重合器を用いて，40℃くらいの温水中で10〜20分間の重合を行う．

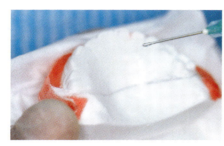

図18-1　常温重合レジンを用いて，ふりかけ法によりレジンの築盛を行う．

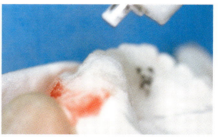

図18-2　唇・頰側の厚みは3〜5 mmを目安にする．

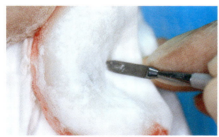

図18-3　築盛が終わったら全体にポリマーをふりかけ，設計線に沿って切り取る．

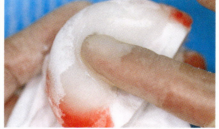

図18-4　モノマーをたらして形を整える．

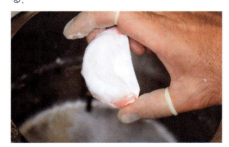

図18-5　重合器を用いて，40℃くらいの温水中で10〜20分間の重合を行う．

Part 2 各種矯正装置の作製方法と適応

形態修正，研磨（図19）

　重合したレジン部を作業用模型から取り外し，スチームクリーナーでワックスを除去する．外形はカーバイドバーで整えてレジンの厚みは3mm程度に仕上げ，フィッシャーバー，サンドペーパー，技工用バフによる仕上げ研磨を行う．内面の研磨は適合力に影響を与えるため，一列ブラシを用いて慎重に行う．

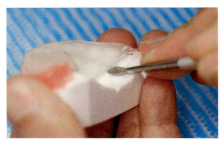

図19-1　作業用模型から注意深く取り外す．

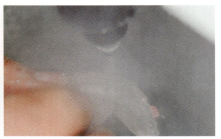

図19-2　スチームクリーナーでワックスを除去する．

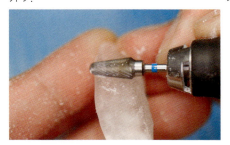

図19-3　カーバイドバーで形を整える．レジンの厚みは3mm程度に仕上げる．

牽引用フック埋入位置の削合（図20）

　患者の口角を考慮したうえで，乳犬歯部に牽引用フックの位置をマーキングし，フィッシャーバーで削合して牽引用フックを埋め込む穴を開ける．

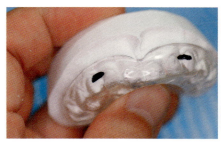

図20-1　患者の口角などを考慮し，乳犬歯部のフックの位置を歯科医師，歯科技工士で相談して決定する．

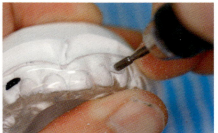

図20-2　フィッシャーバーで削合する．

5 上顎前方牽引装置

● 牽引用フックの屈曲（図21）
設計線に沿って屈曲する．

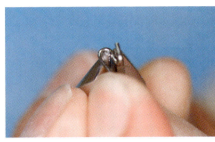
図21-1 牽引用フックの屈曲

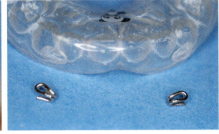
図21-2 牽引用フックの屈曲後

● 牽引用フックの固定（図22）
常温重合レジンを筆積法で穴に流し込み，屈曲した牽引用フックを固定する．

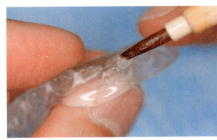
図22-1 常温重合レジンを筆積法により穴に流し込む．

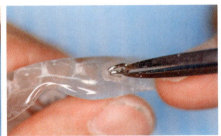
図22-2 牽引用フックの固定

● 研磨，完成（図23）
サンドペーパーで外面の研磨を行う．作業用模型に適合させて着脱時の抵抗が大きい場合は，内面に一列ブラシによる磨き砂研磨を行って調整し，完成とする．

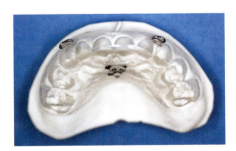
図23 完成した可撤式オーバーレイタイプの口腔内装置

＜口腔外装置＞

おもに固定源を前額部に求めたフェイシャルマスクタイプとチンキャップにホルンを付加して下顎骨の回転を利用するホルンタイプ，頭部，前額部，頬部に固定源を求めるプロトラクションフェイシャルマスクなどがある．

フェイシャルマスクタイプは以下の手順で作製する．

フェイシャルマスクの調整

皮膚を傷つけないように，プラスチック製の前額パッドとオトガイパッドをフェルトやガーゼでカバーする．フレームは頬の豊隆に合わせ，バードビークプライヤーやヤングのプライヤーで調整する．

牽引用フックの位置の調整

両側の牽引用エラスティックの力と方向が同じになるようにし，口唇に当たらないように調整する．牽引用エラスティックの装着はエラスティックホルダーを併用して指導すると，視野が広くなり説明が容易となる．

技工指示書記入時のポイント

① 設計線の記入は，頬小帯などの動きを阻害しないように注意させる．
② 上顎骨を一塊として牽引する目的のときは，牽引用フックを口角や口唇の障害とならない位置に設定する．
③ 歯軸傾斜や叢生の状況によりアンダーカットが予想される場合は，リリーフする部位を記入する．
④ 対合歯によって牽引用エラスティックと咬合する可能性のある場合や，下顎骨の回転，咬合の挙上を検討している場合は，対合歯の印象とバイトを採得してその旨を記入する．
⑤ 口蓋部に名前や目印となるシールなどの埋入を希望する場合は明記する．

症例

上顎骨の劣成長に起因する反対咬合の改善

患者は初診時4歳の女児で，前歯の反対咬合を主訴に来院した．左側唇顎口蓋裂と上顎骨の劣成長に起因する骨格の不調和が認められ，前歯の反対咬合を呈していた（図24-1，2）．治療方針として，上顎骨の前方への成長発育促進による被蓋の改善を目的とし，上顎前方牽引装置を用いて上顎骨の成長発育能力の旺盛な乳歯列期に上顎骨の前方牽引を行うこととした．オーバーバイトが大きかったためレジン部は臼歯のみとし，安静空隙の範囲での咬合挙上を行って，過剰な咬合挙上による顎関節への影響を予防した（図24-3，4）．

6歳から上顎前方牽引装置を装着したところ，4か月半後には上顎骨の前方成長，下顎骨の後方回転と上顎前歯の唇側移動によってオーバージェットが+2 mmとなり，被蓋が改善された（図24-5，6）．

5 上顎前方牽引装置

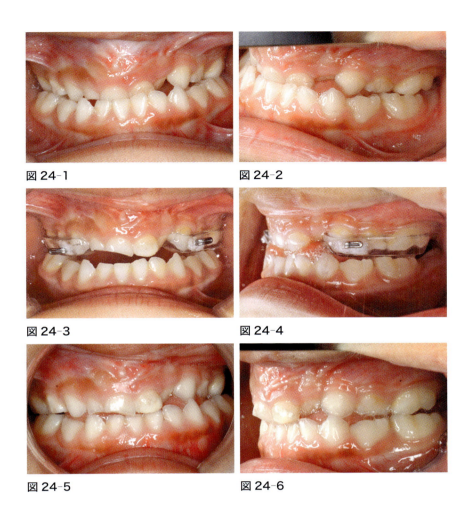

図 24-1　　　　　　　図 24-2

図 24-3　　　　　　　図 24-4

図 24-5　　　　　　　図 24-6

装置使用における留意点

　フェイシャルマスクタイプの場合，牽引用エラスティックは片側 350 g となるように調整し，1 日あたり 12 時間以上の使用を指示する．牽引方向は咬合平面を基準として前下方とするが，下顎骨の回転を望まない場合は下方成分を少なくする．はじめは片側約 200 g 程度の力で夜間に使用することを指示し，時間と牽引力を調整する．使用時間表の記録を指示して使用状況の確認を行うとよい．

　牽引用エラスティックの交換は 1 日 1 回とし，半年～1 年後に効果，使用状況，牽引方向について再評価を行う．乳前歯の歯根の吸収状況を確認し，前歯の交換にともなって口腔内装置の変更を検討する．

上顎前方牽引装置と固定式のリンガルアーチタイプを装着された患者さん，保護者の方へ

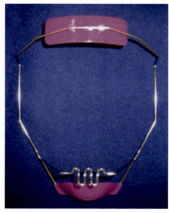

顔につける装置

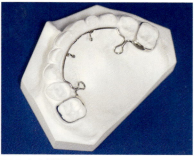

口の中の装置

ゴム

- 上あごを積極的に前に成長させる装置です．
- 反対咬合(受け口)を改善する効果があります．

使い方と注意事項

<顔につける装置>
- 寝ている間を含めて，1日に少なくても12時間は使用して下さい．
（短時間ずつでも，合計12時間以上使用すれば効果が出ます）
- 個人差はありますが，使用時間が長いほど効果が出ます．
- ゴムは，毎日，新しいものに交換して下さい．
- はじめはゴムがかけづらいと思いますが，自分でできるように練習して下さい．
- お風呂に入るとき，食事のとき，歯を磨くときは装置を外して下さい．
- 装置を変形させないように気をつけて下さい．
- 来院するときは，装置を持ってきて下さい．

<口の中の装置>
- 口の中に装着する装置は，患者さん自身で取り外すことはできません．
- はじめはしゃべりづらく，飲みこみづらいと思いますが，慣れれば気になりません．
- 慣れるまでは，少し舌がヒリヒリするような感じがすることがあります．また，舌に装置のあとがつくことがあります．
- はじめは気になりますが，指や舌で触らないようにして下さい．
- 取り外しができないため歯磨きがしにくいと思いますが，しっかり磨いて下さい．歯磨きの方法については，担当医や歯科衛生士の指示に従って下さい．

こんなときは連絡を！

- 装置が変形したり，壊れたとき．
- 痛みが強いとき（ただし，装置を入れはじめて1週間程度は，少し痛みや違和感があることがあります）．
- ゴムやあごのキャップでかゆみや違和感が生じたとき．
- その他，気になることがありましたら，担当医もしくはスタッフまでお気軽におたずね下さい．

Ⓒ医歯薬出版株式会社

上顎前方牽引装置と取り外し式のプレートタイプを装着された患者さん，保護者の方へ

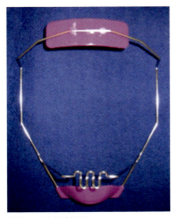
顔につける装置

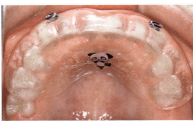
口の中の装置

ゴム

- 上あごを積極的に前に成長させる装置です．
- 反対咬合（受け口）を改善する効果があります．

使い方と注意事項

＜顔につける装置＞

- 寝ている間を含めて，1日に少なくても12時間は使用して下さい．
 （短時間ずつでも，合計12時間以上使用すれば効果が出ます）
- 個人差はありますが，使用時間が長いほど効果が出ます．
- ゴムは，毎日，新しいものに交換して下さい．
- はじめはゴムがかけづらいと思いますが，自分でできるように練習して下さい．
- お風呂に入るとき，食事のとき，歯を磨くときは装置を外して下さい．
- 装置を変形させないように気をつけて下さい．
- 来院するときは，装置を持ってきて下さい．

＜口の中の装置＞

- 口の中に装着する装置は，患者さんまたは保護者が取り外しをして下さい．
- 顔につける装置と同時に使用して下さい．
- はじめはしゃべりづらく，飲みこみづらいと思いますが，慣れれば気になりません．
- 慣れるまでは，少し舌がヒリヒリするような感じがすることがあります．また，舌に装置のあとがつくことがあります．
- はじめは気になりますが，指や舌で触らないようにして下さい．
- 歯を磨くときに，装置も歯ブラシで汚れを取って下さい．
- 変形の原因になりますので，熱湯に浸さないで下さい．

こんなときは連絡を！

- 装置が変形したり，壊れたり，外れやすくなったとき．
- 痛みが強いとき（ただし，装置を入れはじめて1週間程度は，少し痛みや違和感があることがあります）．
- ゴムやあごのキャップでかゆみや違和感が生じたとき．
- その他，気になることがありましたら，担当医もしくはスタッフまでお気軽におたずね下さい．

Ⓒ医歯薬出版株式会社

6 チンキャップ

樋田真由, 藤原琢也, 後藤滋巳

装置の概要

チンキャップは, 矯正力の固定源を口腔外に求める顎外固定装置である. オトガイ部にチンキャップをあてがい, ヘッドキャップを固定源としてエラスティックで牽引することで下顎骨に顎整形力を適用させる. オトガイ帽装置, チンリトラクターともいう.

乳歯列期, 混合歯列期における骨格性下顎前突の治療に用いられる装置であり, おもに下顎骨の前方への成長発育の抑制, 下顎骨の後下方への回転を目的として使用される.

装置の構成

チンキャップキット (図1) として市販されており, ヘッドキャップ (図2), チンキャップ (図3), それらを牽引するエラスティック (図4) より構成される. オトガイ部のチンキャップの適合状態が不良な場合は, チンキャップパッド (図5) を併用して調整する.

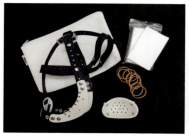

図1 チンキャップキット　図2 ヘッドキャップ　図3 チンキャップ

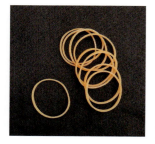

図4 エラスティック　図5 チンキャップパッド

ヘッドキャップ (図2)

バンドが頭頂部と頭周囲を囲み, 帽子のように頭にかぶれる構造で, 頭部に装着し下顎骨を牽引する際の固定源となる.

チンキャップ (図3)

オトガイ部の先端に装着するキャップ状の装置である.

牽引用エラスティック (図4)

ヘッドキャップとチンキャップをつなぎ, ゴムの弾性力を利用して下顎骨を牽引する.

チンキャップの種類

① **チンキャップ**
　下顎骨の成長発育が前方あるいは前下方方向の場合は，下顎骨をオトガイから下顎頭の方向に牽引する．

② **ハイプルチンキャップ**
　下顎骨の成長発育が垂直方向である開咬症例では，上方に牽引する．

牽引力：400 g 前後

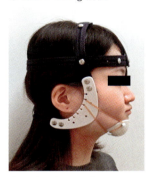 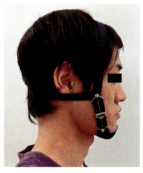

A　チンキャップ　　B　ハイプルチンキャップ

適応症

　下顎骨の過成長を伴う成長期の骨格性下顎前突に適応し，顎整形力により下顎骨の成長発育の方向や位置を変えて成長発育の抑制を行う．
　下顎骨の成長発育が旺盛な時期に開始し，成長発育の終了時まで使用する．

① 下顎骨の成長発育の抑制
② 下顎骨の成長発育の誘導
③ 下顎骨の遠心移動
④ 反対咬合の治療後の保定
⑤ 劣成長の上顎骨を前方に牽引する際の固定源

作製手順

　チンキャップの作製は，基本的には既製の部品を組み合わせてチェアサイドで行う．
　チンキャップの作製手順は**表**のとおりである．

表　チンキャップの作製手順

1	ヘッドキャップの試適，調整	診療
2	チンキャップの試適	診療
3	牽引用エラスティックの調整	診療
4	完成，装着	診療

● ヘッドキャップの試適，調整（図6）

ヘッドキャップは，各個人により頭部の形や大きさが異なるため，調整を行う必要がある．

はじめに，後頭部のヘッドキャップベルトを調整し，頭囲に合わせて固定する．

次に，頭頂部から側頭部までの長さを調整するが，その際，牽引板が耳にかからないように前後的な位置に配慮して調整を行う．

最後に，下顎骨の牽引方向を考慮しながら後頸部のヘッドキャップベルトを調整する．

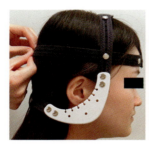
図6-1 後頭部のヘッドキャップベルトの調整

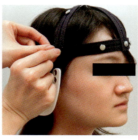
図6-2 頭頂部から側頭部までの長さの調整

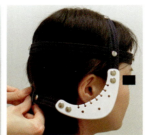
図6-3 後頸部のヘッドキャップベルトの調整

● チンキャップの試適（図7）

オトガイ部の先端にチンキャップを試適し，左右に大きくずれるようであれば，必要に応じてチンキャップパッドを介在させて安定させる．

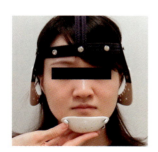
図7 チンキャップの試適

● 牽引用エラスティックの調整（図8）

症例によって牽引方向を調整する必要がある．

下顎骨の成長発育の抑制を意図する場合は，下顎頭を通る直線上に力が作用するように牽引用エラスティックをかける．

ローアングルのケースでは，オトガイが後下方へ回転するように，顎整形力の作用線が下顎頭の下方を通るように調整する．この牽引方向は顔面高が過大な症例（ハイアングルのケース）には応用すべきではない．

ハイアングルのケースでは，垂直方向のベクトルを大きくするか，もしくはハイプルチンキャップを選択するが，ハイアングルのケースでのチンキャップの使用には注意が必要である．

牽引力は400g前後とし，計測器で矯正力の確認を行う．

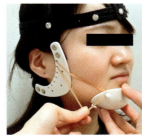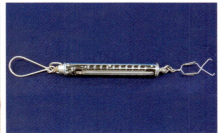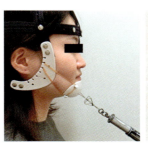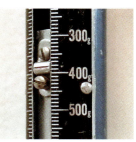

図 8-1　牽引用エラスティックの調整　　図 8-2〜4　計測器での計測．牽引力は 400 g 前後とする．

完成，装着（図 9）

チンキャップ調整後，装着する．

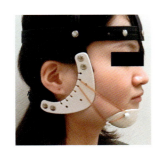

図 9　チンキャップ装着時

症例

下顎骨の過成長による下顎前突の改善

　患者は初診時 6 歳 5 か月の女児で，下顎前突を主訴に来院した．下顎骨の過成長に起因する下顎前突と診断し（**図 10-1〜3**），治療方針として，骨格的改善のためにチンキャップを用いて下顎骨の成長発育の抑制を行うこととした．牽引力は約 400 g 程度とし，1 日 12 時間以上の使用を指示した．また，上顎前歯の舌側傾斜を伴っていたため，チンキャップに加えてリンガルアーチによる上顎前歯の唇側移動も行った（**図 10-4〜6**）．

　11 歳 3 か月時，永久歯の萌出完了にともなって再診断を行い，マルチブラケット装置を用いた II 期治療に移行した（**図 10-7〜9**）．

　14 歳 3 か月時，動的治療を終了した．下顎骨の成長発育の抑制により骨格的な改善が認められ，良好な側貌が獲得できた（**図 10-10〜12**）．

（本症例は愛知県小牧市開業・飯田資浩先生のご厚意による）

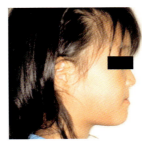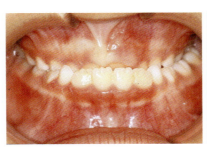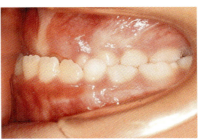

図 10-1　　　　　　　図 10-2　　　　　　　　　　　　図 10-3

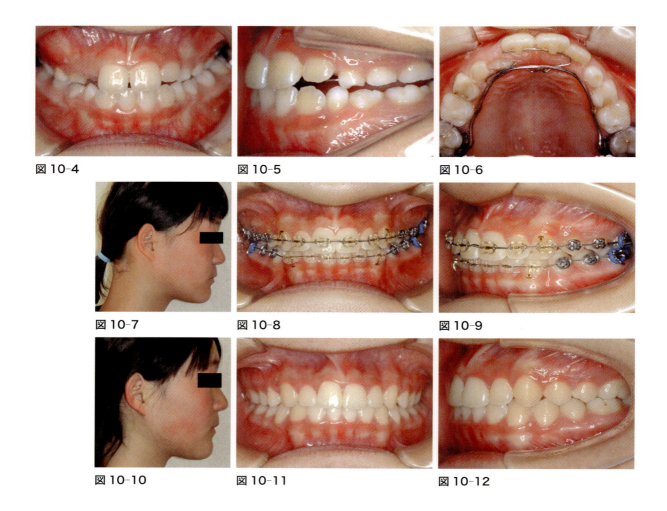

図 10-4　　　　　　　　図 10-5　　　　　　　　図 10-6

図 10-7　　　　　　　　図 10-8　　　　　　　　図 10-9

図 10-10　　　　　　　図 10-11　　　　　　　図 10-12

装置使用における留意点

　チンキャップは，可撤式矯正装置であるため，患者の協力が必須である．また，比較的長期間使用することが多いため，装置の使用目的や使用時間と期待される効果について，患者や保護者に十分に説明し，患者自身がこの治療の必要性を認識することが重要である．
　おもな説明事項は下記のとおりである．
① 睡眠時も含め，可能な限り長時間，毎日使用すること．食事，ブラッシング，運動時以外は使用するのが理想的である．
② 顎関節部に疼痛や違和感を生じた場合や，装置の破損または紛失時は歯科医師に連絡すること．
③ 牽引用エラスティックやチンキャップでアレルギーが生じる場合があること．
④ 装置を清潔に保つこと．

チンキャップを装着された患者さん，保護者の方へ

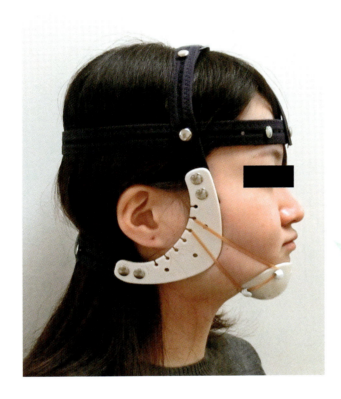

- 成長期に使用する装置です．
- 下あごの成長を抑制する効果があります．
- 取り外しが可能な装置です．

使い方と注意事項

- 寝ている間を含めて，1日に少なくても12時間は使用して下さい．食事，歯磨き，外出時以外は使用するのが理想的です．
- 担当医が指定した位置にゴムをかけるようにしてください．
- ゴムは，担当医の指示に従って交換して下さい．
- 慣れるまでは，寝ているときに装置が外れることがあります．
- 来院するときは，装置を持ってきて下さい．

こんなときは連絡を！

- 装置が変形したり，壊れたとき．
- あごの関節部付近に痛みや違和感が生じたとき．
- ゴムやあごのキャップでかゆみや違和感が生じたとき．
- その他，気になることがありましたら，担当医もしくはスタッフまでお気軽におたずね下さい．

Ⓒ医歯薬出版株式会社

7 スライディングプレート

中冨佑香，石川博之

装置の概要

スライディングプレートは，一時的に咬合を挙上するために下顎歯列に装着する可撤式のレジン床装置である．オーバーバイトが大きい反対咬合において，リンガルアーチやチンキャップなどと併用して前歯の咬合干渉を除去し，上顎前歯の唇側移動を行って被蓋を改善する．また，下顎前歯の過度の舌側傾斜や被蓋改善時の咬合性外傷も防止できる．

装置の構成

スライディングプレートは，下顎前歯の切縁から最後臼歯の咬合面までを覆う馬蹄形の装置である．唇・頬側は切縁および頬側咬頭頂を連ね，舌側は通常の床矯正装置に準じた形態をしている（図1）．上顎歯と対合する咬合面は平坦で，切歯切縁，犬歯尖頭，臼歯の咬頭頂が接触する．前歯部の厚みは約1～2mmである．

通常，維持装置は不要であるが，維持が弱く不安定な場合は臼歯部にクラスプを組み込む．

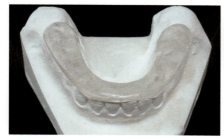 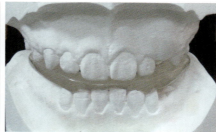 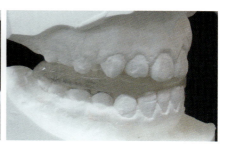

図1 スライディングプレート

適応症

オーバーバイトの大きい反対咬合に適応する．

作製手順

スライディングプレートの作製手順は**表**のとおりである．

表 スライディングプレートの作製手順

1 印象採得，咬合採得	診療
2 作業用模型の作製，咬合器装着	技工
3 設計線の記入	技工
4 ボクシング	技工
5 分離剤の塗布	技工
6 レジンの築盛，重合	技工
7 研磨，完成	技工
8 装着	診療

印象採得，咬合採得（図2）

アルジネート印象材を用いて上下顎の印象採得を行う．また，パラフィンワックスを用いて上下顎前歯の切縁間距離が1～2 mmとなるように咬合採得する．機能的な下顎前方位が認められる場合は，構成咬合を採得する要領で下顎を後方へ誘導して咬合採得する（p.162参照）．

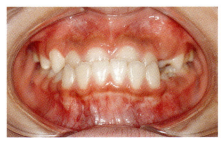 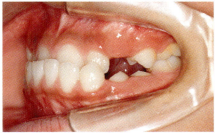 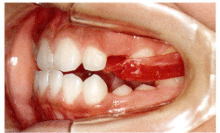

図2-1〜3 反対咬合で，前歯の早期接触が認められる（ファンクショナルワックスバイト法）．

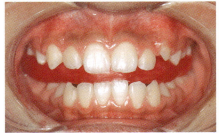 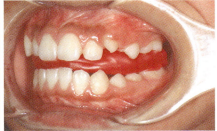

図2-4 上下顎前歯の切縁間距離が1～2 mmになるように咬合採得する．

図2-5 機能的な下顎前方位が認められる症例では，下顎を後方へ誘導して咬合採得する．

作業用模型の作製，咬合器装着（図3）

作業用模型を作製し，ワックスバイトを咬合させた状態で咬合器に装着する．

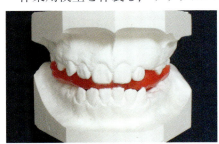 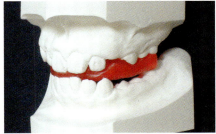

図3-1, 2 ワックスバイトを咬合させた作業用模型

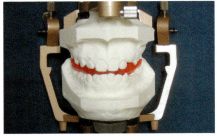 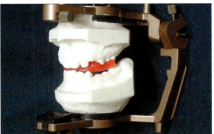

図3-3, 4 咬合器装着

設計線の記入（図4）

　唇・頬側は前歯の切縁から臼歯の頬側咬頭頂を結んだ線とし，舌側は通常の床矯正装置の舌側形態に準じる（**Part 2-8** 参照）．ただし，舌小帯は十分に避ける．

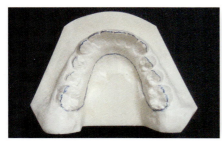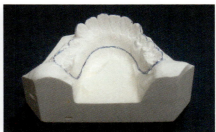

図4 設計線の記入

ボクシング（図5）

　パラフィンワックスを用いてボクシングを行う．この作業は後のレジンの築盛を容易にし，余剰にはみ出るレジンを少なくする効果がある．隣接面や歯頸部のアンダーカットには，リリーフとして1層ワックスを流し込む．

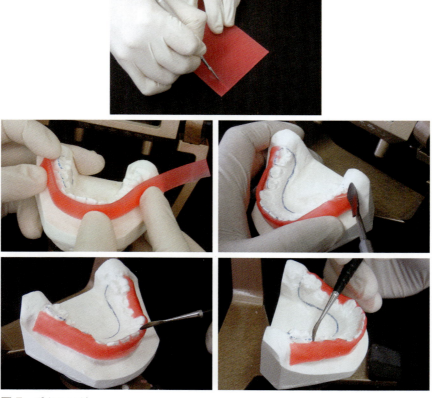

図5 ボクシング

分離剤の塗布（図6）

分離剤を設計線よりも広範囲に一層塗布する．

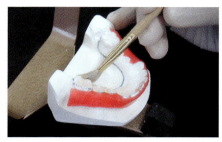
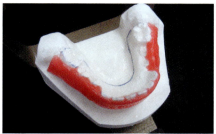

図6　分離剤の塗布

レジンの築盛，重合（図7）

常温重合レジンを設計線に沿ってふりかけ法で築盛していく．その際，咬合面が極力平坦になるように，また上顎歯が均等に接するように，上下顎を咬合させて調整する．

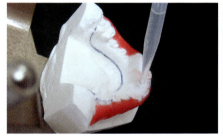
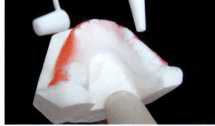
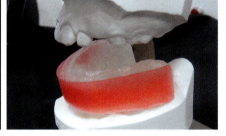

図7-1，2　ふりかけ法でレジンを築盛していく．

図7-3　上顎歯が均等に接するようにレジンを築盛する．

研磨，完成（図8，9）

まず，作業用模型に装着した状態で，カーバイドバーを用いて咬合面の粗研磨を行う．咬合面は平坦に，上顎歯が均等に接するように研磨していく．咬合面の研磨が終了したら，作業用模型から取り外して床縁のバリを削合する．下顎に萌出途中の歯がある場合は，萌出を阻害しないように内面のレジンを削合する．

その後，咬合器に装着して，着脱がスムーズに行えないアンダーカット部の削合を行い，続いてシリコーンポイント，サンドペーパーを用いた仕上げ研磨，ルージュとバフを用いたつや出し研磨を行う．

研磨時の発熱による装置の変形には十分に注意する．

Part 2 各種矯正装置の作製方法と適応

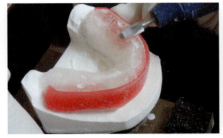

図8-1 カーバイドバーを用いて咬合面を粗研磨する.

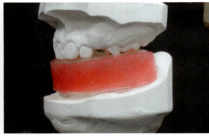

図8-2 咬合面に上顎歯が均等に接しているか確認する.

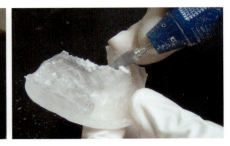

図8-3 カーバイドバーを用いて床縁のバリを削る.

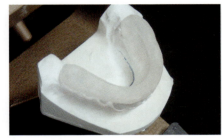

図8-4 咬合器に装着し,着脱がスムーズに行えるか確認する.

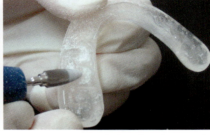

図8-5,6 下顎に萌出途中の歯がある場合は,萌出を阻害しないように内面のレジンを削合する.

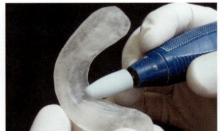

図8-7 シリコーンポイントを用いて研磨を行う.

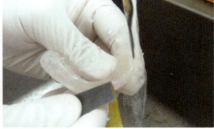

図8-8 サンドペーパーを用いて仕上げ研磨を行う.

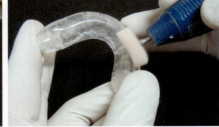

図8-9 ルージュを用いてバフでつや出し研磨を行う.

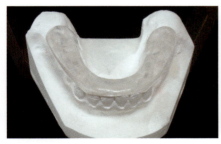
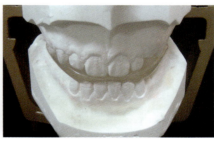
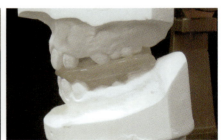

図9 完成したスライディングプレート

装着（図10）

完成したスライディングプレートを患者の口腔内に試適し，上顎のすべての歯が均等に接しているかどうかを確認する．着脱時に痛みがないかを患者に確認しながら着脱を数回繰り返し，その後，患者自身に着脱を練習させる．

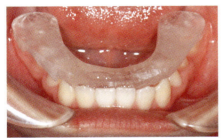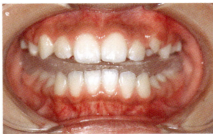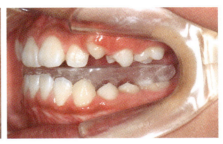

図10　口腔内に装着したスライディングプレート

技工指示書記入時のポイント

① スライディングプレートの咬合面に接触させる上顎歯，接触させない萌出中の上顎歯を明記する．
② 下顎歯列が側方歯の交換期で，装置の維持が弱く安定性に欠けそうな場合は，クラスプの付与を指示する．

症例

上顎前歯の舌側傾斜による機能性反対咬合の改善

患者は初診時9歳6か月の男児で，反対咬合を主訴に来院した．検査の結果，上下顎前歯の早期接触を認め，上顎前歯の舌側傾斜による機能性反対咬合で，下顎の機能的前方位を伴う症例と診断した．前歯のオーバーバイトが大きく，被蓋改善時に咬合干渉が予想されたため（図11-1〜3），治療方針として，リンガルアーチとスライディングプレートを用いて被蓋の改善を行うこととした（図11-4〜6）．

スライディングプレートの装着から5か月後，被蓋が改善したためリンガルアーチを除去した（図11-7〜9）．その後は下顎前歯による上顎前歯の突き上げが除去されるまでスライディングプレートを使用し，小臼歯相当部の内面を削合することで下顎臼歯の挺出を促して，オーバーバイトの減少をはかった．

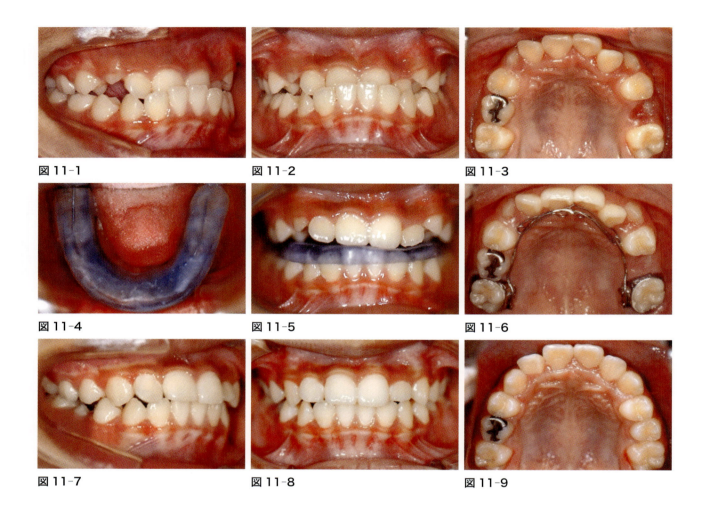

図11-1　　　　　図11-2　　　　　図11-3

図11-4　　　　　図11-5　　　　　図11-6

図11-7　　　　　図11-8　　　　　図11-9

装置使用における留意点

　装着する際は，アンダーカットの大きい部分を削合して，着脱が容易にできるように調整する．また，舌小帯が圧迫されていないかを舌を可動させながら確認する．下顎歯列に萌出途中の歯がある場合は，萌出を阻害しないように内面のレジンを削合し，上顎歯は萌出途中の歯以外はすべての歯が咬合面に接するように調整する．

　被蓋改善後は，下顎前歯による上顎前歯の突き上げに注意する．干渉が強い症例では，上顎前歯の唇側移動を継続するとともに咬合面を徐々に削合して上顎臼歯の挺出を促したり，装置の内面を削合して下顎臼歯の挺出を促したりしながら咬合の安定をはかることが肝要である．

スライディングプレートを装着された患者さん，保護者の方へ

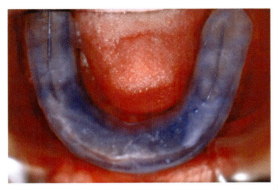 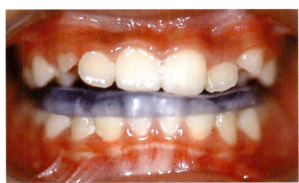

- 一時的にかみ合わせを浅くする装置です．
- 他の装置と併用することがあります．
- 取り外しが可能な装置です．

使い方と注意事項

- 取り外しが可能な装置ですが，原則 24 時間の装着が必要です．
- 装着しないと他の装置（リンガルアーチ，上顎前方牽引装置，チンキャップなど）の効果が現れにくいことがあります．
- はじめはしゃべりづらく，飲みこみづらいと思いますが，慣れれば気になりません．
- 慣れるまでは，寝ているときに装置が外れることがあります．
- 食事のときや歯を磨くときは，装置を外してください．
- 装置を外したときは，ケースに入れて保管して下さい．
- 歯を磨くときは，装置も歯ブラシで汚れを取って下さい．
- 変形の原因になりますので，熱湯に浸さないで下さい．
- 来院するときは，装置を装着してきて下さい．

こんなときは連絡を！

- 装置が変形したり，壊れたとき．
- 装置が入らなくなったとき．
- 痛くて装置が使用できないとき（ただし，装置を入れはじめて1週間程度は，少し痛みや違和感があることがあります）．
- その他，気になることがありましたら，担当医もしくはスタッフまでお気軽におたずね下さい．

Ⓒ医歯薬出版株式会社

8 床矯正装置

1 床拡大装置（スクリュータイプ）

名和弘幸，後藤滋巳，岡山直樹

装置の概要

不正咬合の患者には上下顎の狭窄歯列弓や歯の排列スペースの不足が極めて多く認められることから，治療を行うにあたっては，狭窄歯列弓の改善や歯の排列スペースの獲得を目的とした歯列の拡大がよく行われる．

歯の排列スペースの獲得方法
① 歯列の側方への拡大
② 歯列の前方への拡大（前歯の唇側移動）
③ 歯列の後方への拡大（臼歯の遠心移動）
④ 歯の隣接面の削合（ストリッピング）
⑤ 抜歯

このとき用いられる拡大装置として，おもに歯・歯槽部を側方へ拡大する緩徐拡大装置と，正中口蓋縫合を離開させることで上顎骨自体を側方へ拡大する急速拡大装置がある．緩徐拡大装置には，可撤式の床拡大装置と固定式のCoffinタイプ，クワドヘリックスなどがあり，急速拡大装置は，通常，第一大臼歯と第一小臼歯に維持バンドを装着した固定式装置である．

拡大装置
① 緩徐拡大装置（可撤式）（乳歯列期から混合歯列期）
　床拡大装置（スクリュータイプ，ファンタイプ）
② 緩徐拡大装置（固定式）（混合歯列期から永久歯列期）
　Coffinタイプ，クワドヘリックス，バイヘリックス
③ 急速拡大装置（固定式）（混合歯列後期から永久歯列期）

ここでは，拡大装置のうち，適用期間が比較的長い可撤式の床拡大装置（スクリュータイプ）について解説する（クワドヘリックス，バイヘリックスについてはPart 2-9，急速拡大装置についてはPart 2-10で解説する）．

床拡大装置は，可撤式であるため口腔内の清掃性がよく，徐々に拡大することから口腔軟組織の調和が得られやすいといわれている．しかし，可撤式であるがゆえに装置の効果が患者の協力度に大きく左右されること，他の緩徐拡大装置と同様，傾斜移動が主体であるため拡大量が限られていること，拡大後の後戻りが生じやすく長期間の保定が必要なことに注意すべきである．

8 床矯正装置

装置の構成

床拡大装置（スクリュータイプ）は，クラスプ，唇側線，拡大スクリュー，レジン床より構成される（**図1**）.

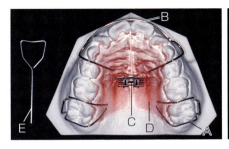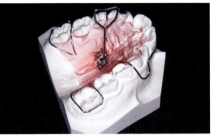

図1 床拡大装置（スクリュータイプ）
A：クラスプ，B：唇側線，C：拡大スクリュー，D：レジン床，E：拡大キー
拡大キーを用いて調整を行う．1回の拡大量は通常1/4回転（約0.2 mm）で，週に1回の調整が一般的である．

クラスプ（図2）

直径 0.7 mm（0.028 inch）のコバルトクロムワイヤーを用いることが多い．力を活性化した装置を維持する必要があることから，強固な維持力を発揮できるタイプが望まれる．単純鉤，アダムスのクラスプ，アローヘッド鉤などがよく使用されるが，ここではアダムスのクラスプについて解説する．

アダムスのクラスプは，Schwarz のアローヘッド鉤にヒントを得て Adams が改良したクラスプで，2つのループが頰側近遠心歯頸部のアンダーカットで歯を抱きかかえるように歯面に接し，双方のループを連結する水平部は歯面から離れている．着脱が容易であり，萌出途中の歯に対しても模型を解剖学的形態にトリミングして歯冠を明瞭にすることで適用が可能となる．

> **アダムスのクラスプの特徴**
> **利点**
> ① 維持力がよい．
> ② 変形を起こしにくい．
> ③ 歯面接触部が極めて少ないため清潔に保てる．
>
> **欠点**
> ① 作製法がやや複雑である．
> ② クラスプ自体が大きく，異物感を訴えられる場合がある．

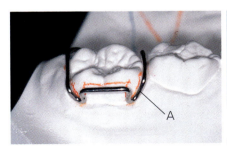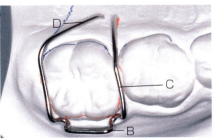

図2 アダムスのクラスプ
A：ループ，B：水平部，C：歯間部，D：維持部
水平部は歯から離れているので装置の着脱に便利であり，常に清潔に保たれ，維持歯の齲蝕発生を防止する．

唇側線

前歯の調整に用いられるもので，直径0.7 mm（0.028 inch）のコバルトクロムワイヤーを用いることが多い．拡大力を妨げないように注意が必要である．

拡大スクリュー（図3）

拡大スクリューの種類は多いので，目的に合ったものを選択する．特に，スクリューの最大拡大量には注意が必要である．

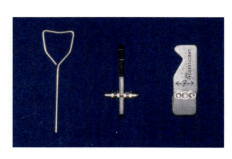

図3 拡大スクリューの正，側面観．スクリューについているジグにより，レジンに埋め込む際に調節部にレジンが流れ込まないようになっている．

レジン床

口蓋粘膜部を覆う．床縁は拡大すべき歯の舌側歯頸部より1 mm床アップして接触させる．通常，側方拡大の場合は正中部に拡大スクリューを置く．

適応症

おもに狭窄歯列を改善するための側方拡大に用いられるが，拡大スクリューの配置によっては大臼歯の近心転位の改善（大臼歯の遠心移動）にも使用できる．

適応時期は乳歯列期から混合歯列期と長期にわたるが，可撤式のため，その使用については患者本人や保護者の十分な理解と協力が必要となる．

作製手順

床拡大装置（スクリュータイプ）の作製手順は**表**のとおりである．

表　床拡大装置（スクリュータイプ）の作製手順

1	印象採得	診療
2	作業用模型の作製	技工
3	作業用模型の調整，設計線の記入	技工
4	クラスプと唇側線の屈曲	技工
5	クラスプ，唇側線と拡大スクリューの固定	技工
6	レジンの築盛，重合	技工
7	分割，研磨，完成	技工
8	装着	診療

印象採得

歯肉頬移行部の最深部までの印象は必要ないが，レジン床が関係する口蓋粘膜，舌側歯頸部は正確に採得されている必要がある．

作業用模型の作製

口蓋粘膜，舌側歯頸部に気泡が入らないように注意して石膏を注入する．

作業用模型の調整，設計線の記入（図4）

舌側歯頸部をエバンス彫刻刀で明瞭にし，その後，設計線の記入を行う．アダムスのクラスプは2つのループを歯の頬側近遠心歯頸部のアンダーカットに接触させるため，維持力がより強固になるようにあらかじめ第一大臼歯の頬側近遠心歯頸部を1mmほど削合しておくとよい．

唇側線は，4前歯の歯冠中央部を通り，側切歯の遠心で歯頸部側に屈曲し，犬歯歯頸部から5mmの高さでループを形成する．

レジン床は，臼歯部の床縁を歯頸部より1mm床アップする（前歯部は必要に応じて床アップする）．

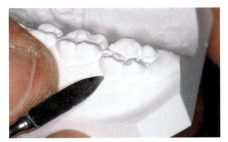

図4-1 舌側歯頸部をエバンス彫刻刀で明瞭にし，アダムスのクラスプの維持力をより強固にするために第一大臼歯の頬側近遠心歯頸部を1mmほど削合しておく．

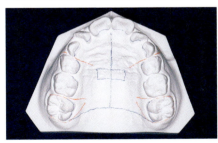 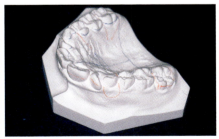 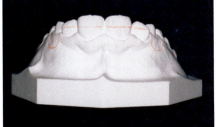

図4-2〜4 クラスプ，拡大スクリュー，レジン床外形の設計線を記入する．

クラスプと唇側線の屈曲（図5）

アダムスのクラスプのループは維持歯歯頸部のアンダーカットに点接触し，維持歯の近遠心を抱きかかえるように屈曲する．水平部は頬側へ1mm程度離す．維持部は歯の舌側面，口蓋粘膜からわずかに離して屈曲し，末端は粘膜に向かって直角にする．維持部のワイヤーには，レジンとの接着を期待してメタルプライマーを使用することもある．

唇側線は4前歯に軽く接触するように手指で滑らかに屈曲する．犬歯部のループは粘膜から1mm程度離し，レジン床との維持部はアダムスのクラスプと同様に粘膜側に屈曲する．

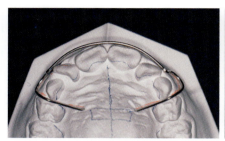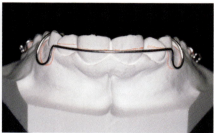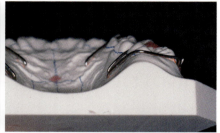

図5 唇側線は4前歯に軽く接触するように手指で滑らかに屈曲し，犬歯部のループは粘膜から1mm程度離す．唇側線，アダムスのクラスプともに維持部はレジン床の厚みに関係するため，可能な限り粘膜に沿うように心がける．

クラスプ，唇側線と拡大スクリューの固定（図6）

クラスプ，唇側線，拡大スクリューを，少量のワックスを用いて作業用模型に固定する．

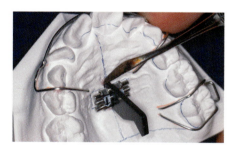

図6 クラスプ，唇側線，拡大スクリューを，少量のワックスを用いて作業用模型に固定する．

レジンの築盛，重合（図7）

まず，クラスプ，唇側線，拡大スクリューのアンダーカット部をレジンで埋め，その後，常温重合レジンをふりかけ法で築盛する．築盛が完了したらレジンの厚みを手指で整え，余剰のレジンをエバンス彫刻刀で除去する．

次に，通法に従って加圧重合を行う．より効率よく加圧するためには，作業用模型を40℃くらいの温水に浸した状態で10〜20分間ほど加圧を行うとよい．

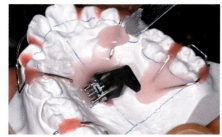 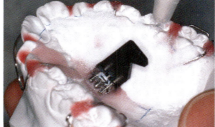 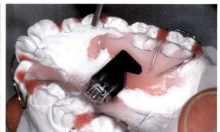

図 7-1〜3　クラスプ，唇側線，拡大スクリューのアンダーカット部をレジンで埋める．

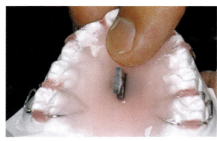 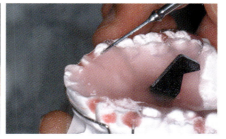

図 7-4　常温重合レジンのポリマーを均等にふりかけた後，モノマーを床縁部から流していく．このときポリマーの未反応部をつくらないように注意する．

図 7-5　最後にレジンの厚みを手指で整え，余剰レジンをエバンス彫刻刀で除去して外形を整える．

分割，研磨，完成（図 8）

　拡大スクリューのジグを除去し，厚みを整えながら粗研磨を行う．その後，糸鋸を使用してレジン床を左右に分割し，分割面をバーで整える．

　次に，通法に従って仕上げ研磨を行っていく．研磨時には，唇側線，クラスプなどのワイヤーがレーズに絡んで変形しないように細心の注意を払う．

　床の厚みが一定で，表面は滑らかな曲面となっており，床縁および分割面が移行的になっていることを確認する．

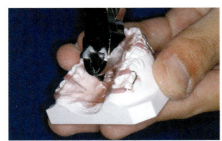 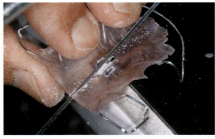 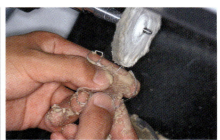

図 8-1　重合後，プライヤーやニッパーなどを用いて拡大スクリューのジグを引き抜き，除去する．

図 8-2　糸鋸を使用し，拡大部である口蓋縫線上のレジン床を左右に分割する．

図 8-3　研磨を行うときはクラスプ，唇側線などのワイヤーがレーズに絡んで変形しないように細心の注意を払う．

技工指示書記入時のポイント

① どの部位を，どの程度拡大したいのかを記入する．それにより使用するスクリューの種類やその設置部位が異なる．
② 維持歯の萌出状態，対合歯の咬合状態を記入する．それによりクラスプの設置部位，形態が異なる．
③ 唇側線は，治療の進行上，必要のない症例もあるため，その適否を記入する．

症例

上顎狭窄歯列の改善

患者は初診時 7 歳 6 か月の女児で，上顎前歯の叢生と下顎の偏位を主訴に来院した．上顎歯列弓の狭窄が認められ，永久歯の萌出スペースが不足することが予想された．また，上下顎歯列弓幅径の不調和に起因する機能性の右側交叉咬合を呈していた（**図 9**-1～3）．治療方針として，可撤式の床拡大装置により上顎狭窄歯列の改善と永久歯の萌出スペースの獲得を行うこととした（**図 9**-4, 5）．

床拡大装置を装着して 8 か月後，上顎歯列弓の拡大が完了し，前歯に永久歯の排列スペースが獲得できた（**図 9**-6, 7）．さらに 10 か月後，乳歯から永久歯への萌出交換が完了したため，３２１|１２３舌側にブラケットを装着し，セクショナルアーチで上顎前歯の叢生の改善をはかった．７|７萌出完了後，マルチブラケット装置を装着し，咬合の緊密化をはかる予定である（**図 9**-8, 9）．

（本症例は京都府宇治市開業・居波　徹先生のご厚意による）

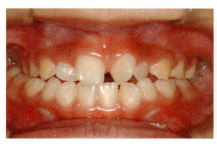
図 9-1

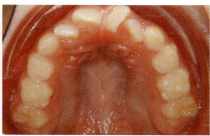
図 9-2

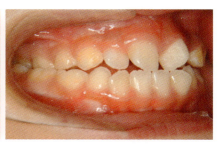
図 9-3

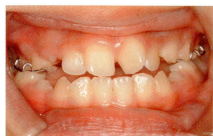
図 9-4

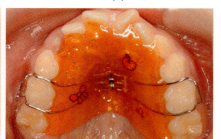
図 9-5

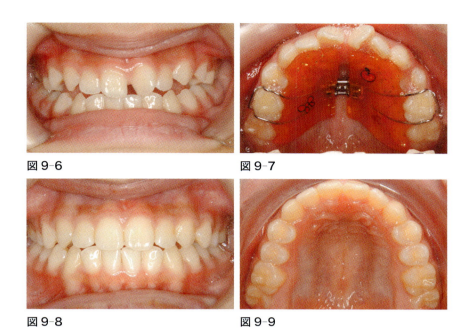

図 9-6　　　　　　　　　図 9-7

図 9-8　　　　　　　　　図 9-9

装置の応用について

　床拡大装置は，歯列の拡大方向に応じてファンタイプを用いることもある（**図10**）．ファンタイプは歯列全体を拡大するのではなく，歯列の前方部を積極的に拡大する．

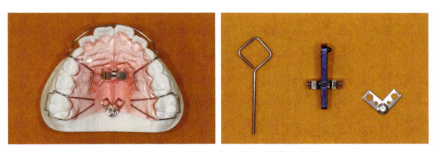

図 10　歯列前方部を拡大するファンタイプの床拡大装置と専用のスクリュー

装置使用における留意点

　装置装着により嚥下・発音障害が生じることがあるが時間の経過とともに改善すること，拡大スクリューを調整すると数日間は装置装着時に違和感もしくは痛みを感じることがあること，拡大できる量以上にスクリューを調整しないことなどを患者に説明しておく必要がある．

　咬合や着脱によりワイヤーの変形やレジン床の破折などが起こり，また，レジン床に起因する粘膜の損傷が生じる場合もあるので，来院時には必ず装置とその適合状態のチェックが必要である．

2 アクティブプレート（スプリング付ポステリアバイトプレート）

芳賀秀郷，山口徹太郎，宮崎芳和，槇　宏太郎，百瀬之男

装置の概要

　アクティブプレートは，床矯正装置に弾線を付与し，これを活性化して得られる矯正力によって，前歯の反対咬合に適応するものである．ただし，移動を行う歯の移動先のスペースが確保されていなければ十分な効果を得ることは困難である．

　移動歯のオーバーバイトが大きい場合，特に安静空隙よりも大きい場合は，臼歯部にバイトプレーンを付与したスプリング付ポステリアバイトプレートを適用する．

　アクティブプレートは，弾線を活性化することにより歯冠上の一点に荷重する．そのため移動様式は傾斜移動であり，回転や歯体移動，圧下，挺出などの複雑な歯の移動は現実的に不可能である．歯の移動の際の固定源は，クラスプのかかっている歯ならびにレジン床が接する歯と粘膜であるが，前歯部に付与された弾線の活性化により得られる矯正力が装置の前方を脱離させる力となるため，臼歯部に付与される単純鉤やアダムスのクラスプ以外に，弾線の直近にボールクラスプなどを用いて固定源を求めることが重要となる．

　弾線の活性化を行う際は，弾線が歯面で滑るのを避けて確実に矯正力を伝達するため，弾線の接する歯面に対して直角に活性化する必要がある（弾線をレジン床に平行に活性化した場合には，弾線が歯面で滑りを起こし，十分に矯正力が伝達しない）．したがって，弾線の活性化は歯根尖方向に行うことになる．

　ここでは，スプリング付ポステリアバイトプレートについて解説する．

装置の構成

　アクティブプレートは，歯の移動に直接関与する能動素子である弾線，維持部として弾線の直近に付与されるボールクラスプや臼歯部に付与されるクラスプ，フレーム構造としてのレジン床より構成され，必要に応じ唇側線が付与される．

　咬合挙上を行うスプリング付ポステリアバイトプレートの場合には，バイトプレーンが付与される（図11）．

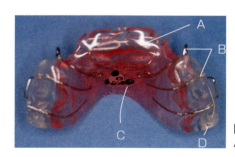

図11　スプリング付ポステリアバイトプレート
A：弾線，B：クラスプ，C：レジン床，D：バイトプレーン

弾線

弾線のためのスペースが限られる一方で，有効たわみ距離が大きく，なおかつ着脱による永久変形などが起きない十分な強さが求められる．この要件を満たすように，直径 0.5 mm（0.020 inch）のコバルトクロムワイヤーにループを屈曲して用いる．

クラスプ

床矯正装置の維持のために，レジン床後方の臼歯部と，弾線の直近である犬歯・小臼歯間の歯間乳頭部にクラスプを付与する．矯正力や咬合力に抵抗して矯正装置を歯列に維持する必要があるため，クラスプには十分な強さの維持力が求められる．

弾線を活性化して得られる矯正力は，床の前方を脱離させる力につながるため，床の前方にボールクラスプを付与して弾線活性化の際の維持力を十分に強化する必要がある．

レジン床

床矯正装置の基本構成部分である．弾線，クラスプ，唇側線などの各種パーツを維持する部分であり，レジン床自体が固定源としても作用する．

唇側線

切歯の唇側に付与される．床矯正装置の維持として働くとともに，活性化することによる切歯の舌側移動，弾線を用いて唇側移動する際のガイド，補助弾線を鑞付けする際の主線などとして利用される．

バイトプレーン

オーバーバイトが大きい前歯を移動する場合には咬合を挙上する必要がある．その際，移動歯である前歯部に咬合挙上のためのテーブルを設定できないときは，臼歯部の咬合面を覆うように床を延長し，バイトプレーンを付与する．咬合挙上量は，前歯のオーバーバイトが概ね0 mm になるように設定する．

適応症

アクティブプレートは，傾斜移動により1歯または少数の前歯を 2～3 mm 程度移動させる装置である．したがって，前歯の唇側傾斜により被蓋が改善できると見込まれる場合や，移動先のスペースが十分にあって多少の歯の移動が必要な場合に適応する．オーバーバイトが大きく歯の移動の妨げになる場合には，臼歯部にバイトプレーンを付与したスプリング付ポステリアバイトプレートが有効である．

歯体移動が必要な場合，必要な歯の移動距離が長い場合，一度に多数歯の移動が必要な場合または歯の移動先のスペースが十分に存在しない場合の使用は適当でない．

作製手順

アクティブプレートの作製手順は表のとおりである．

表　アクティブプレートの作製手順

1	印象採得	診療
2	作業用模型の作製，設計線の記入	技工
3	弾線の屈曲	技工
4	弾線の作業用模型への固定	技工
5	クラスプの屈曲	技工
6	ボクシング	技工
7	レジンの築盛，重合	技工
8	形態修正	技工
9	研磨，完成	技工
10	装着	診療

印象採得

　床縁の位置決定やレジンの築盛のためにも上顎は上顎結節まで含めるべきで，確実な設計・技工のためには，少なくとも最後臼歯までの印象採得は必須である．また，ラボサイドでは患者の咬合状態を直接確かめることが困難なため，対合歯の印象採得および咬合位置を確認するためのワックスバイトも必要である．

作業用模型の作製，設計線の記入（図12）

　作業用模型を作製し，移動歯を確認して唇側線の有無，弾線やクラスプの位置・形状を決定する．特に，クラスプは対合歯と干渉しないようにあらかじめ位置を決定する．

　アクティブプレートは，弾線を活性化した際の床の浮き上がりを防ぐために弾線の直近に強固な維持を設ける必要がある．そこで，たとえば前歯の唇側移動を行うアクティブプレートでは，犬歯・小臼歯間にボールクラスプなどを設ける．

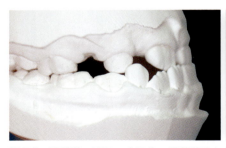 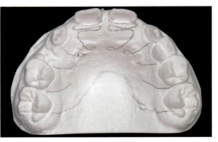

図12　設計線の記入．中切歯の唇側移動を行うための弾線のほか，レジン床の維持のために第二乳臼歯にアダムスのクラスプ，乳犬歯遠心にボールクラスプが設計されている．

8 床矯正装置

弾線の屈曲（図13）

設計線に沿って弾線を屈曲する．

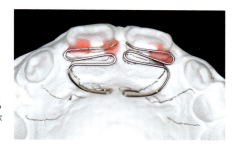

図13 弾線をこのような形状に屈曲することで，弾線の活性化を3点で行うことが可能となる．

弾線の作業用模型への固定（図14）

弾線はレジン床の下に隠れるようになるため，パラフィンワックスでリリーフを行い，ワイヤーとそろうようにエバンス彫刻刀で余分なワックスを削り取る．

次に，表面をトーチで滑らかにして分離剤を塗布し，脚部と作業用模型との間に分離剤が残らないようエアで十分に吹き飛ばす．

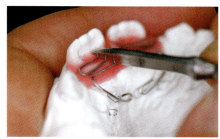 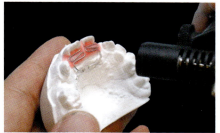 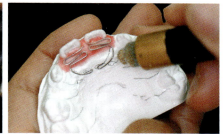

図14-1 弾線部をワックスでリリーフし，エバンス彫刻刀で余分なワックスを削合する．

図14-2 ワックスをトーチで滑らかにする．

図14-3 弾線脚部の分離剤をエアで吹き飛ばす．

クラスプの屈曲（図15）

まず，ボールクラスプ，アダムスのクラスプの維持力を強固にするため，歯頸部の石膏を削り取る．ボールクラスプは，レジン床の着脱と維持力の調整がしやすいように，歯面に沿って近心方向に大きく屈曲する．

屈曲後，咬合面部を横断するワイヤーは，ワックスでカバーする．

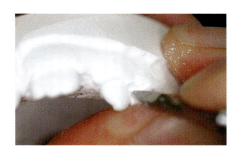 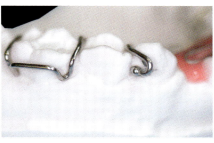 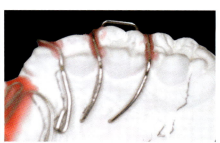

図15-1 ボールクラスプ，アダムスのクラスプの維持力を強固にするため，歯頸部の石膏を削り取る．

図15-2 ボールクラスプは，レジン床の着脱と維持力の調整がしやすいように，歯面に沿って近心方向に大きく屈曲する．

図15-3 咬合面部を横断するワイヤーは，ワックスでカバーする．

Part 2 各種矯正装置の作製方法と適応

● ボクシング（図 16）
咬合面部のレジンを築盛しやすくするため，パラフィンワックスを用いてボクシングを行う．

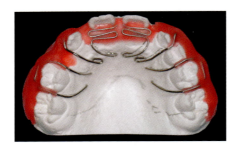

図 16 ボクシング

● レジンの築盛，重合（図 17）
常温重合レジンをふりかけ法で築盛する．レジンの流れを抑えるため，築盛の終わったところにはポリマーをふりかけておき，次の作業を進める．全体の築盛が終了したら，モノマーをたらして表面の形を手指で整える．

その後，口蓋後縁部を設計線に合わせて切り取り，すみやかに 40℃くらいの温水中で 10〜20 分間の重合を行う．

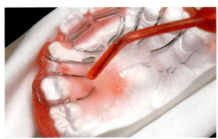

図 17-1 常温重合レジンをふりかけ法で築盛する．

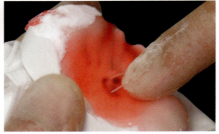

図 17-2 全体の築盛が終了したら，モノマーをたらして表面の形を手指で整える．

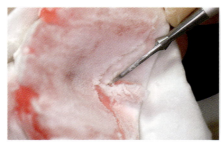

図 17-3 口蓋後縁部を設計線に合わせて切り取る．

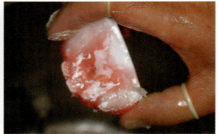

図 17-4 重合器を用いて，40℃くらいの温水中で 10〜20 分間の重合を行う．

形態修正

重合後,スプーン状のエバンス彫刻刀などで作業用模型から取り外し,スチームクリーナーでワックスを吹き飛ばした後,カーバイドバーで形態を整える.

研磨,完成(図18)

通法に従ってシリコーンポイントや短冊状に切ったサンドペーパーなどで粗研磨を行った後,手指でサンドペーパーを用いて研磨する.さらに,布バフ,軟毛ブラシと,磨き砂,レジン床の仕上げ研磨材,酸化亜鉛などを用いて研磨,つや出しを行う.

最後に,酸化亜鉛を石けんで洗い流し,超音波洗浄を数分間行って完成とする.

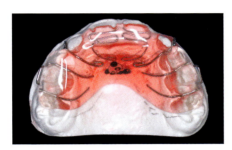

図18 完成したスプリング付ポステリアバイトプレート

技工指示書記入時のポイント

① 弾線およびクラスプの位置と形状を記入する.特に,弾線の直近へのクラスプの追加や唇側線の有無についての記入は必須である.
② ポステリアバイトプレートの場合には,咬合面をどこまで覆うかを記入する.

症例

前歯の反対咬合の改善

患者は初診時8歳8か月の女児で，前歯の叢生を主訴に来院した．2|2の舌側傾斜により早期接触と下顎の前方誘導が疑われた．また，外傷性咬合による|2の歯肉の退縮が認められた（**図19-1，2**）．治療方針として，2|2の唇側傾斜による前歯の被蓋の改善を行うこととし，上顎にアクティブプレート（スプリング付ポステリアバイトプレート）を装着した（**図19-3，4**）．

スプリング付ポステリアバイトプレートを装着して3か月後，2|2の早期接触が解消され，前歯の被蓋が改善した（**図19-5，6**）．また，早期接触を除去することで結果的に歯肉の退縮も改善した．このあと，上顎前歯の叢生の改善のため，セクショナルアーチへと移行した．

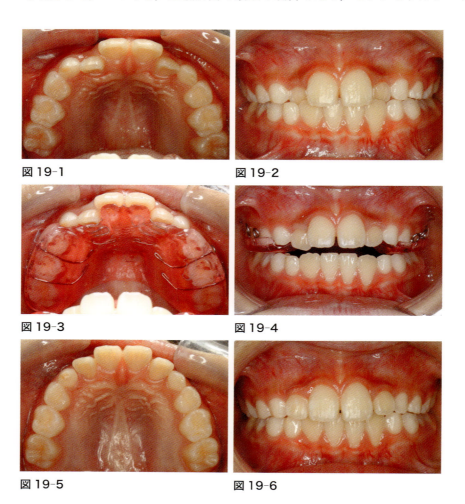

図19-1　図19-2
図19-3　図19-4
図19-5　図19-6

装置使用における留意点

　アクティブプレートは可撤式装置のため，使用時間が短いと十分に効果が得られないことを患者に理解させ，毎日，長時間の使用を指示する必要がある．また，トラブルを避け十分な治療効果を得るためには，患者自身で弾線の調整を行わないこと，着脱や洗浄などの際に弾線の変形が起こらないように装置を取り扱うこと，装着時に弾線の位置が正しいかどうかを確認することについて患者に注意を促すことが重要である．

　弾線の活性化は，3～6週間に1回の頻度で，診療時に歯科医師が行い（**図20-1，2**），装置着脱時に弾線が移動歯に対して適正な位置になっていることを必ず確認する．長期間の使用により臼歯部が圧下される場合もあるので，1日の使用時間を確認し，目的とする前歯の反対咬合などの改善が得られたら，適切な時期に撤去する．

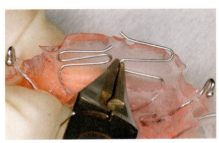

図20-1 弾線の活性化

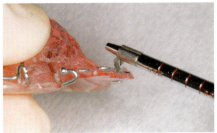

図20-2 活性化した弾線の矯正力の計測と確認

床拡大装置を装着された患者さん，保護者の方へ

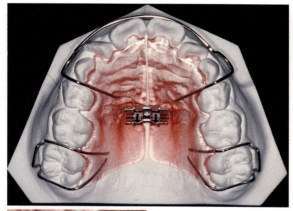
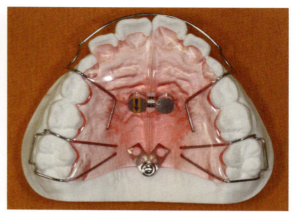
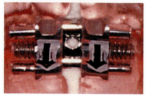

拡大ネジ

- あごの幅を広くする装置です．
- 取り外しが可能な装置です．

使い方と注意事項

- 1日に少なくても12時間（睡眠時間を含む）は使用して下さい．
- 拡大ネジの調整は，担当医の指示に従って下さい．
- はじめはしゃべりづらく，飲みこみづらいと思いますが，慣れれば気になりません．
- 着脱時にワイヤーを変形させないように注意して下さい．
- 食事や間食をするときや歯を磨くときは，装置を外して下さい．
- 装置を外したときは，ケースに入れて保管して下さい．
- 歯を磨くときは，装置も歯ブラシで汚れを取って下さい．
- 変形の原因になりますので，熱湯に浸さないで下さい．
- 来院するときは，装置を装着してきて下さい．

＜拡大ネジの調整＞
- キーホールに拡大キーを入れ，矢印（↑）の方向へ次のキーホールが見えるまで回して下さい．
- 指示どおりの頻度で回して下さい．（　　　　に1回・　　　回／　　　週間）

こんなときは連絡を！

- 装置が変形したり，壊れたとき．
- 装置が入らなくなったとき．
- 痛くて装置が使用できないとき（ただし，装置を入れはじめて1週間程度は，少し痛みや違和感があることがあります）．
- その他，気になることがありましたら，担当医もしくはスタッフまでお気軽におたずね下さい．

Ⓒ医歯薬出版株式会社

アクティブプレートを装着された患者さん,保護者の方へ

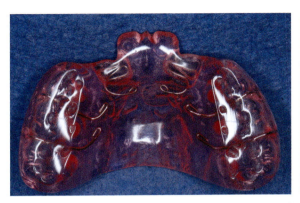
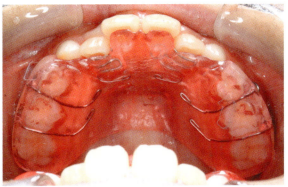

・バネで歯を外側に押す装置です.
・取り外しが可能な装置です.

使い方と注意事項

・1日に少なくても12時間(睡眠時間を含む)は使用して下さい.
・はじめはしゃべりづらく,飲みこみづらいと思いますが,慣れれば気になりません.
・着脱時にワイヤーを変形させないように注意して下さい.
・食事や間食をするときや歯を磨くときは,装置を外して下さい.
・装置を外したときは,ケースに入れて保管して下さい.
・歯を磨くときは,装置も歯ブラシで汚れを取って下さい.
・変形の原因になりますので,熱湯に浸さないで下さい.
・来院するときは,装置を装着してきて下さい.

こんなときは連絡を!

・装置が変形したり,壊れたとき.
・装置が入らなくなったとき.
・痛くて装置が使用できないとき(ただし,装置を入れはじめて1週間程度は,少し痛みや違和感があることがあります).
・その他,気になることがありましたら,担当医もしくはスタッフまでお気軽におたずね下さい.

Ⓒ医歯薬出版株式会社

9 クワドヘリックス，バイヘリックス

宮澤 健，後藤滋巳，岡山直樹

装置の概要

不正咬合に対する矯正歯科治療において上下顎の狭窄歯列弓を伴う症例は多く，ほとんどの場合にその改善が必要となる．

クワドヘリックス，バイヘリックスは，Coffin の拡大装置を Ricketts らが改良し発展させた装置で，構成が単純である割に応用範囲が広く，歯列の側方拡大のみならず，維持バンドが装着される大臼歯の捻転や傾斜の改善も可能となる．また，舌癖を改善するための装置などにも応用が可能であり，拡大装置のうち持続的な矯正力を作用させる代表的な存在といえる．

装置の構成

クワドヘリックスは，維持バンドと，4つのヘリカル（ループ）が入った1本のワイヤーにより構成される（図1）．

バイヘリックスも，クワドヘリックスと基本的に同じ治療目的で使用され，作製方法もヘリカル（ループ）が2つで構成される以外は同様である．クワドヘリックスと違い歯列前方部に2つのループがないことから，違和感を可能な限り少なくしたい下顎歯列に用いられることが多い．ヘリカルは大臼歯部に左右1つずつ組み込まれる（図2）．

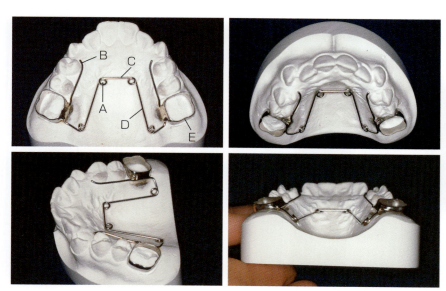

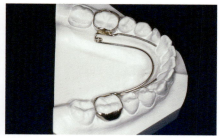

図2 バイヘリックス．2つのヘリカルよりなる．おもに下顎に用いられる（下顎にクワドヘリックスを用いる場合もある）．

図1 クワドヘリックス
A：ヘリカル，B：アンテリアルアーム，C：アンテリアルブリッジ，D：パラタルブリッジ，E：維持バンド

維持バンド

第一大臼歯に装着される場合がほとんどで，必要に応じて第二大臼歯に用いる場合もある．

ワイヤー

熱処理が可能な直径 0.9 mm (0.036 inch) のコバルトクロムワイヤーが多く用いられる．1 本からなる．

> **MIA システム ®**（ロッキーマウンテンモリタ）
> シースを用いた着脱式のクワドヘリックスシステムで，チェアサイドで装着できることが利点であるが，個々の歯に対する細かい調整に難がある．1 本の主線と 2 個のシースからなり，左右大臼歯の維持バンドの舌側にシースをスポット溶接して用いる．

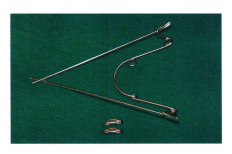

適応症

おもに狭窄歯列の改善のための側方拡大に用いられる．通常は，歯が歯槽骨内で移動することによって拡大されるが，症例によっては正中口蓋縫合部の離開によって拡大されるという報告もある．

上顎大臼歯の近心捻転を改善するために，口蓋根を中心として遠心回転させることも可能である．また，アンテリアルアームの設計によっては，小・大臼歯の側方拡大のみならず，上顎で頻繁に認められる側切歯の舌側転位の改善や，4 前歯の唇側拡大も可能となる．

さらに，アンテリアルブリッジにスパーを鑞付けすることで，舌突出癖の防止装置としても応用できる．

作製手順

クワドヘリックス，バイヘリックスの作製手順は**表**のとおりである．

表　クワドヘリックス，バイヘリックスの作製手順

1	維持バンドの適合，印象採得	診療
2	作業用模型の作製と調整，設計線の記入	技工
3	ワイヤーの屈曲	技工
4	ワイヤーの鑞付け，熱処理	技工
5	研磨，完成	技工
6	装着	診療

Part 2 各種矯正装置の作製方法と適応

● 維持バンドの適合，印象採得
Part 2-1 などを参照．

● 作業用模型の作製と調整，設計線の記入（図3）
作業用模型の作製後，ワイヤーの鑞付け操作を容易にするために，維持バンド歯頸部の石膏を削除して維持バンドをしっかりと露出させておく．

設計線の記入では，線の上にぴったりとワイヤーが接するのではなく，口腔内で矯正力が加わっても粘膜よりわずかに離れている状態となることをイメージする．必要であればヘリカル（ループ）の部分などをあらかじめワックスや絆創膏などでリリーフしておいてもよい．口腔内での調整も考慮して設計は可能な限り左右対称とし，また，単純な形にしておく．

アンテリアルアームの設計は，側方歯の排列を予想して側方歯に接触させるか否かを決定し，乳歯の場合は後に萌出してくる後継永久歯を想定して決定する．

装置装着後によく起こるトラブルとして，クワドヘリックスではヘリカル（ループ）部が口蓋粘膜に食い込むことがあり，またバイヘリックスでは，ヘリカル（ループ）部だけでなく舌側弧線部分も下顎前歯歯頸部粘膜に食い込むことがあるので，設計時には特に注意したい．

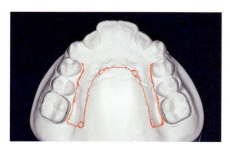

図3 クワドヘリックスの設計線．可能な限り左右対称にする．この線より1～2 mm離れている状態でワイヤーの屈曲を行う．

● ワイヤーの屈曲（図4）
通常は，設計線に沿って1～2 mm程度離して屈曲する．ヘリカル（ループ）部のワイヤーはぴったりと重ねて隙間がないように屈曲し，食物残渣が入り込むのを防止する．

アンテリアルブリッジやパラタルブリッジなどの調整部においては，口腔内でスリージョープライヤーを用いて活性化することが多いため，患者の違和感が増強しない範囲でなるべく直線で作製したほうが口蓋粘膜への接触を防止でき，また調整量を確認しやすい．

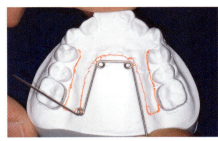

図4-1 2つのアンテリアルループと右側のポステリアルループを屈曲したところ．ループは隙間がないようにぴったりと重ねて屈曲する．アンテリアルブリッジ，パラタルブリッジは違和感が強くならない程度で直線にする．

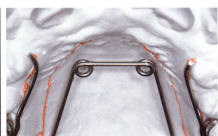

図4-2 アンテリアルループ，アンテリアルブリッジは口蓋粘膜から離す．

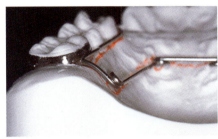

図4-3 ポステリアルループは口蓋の傾斜に合わせる．また，粘膜より1〜2mm離した状態で屈曲する．

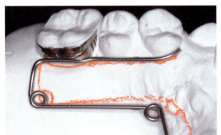

図4-4 通常，アンテリアルアームは維持バンドの中央より歯頸部寄りを通り，側方歯の舌側歯頸部に接する．

ワイヤーの鑞付け，熱処理（図5）

ワイヤーの鑞付けは維持バンドの中央で行う．歯頸部側には鑞が流れにくいので注意する．

熱処理は，応力緩和のため，鑞付け後のワイヤーを作業用模型に適合させたままで行う．ファーネスを用いて500℃で3〜5分程度行うのが望ましいが，ファーネスがない場合はブローパイプでワイヤーがキツネ色になるまで均等に加熱処理すればよい．

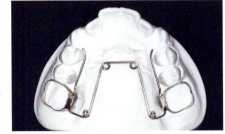

図5 鑞付けは維持バンドの歯頸部まで鑞が流れているかを確認する．また，熱処理は作業用模型から装置を取り外す前に行う．

研磨，完成

アンテリアルアームの先端をバー，やすりなどで丸めておく．

鑞付け部の研磨については，**Part 2-2** などを参照．

技工指示書記入時のポイント

どの部位をどの程度拡大したいのか，また前歯の唇側拡大が必要かどうかを記入する．特に，アンテリアルアームの設計については，これらを考慮して確認しておくことが重要である．

症例

上下顎狭窄歯列の改善

患者は初診時8歳11か月の女児で，叢生を主訴に来院した．口蓋裂術後で，上下顎の狭窄歯列が認められた．治療方針として，上顎はクワドヘリックスの装着により 6|6 の近心捻転の改善と側方拡大を行い，下顎はバイヘリックスの装着により側方拡大を行うこととした（**図6-1～3**）．上顎は 6|6 の近心捻転の改善を含めた側方拡大のため，初回装着時にはアンテリアルアームを側方歯から離した（**図6-4～6**）．

クワドヘリックス，バイヘリックスを装着して1年半後，上下顎とも側方拡大が終了したため，上顎前歯の叢生の改善をセクショナルアーチによって行うこととした（**図6-7～9**）．

クワドヘリックス，バイヘリックスを装着して2年半後，上下顎ともにアンテリアルアームが除去され，側方歯は永久歯に交換し，側方拡大によってスペース不足が改善した．上顎はマルチブラケット装置によるレベリングを行い，この後，下顎にもマルチブラケット装置が装着された（**図6-10～12**）．

9 クワドヘリックス，バイヘリックス

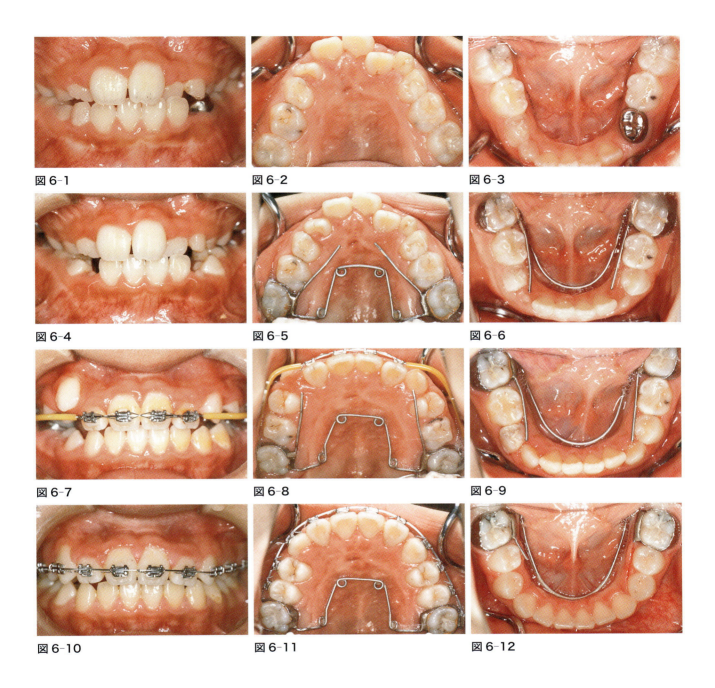

図 6-1　図 6-2　図 6-3
図 6-4　図 6-5　図 6-6
図 6-7　図 6-8　図 6-9
図 6-10　図 6-11　図 6-12

113

上顎狭窄歯列の改善

　患者は初診時7歳10か月の女児で，叢生を主訴に来院した（**図7-1**）．治療方針として，クワドヘリックスを用いて歯列の側方拡大によるスペースの獲得を行い，上顎前歯の叢生の改善はセクショナルアーチによって行うこととした（**図7-2**）．

　クワドヘリックスを装着して2か月後，側方拡大が進み，上顎側切歯・乳犬歯間にスペースが獲得された（**図7-3**）．スペース獲得後もクワドヘリックスは歯列弓幅径の維持のため装着したままとし，上顎前歯にブラケットを装着してレベリングを開始した（**図7-4**）．

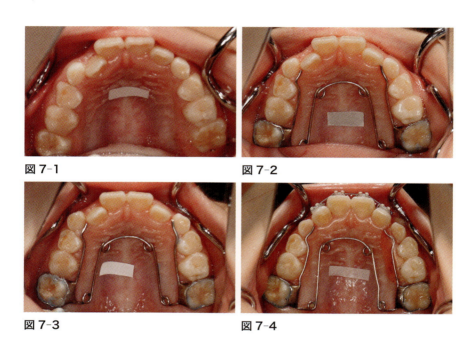

図7-1　　　　　　　　　図7-2

図7-3　　　　　　　　　図7-4

装置の応用について

クワドヘリックス，バイヘリックスは，基本的な使用法のほか，設計や付加装置を追加することで広く応用が可能となる．

側方拡大量の左右差（図8）

左右のアンテリアルアームの長さを変えることにより，拡大量の左右差をもたらすことが可能となる．また，片側のパラタルブリッジにレジンを添加したり，アンテリアルアームの側方歯舌側歯頸部にレジンパッドを装着することによって，反対側の側方拡大量を大きくすることが可能となる．

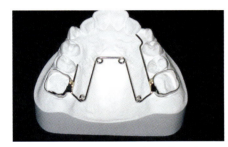

図8-1 左側に比べて右側の第二小臼歯，第一大臼歯を拡大したい場合は，左側のアンテリアルアームを前歯まで延長し，右側は短くする．

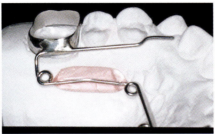

図8-2 パラタルブリッジにレジンを添加している．

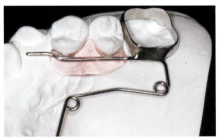

図8-3 アンテリアルアームにレジンを添加している．

前方拡大（図9）

アンテリアルアームを前歯部まで延長することによって，小・大臼歯の側方拡大のみならず，上顎で頻繁に認められる側切歯の舌側転位の改善や，4前歯の唇側拡大が可能となる．

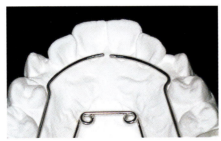

図9-1 左右側切歯を唇側に拡大するために，アンテリアルアームを前歯部まで延長している．

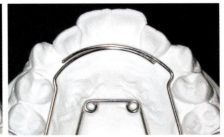

図9-2 4前歯を唇側に拡大するために，アンテリアルアームを反対側の側切歯まで延長している．

維持バンド装着歯のトルク付与（図10）

側方拡大にともなって，通常，大臼歯は頰側へ傾斜しながら拡大するが，それを改善もしくは予防するために維持バンドにバッカルルートトルクを付与し，歯にトルクをかけることもできる．

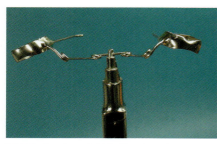

図10-1 トルク付与前．大臼歯の維持バンドにはリンガルルートトルクが入っている．

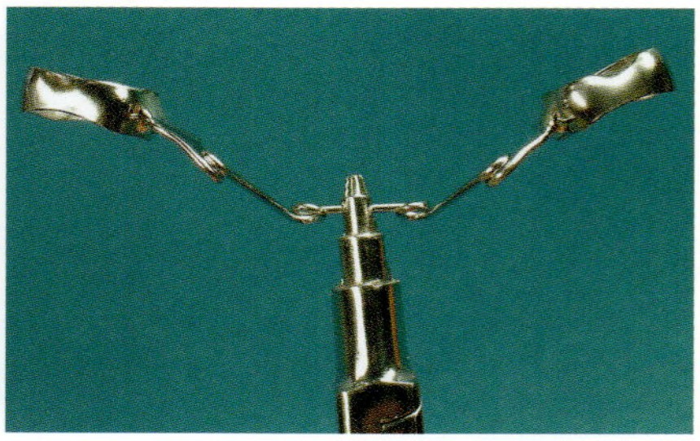

図10-2 バッカルルートトルク付与後

舌癖の改善（図11）

アンテリアルブリッジにスパーを鑞付けすることで，舌突出癖の防止装置としても応用できる．スパーの鑞付けが必要な場合は，スパーの長さや幅を確認するために対合歯やワックスバイトによるチェックが必要である．

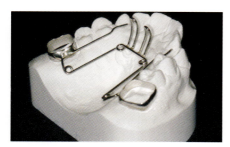

図11 アンテリアルブリッジへのスパーの鑞付け

装置使用における留意点

ヘリカル（ループ）部に食物残渣が生じやすいため，歯間ブラシなどで除去する必要がある．

また，装置装着直後は舌に圧痕がつき，咀嚼，嚥下，発音障害を生じることもあるので，これらのことを装着前に患者に説明しておく必要がある．

クワドヘリックス，バイヘリックスを装着された患者さん，保護者の方へ

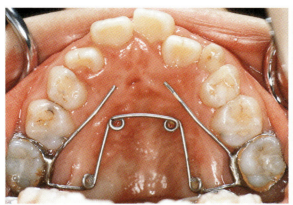
上あごの装置（クワドヘリックス）

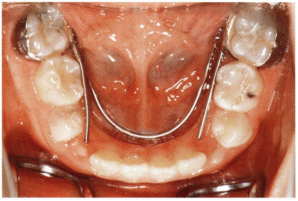
下あごの装置（バイヘリックス）

- あごの幅を広げたり，狭めたりする装置です．
- 奥歯のねじれを治すことも可能です．

使い方と注意事項

- 患者さん自身で取り外すことはできません．
- はじめはしゃべりづらいく，飲みこみづらいと思いますが，慣れれば気になりません．
- はじめは気になりますが，指や舌で触らないようにして下さい．
- 慣れるまでは，少し舌がヒリヒリするような感じがすることがあります．また，舌に装置のあとがつくことがあります．
- はじめは食事がしづらいと思いますが，慣れれば気になりません．ただし，繊維質のネギやえのきなどは小さく切って食べるようにして下さい（ワイヤーに絡まります）．
- 取り外しができないため歯磨きがしにくいと思いますが，しっかり磨いて下さい．歯磨きの方法については，担当医や歯科衛生士の指示に従って下さい．
- 1週間程度は，かむときに痛みがあります．

こんなときは連絡を！

- 装置が変形したり，壊れたり，外れたとき．
- 痛みが強いとき．また，1週間以上痛みが続くとき．
- その他，気になることがありましたら，担当医もしくはスタッフまでお気軽におたずね下さい．

Ⓒ医歯薬出版株式会社

Part 2 各種矯正装置の作製方法と適応

10 急速拡大装置

1 永久歯急速拡大装置

佐藤友紀，槇　宏太郎，百瀬之男，平間雪野

装置の概要

　矯正歯科治療の対象は発育しつつある個体の顎および歯の位置異常であり，顎あるいは歯列弓の拡大はよく行われる治療のひとつである．

　拡大法には，緩徐拡大法と急速拡大法とがあるが，急速拡大装置はkg単位の力が加わり，拡大は骨の変化によることが大きいため，歯槽基底部が広がって歯の傾斜が少なく，後戻りも少ないとされている．

装置の構成

　急速拡大装置は，維持バンド，拡大スクリュー，維持バンド連結用ワイヤーより構成される（図1）．

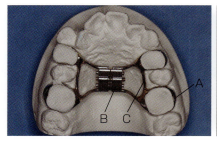 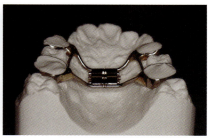

図1　永久歯急速拡大装置
A：維持バンド，B：拡大スクリュー，
C：維持バンド連結用ワイヤー

維持バンド

　急速拡大装置で活性化される矯正力はkg単位とされているため，強固に固定する必要がある．したがって，維持バンドは，上顎左右第一小臼歯，第一大臼歯の4歯に装着される．

拡大スクリュー

　種類が多いので目的に合ったものを選択する．特に，最大拡大量には注意が必要である．
　歯列全体を拡大するものだけではなく，歯列前方部を積極的に拡大するもの（ファンタイプ）もある．

維持バンド連結用ワイヤー

　小臼歯の維持バンドと大臼歯の維持バンドをつないで装置を一塊にするもので，直径1.5mm（0.060 inch）のワイヤーが用いられる．
　第二小臼歯（もしくは第二乳臼歯）が頰側に転位しているような症例ではあえて接触させない．

適応症

おもに狭窄歯列の改善のための側方拡大に用いられる．適応時期は混合歯列期から正中口蓋縫合が癒合する永久歯列期前期くらいまでとされているが，成人においても効果があるとした報告もある．

作製手順

急速拡大装置の作製手順は**表**のとおりである．

表 急速拡大装置の作製手順

1	維持バンドの適合，印象採得	診療
2	作業用模型の作製，調整	技工
3	拡大スクリューの設定	技工
4	アームと連結用ワイヤーの屈曲	技工
5	アーム，連結用ワイヤーと維持バンドの鑞付け	技工
6	研磨，完成	技工
7	装着	診療

維持バンドの適合，印象採得（図2）

上顎の第一小臼歯と第一大臼歯に維持バンドを適合させて印象採得を行った後，印象面にバンドを戻して固定する（**Part 2-1**などを参照）．4つの維持バンドを一塊として装着するため，維持バンドはすこし大きめのサイズを選択し，それぞれのバンドが平行になっていたほうがよい．

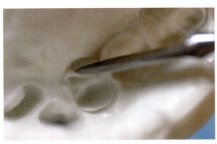 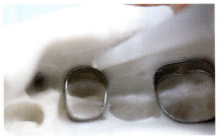

図2-1 すこし大きめの維持バンドを選択するため，維持バンドと歯の間に印象材が入り込むので，維持バンドを印象面に戻す前に余剰の印象材をエバンス彫刻刀などで取り除く．

図2-2 維持バンドを正しい位置に戻し，固定する（ここでは，瞬間接着剤を頬側面に流している）．

Part 2 各種矯正装置の作製方法と適応

作業用模型の作製，調整（図3）

石膏を注入する前に，維持バンド舌側内面に少量のワックスを流しておくと，後の鑞付け操作を行いやすくなる．

作業用模型作製後は，口蓋縫線を記入しておくと，拡大スクリューの位置を決めやすい．

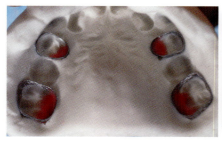

図3-1 維持バンド舌側内面にワックスを流した後，石膏を注入する．

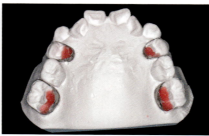

図3-2 作業用模型は技工操作を行いやすいように，小さくトリミングする．

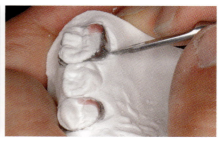

図3-3 歯頸部の石膏をすこし削り取り，維持バンドを露出させる．

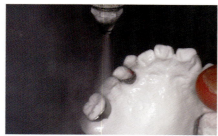

図3-4 スチームクリーナーでワックスを吹き飛ばし，維持バンド表面をきれいにする．

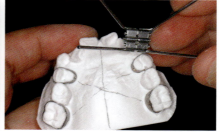

図3-5 拡大スクリューを正しく設定できるように，口蓋縫線と 4|6，6|4 を結んだラインを記入する．

拡大スクリューの設定（図4）

口蓋縫線と拡大スクリューの正中が合うように置く．回転方向を示す矢印は遠心方向に向ける．

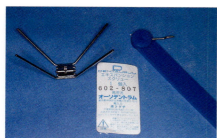

図4-1 拡大スクリュー

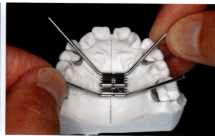

図4-2 拡大スクリューを口蓋縫線上に置く．回転方向を示す矢印は遠心方向に向ける．

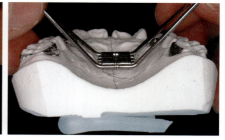

図4-3 拡大スクリューの上下的な位置は歯の回転中心，すなわち根尖側1/3を目安に設定する．

アームと連結用ワイヤーの屈曲（図5）

拡大スクリューのアームが各維持バンドの中央にくるように屈曲して，電気溶接器を用いて仮着を行い，次に第一小臼歯と第一大臼歯の維持バンドを連結するワイヤーを屈曲する．

その後，拡大スクリューが口蓋と水平になっているかどうか，粘膜に接触していないかどうかを確認する．口蓋に近づけすぎると，拡大スクリューを開いていく途中でアームやワイヤーが口蓋粘膜に食い込むことがあるので注意する．

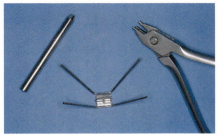

図5-1 拡大スクリューのアームを屈曲する．左はアームベンディングインスツルメント，右はスリージョープライヤー．

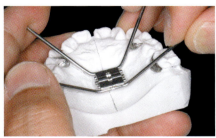

図5-2 左右第一小臼歯と第一大臼歯の維持バンド中央にアームを接触させる．

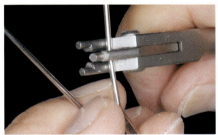

図5-3 スリージョープライヤーを用いて上方に屈曲を行う．

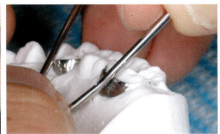

図5-4 維持バンドに適合させる．

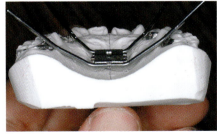

図5-5 電気溶接器を用いてアームと維持バンドを仮着する．

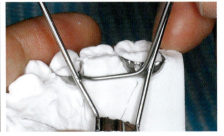

図5-6 第一小臼歯と第一大臼歯を連結するワイヤーを屈曲し，ニッパーで切断する．

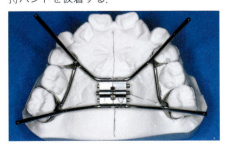

図5-7 拡大スクリューのアームと連結用ワイヤーの屈曲がすべて完了したら，もう一度，位置を確認する．

Part 2 各種矯正装置の作製方法と適応

● アーム，連結用ワイヤーと維持バンドの鑞付け（図6）

拡大スクリューのアームおよび連結用ワイヤーと維持バンドを鑞付けする．装置には強固な力が加わるので，鑞付け面を広くし，十分に鑞を流す．

余った部分はダイヤモンドディスクなどで切断する．

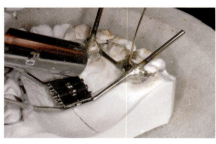

図6-1 フラックスを十分に塗布して銀鑞を流す．鑞がワイヤーの裏側に回るのを確認しながら鑞を足していく．

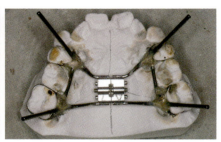

図6-2 鑞付け完了

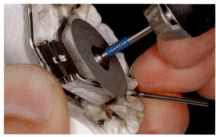

図6-3 余った部分をダイヤモンドディスクを用いて切断する．

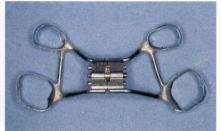

図6-4 作業用模型から装置を取り外して裏から鑞付け部を見ると，十分に銀鑞が回り込んでいるのがわかる．

● 研磨，完成（図7）

研磨は通法に従って行うが，電解研磨器を使用する場合は拡大スクリュー部が電解液につかないように注意する．また，スクリューが回転するかどうかを確認する．

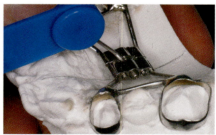

図7-1 スクリューを拡大するときは，まず近心から見えるスクリュー中央の穴に拡大キーを差し込む．

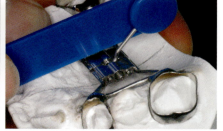

図7-2 拡大キーを遠心に押し込むことにより，差し込んだキーが90°回転してスクリューの拡大が行われる．

技工指示書記入時のポイント

どの部位をどの程度拡大するかにより，スクリューの種類やその設置位置が異なるため，それらについて詳細に記入する必要がある．

症例

上顎狭窄歯列の改善

患者は初診時8歳2か月のピエールロバン症候群の男児で，生後1年半時に口蓋閉鎖手術の既往をもつ．著しい叢生と小顎症を主訴に来院した．骨格性上顎前突，上下歯列弓の狭窄と臼歯の交叉咬合が認められ，上下顎歯列ともに永久歯の萌出スペース不足による萌出障害が予想された．治療方針として，上下顎狭窄歯列の改善と永久歯萌出スペースの獲得を行うため，急速拡大装置により上顎歯列の側方拡大を先行して行うこととした（図8-1, 2）．1日2回，1/4回転ずつの拡大を14日間行うように指示し，拡大終了後14日目に来院して固定を行った．

急速拡大終了後，上顎中切歯間で約4mm，第一小臼歯間で約7mmの拡大が確認できた．後戻り防止のためスクリュー部をレジンで固定し，その後，半年間保定した（図8-3, 4）．

急速拡大装置を装着して6か月後，エックス線写真で正中口蓋縫合部の骨への置換を確認できたため，急速拡大装置を撤去して可撤式保定装置を装着した．正中部の空隙は閉鎖されているが，臼歯の交叉咬合は完全には改善されていなかった（図8-5, 6）．

その後，側方歯群の萌出完了後に2回目の急速拡大をマクナマラタイプの装置で行った．拡大量と手順は1回目と同様であった．拡大終了後，スクリュー部をレジンで固定して保定した（図8-7, 8）．保定3か月目にエックス線写真で正中口蓋縫合部の骨への置換を確認し，患者の強い希望によりマルチブラケット法にて上顎前歯の空隙閉鎖と叢生の改善を行った（図8-9, 10）．

Part 2 各種矯正装置の作製方法と適応

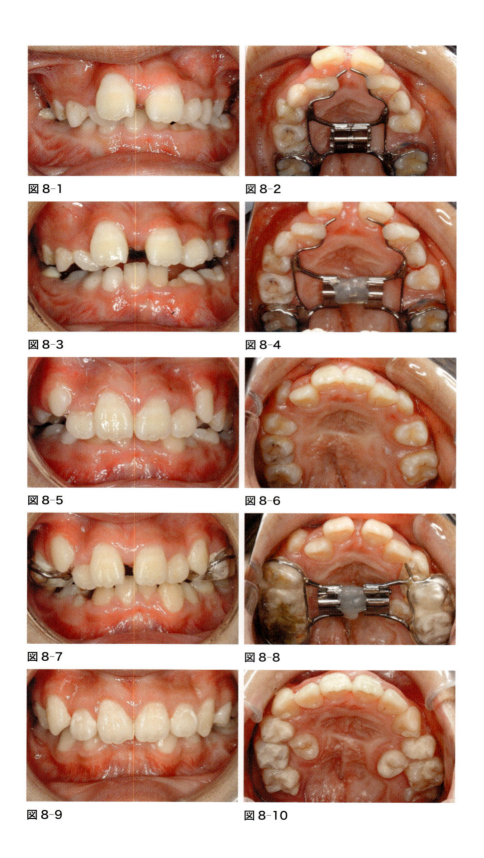

図 8-1
図 8-2
図 8-3
図 8-4
図 8-5
図 8-6
図 8-7
図 8-8
図 8-9
図 8-10

装置の応用について

急速拡大装置は前述したようなハイラックスタイプ（Hyrax Type）が一般的だが，バイトブロックが付いたマクナマラタイプ（McNamara type，図9-1）や，拡大スクリューがレジン床に埋め込まれたハスタイプ（Hass Type，図9-2）などもある．

また，ファンタイプ（Fan Type，図9-3）は，スクリューが扇状に開くため，後方に比べて前方部の拡大量が大きくなる．

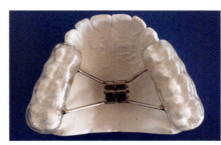

図9-1　マクナマラタイプ

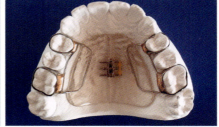

図9-2　ハスタイプ

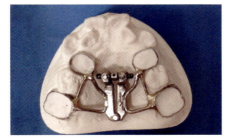

図9-3　ファンタイプ

装置使用における留意点

装置は1日2回，朝と夕方に1/4回転ずつ拡大する．スクリューの拡大量は7mmと11mmがあり，最大拡大量と使用する拡大スクリューを治療目標の設定により決定する．前方から見えるスクリューの穴に拡大キーを差し込んで回転させるが，この操作は患者または保護者が行うので，使用の間違いがないようにするためにも，あらかじめ十分教育しておく必要がある．

拡大後は，すぐに外すと後戻りする恐れがあるため，当分の間は保定装置として入れておくか，他の適当な装置を入れておいたほうがよい．

2 乳歯急速拡大装置

宮澤　健，春上雅之，後藤滋巳

装置の概要

乳歯列期から混合歯列期前期にかけて比較的多く認められる不正咬合のひとつに交叉咬合がある．これは片側性に認められることが多く，上下顎歯列の正中は一致せず，下顎の偏位によって顔貌も左右非対称となる．この時期の交叉咬合による下顎の偏位は機能性であることが多く，早期発見・早期治療を行うことが骨格性偏位への移行を防止するためにも有効とされている．その際に使用する装置として，正中口蓋縫合部だけでなく上顎骨複合体への作用を認める乳歯急速拡大装置が有効とされる．

交叉咬合の原因は上顎骨の劣成長によるところが大きいと考えられ，交叉咬合と同時に反対咬合も併発することが多い．そこで，ここでは上顎前方牽引装置の固定源としての併用も含めた乳歯急速拡大装置について解説する．

装置の構成

乳歯急速拡大装置は，永久歯急速拡大装置を基本として，拡大スクリュー，バイトプレーン，上顎前方牽引用フック，大臼歯挺出防止用レストより構成される（図10）．

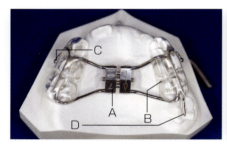 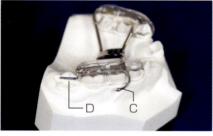

図10 乳歯急速拡大装置
A：拡大スクリュー，B：バイトプレーン，C：上顎前方牽引用フック，D：大臼歯挺出防止用レスト

拡大スクリュー

4本のアームをもつ，いわゆる「スケルトンタイプ」のスクリューが用いられる．最大拡大量は7mm程度で十分なことが多い．

バイトプレーン

被蓋の改善と口腔内での維持を目的として，常温重合レジンを側方歯の頰側面まで築盛する．

上顎前方牽引用フック

直径0.8mmのボールクラスプを応用する．マルチブラケット装置のフック付きチューブなどを応用することも可能である．

大臼歯挺出防止用レスト

乳歯急速拡大装置は混合歯列期前期に用いることが多く，バイトプレーンの効果によって上顎第一大臼歯の挺出を引き起こすことがある．これを防止するために上顎第一大臼歯咬合面に直径0.8mm（0.032 inch）のワイヤーレストを設置することがある．

適応症

上顎の狭窄歯列や，それにともなう交叉咬合改善のための側方拡大に用いられる．また，上顎前方牽引装置（Part 2-5）の固定源としても使用される．

適応時期は，乳歯列期から混合歯列期前期である．

作製手順

乳歯急速拡大装置の作製手順は表のとおりである．

表　乳歯急速拡大装置の作製手順

1	印象採得，咬合採得	診療
2	作業用模型の作製，設計線の記入	技工
3	咬合器装着，咬合挙上	技工
4	アーム，上顎前方牽引用フック，大臼歯挺出防止用レストの屈曲	技工
5	アームと上顎前方牽引用フック，大臼歯挺出防止用レストの鑞付け	技工
6	レジンの築盛，重合	技工
7	研磨，完成	技工
8	装着	診療

印象採得，咬合採得

アルジネート印象材を用いて上下顎の印象採得を行った後，咬頭嵌合位で咬合採得する．

作業用模型の作製，設計線の記入（図11）

作業用模型を作製し，設計線を記入する．

拡大スクリューは，口蓋中央部に置き，前方のアームは，上顎第一乳臼歯近心から咬合面中央を通り後方へ，後方のアームは上顎第二乳臼歯遠心から咬合面中央を通り前方へのばす．

前方牽引用フックは上顎乳犬歯・第一乳臼歯間の頰側に付与し，第一大臼歯咬合面まで延長して大臼歯挺出防止用レストとする．

バイトプレーンは，歯頸部付近までレジンに覆われるように設計し，拡大力に対して脱落しにくいように配慮する．

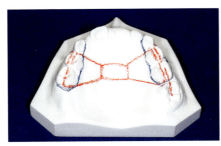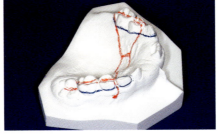

図11　設計線の記入

咬合器装着，咬合挙上（図12）

咬頭嵌合位で咬合器に装着した後，バイトプレーンの厚み分として臼歯を2mm程度咬合挙上する．

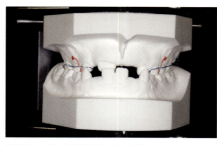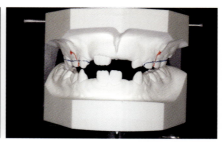

図12　咬合器装着と咬合挙上

アーム，上顎前方牽引用フック，大臼歯挺出防止用レストの屈曲（図13）

まず，拡大スクリューが可能な限り口蓋に近づくようにアームを屈曲する．
次に，上顎前方牽引用フックと大臼歯挺出防止用レストを屈曲する．

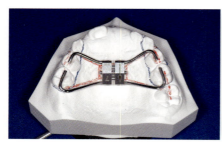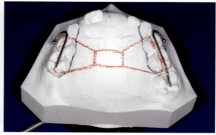

図13　アーム，上顎前方牽引用フック，大臼歯挺出防止用レストの屈曲

アームと上顎前方牽引用フック，大臼歯挺出防止用レストの鑞付け（図14）

上顎前方牽引用フックと大臼歯挺出防止用レストを拡大スクリューのアームに鑞付けする．

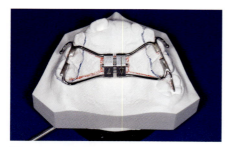

図14　上顎前方牽引用フック，大臼歯挺出防止用レストと拡大スクリューアームの鑞付け

レジンの築盛，重合（図15）

作業用模型にレジン分離剤を塗布し，乾燥後，咬合面へのレジン築盛を容易にするために技工用シリコーンなどを用いてボクシングを行う．

その後，常温重合レジンの築盛，重合を行う．

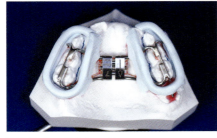
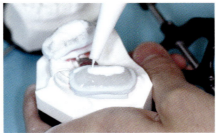
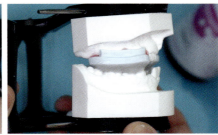

図15-1　ボクシング　　　　図15-2，3　レジンの築盛

研磨，完成（図16）

対合関係の確認と研磨を行う．バイトプレーンは，歯列の拡大によって下顎歯と接触する部位が刻々と変化するので，干渉を防止するためになるべく平坦にする．また，拡大後の咬合状態を予想して作製する必要がある．

完成後は，口腔内を十分に防湿し，光重合型グラスアイオノマーレジンを用いて装着する．装着後に咬合の確認を行う．

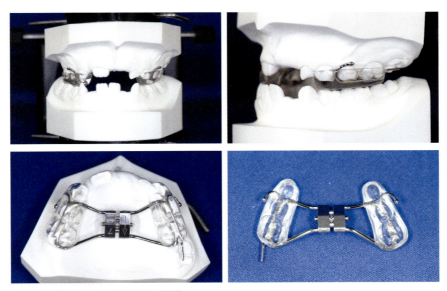

図16　完成した乳歯急速拡大装置

技工指示書記入時のポイント

① 拡大スクリューの前後的位置が上顎第一乳臼歯・第二乳臼歯間になるように指示する．
② 拡大途中における装置脱落を防止するために，バイトプレーンの床縁が歯頸部の近くにくるように指示する．
③ 上顎第一大臼歯の萌出に注意し，必要により大臼歯挺出防止用レストを設計に入れる．

症例
交叉咬合の改善

　患者は初診時7歳10か月の男児で，反対咬合と正中線の偏位を主訴に来院した．右側の交叉咬合を伴う下顎前突と診断し（**図17-1～3**），治療方針として，交叉咬合と下顎前突の改善のために乳歯急速拡大装置と上顎前方牽引装置を併用することとした．乳歯急速拡大装置装着時（**図17-4～6**）より1日2回（朝，夕），1/4回転ずつの拡大を指示したところ，6 mmの拡大が認められた（**図17-7～9**）．

　拡大後，乳歯急速拡大装置を固定源としながらフェイシャルマスクタイプの上顎前方牽引装置を用いて上顎前方牽引を行った（**図17-10**）．牽引力は片側約200 gとした．

　上顎前方牽引装置を装着して11か月後，牽引を終了し，乳歯急速拡大装置を除去した．右側の交叉咬合と正中線の偏位は改善し，前歯の反対咬合も改善した．また，萌出を開始していた⌊6の挺出が，レストによって防止された（**図17-11～13**）．

　今後は成長を含めた経過を観察し，永久歯列完成後にマルチブラケット装置によるレベリングを行う予定である．

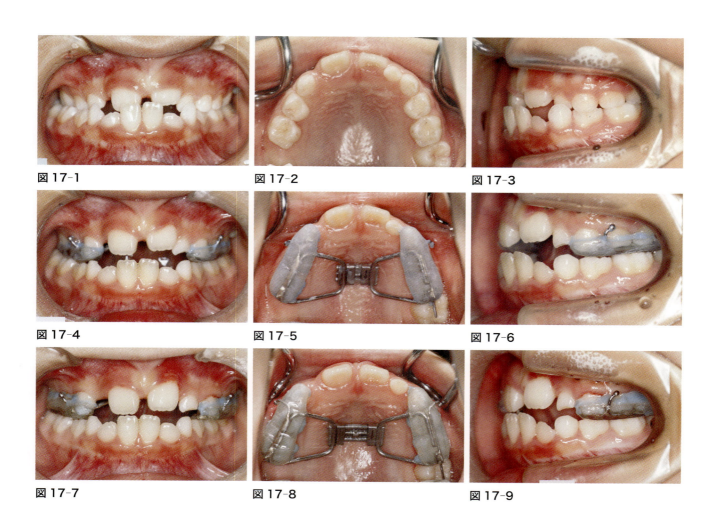

図17-1　　図17-2　　図17-3
図17-4　　図17-5　　図17-6
図17-7　　図17-8　　図17-9

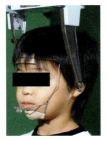

図 17-10

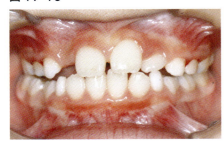

図 17-11

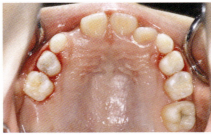

図 17-12

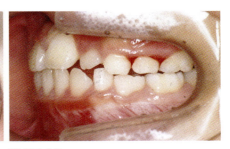

図 17-13

装置の応用について

上顎前方牽引用フックをマルチブラケット装置のフック付きチューブに変更し，上顎永久前歯の排列に応用する場合もある（**図 18**）．

また，下顎の偏位量によっては，左右側のバイトプレーンの厚みに差をもたせることで，交叉咬合の改善を行いながら垂直的成長のコントロールを行い，より積極的な下顎位の誘導を行う場合もある．

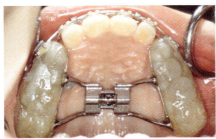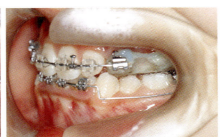

図 18 上顎前方牽引用フックをマルチブラケット装置のフック付きチューブに変更した乳歯急速拡大装置

装置使用における留意点

治療前に上顎乳臼歯の歯根の状態と第一大臼歯の萌出状態を確認する．また，乳歯急速拡大装置装着後は，バイトプレーンと下顎乳犬歯，第一乳臼歯，第二乳臼歯が接触しているかを確認する．拡大終了後は来院ごとに咬合の確認を行う．

本装置は口腔内環境に急激な変化を及ぼす装置であるため，早期の効果が期待できる反面，装着中は咬合や下顎位の変化など口腔内・外における変化を注意深く，詳細に観察し続ける必要がある．

急速拡大装置を装着された患者さん，保護者の方へ

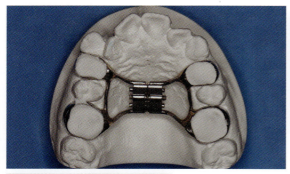

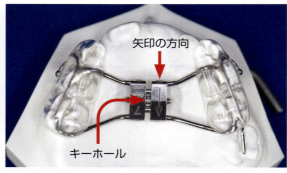

矢印の方向
キーホール

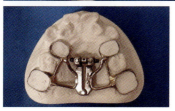

＊この装置を入れると，下の奥歯が装置とかむため，前歯でかめなくなります．

- 上あごの幅を広げる装置です．
- 患者さんまたは保護者の方にネジを回していただく必要があります．
- 拡大後は骨がおちつくまで，装置を装着したままにします（3〜6か月間）．
- 装置の使用中に，前歯と前歯の間にすき間ができることがありますが，心配はありません．

使い方と注意事項

- 患者さん自身で取り外すことはできません．
- はじめはしゃべりづらく，飲みこみづらいと思いますが，慣れれば気になりません．
- 慣れるまでは，少し舌がヒリヒリするような感じがすることがあります．また，舌に装置のあとがつくことがあります．
- はじめは食事がしづらいと思いますが，慣れれば気になりません．ただし，繊維質のネギやえのきなどは小さく切って食べるようにして下さい（ワイヤーに絡まります）．
- 取り外しができないため歯磨きがしにくいと思いますが，しっかり磨いて下さい．歯磨きの方法については，担当医や歯科衛生士の指示に従って下さい．
- ネジを回している期間は，少し痛みがあります．
- はじめは気になりますが，指や舌で触らないようにして下さい．

＜拡大ネジの調整＞
- キーホールに拡大キーを入れ，矢印（↑）の方向へ次のキーホールが見えるまで回して下さい．
- ネジを回し忘れても，1日に所定の回数以上は回さないで下さい．
- 朝と夜，それぞれ1回ずつ ネジを回して下さい．（　　　回・　　月　　日まで）

こんなときは連絡を！

- 装置が変形したり，壊れたり，外れたとき．
- ネジが回せない，回らないとき．
- その他，気になることがありましたら，担当医もしくはスタッフまでお気軽におたずね下さい．

Ⓒ医歯薬出版株式会社

装置の使用時間・ネジ回し予定表

	月日	曜日	ネジ回し予定表				装置の使用時間表																
			朝	成果	夜	成果	7	8	9	10	11	12	13	14	15	16	17	18	19	20	21	22	23	24
例	4/1	月	○	×	○	○																			

合計　　　回

装置の使用時間表

※例のように，使用した時間のところまで色をぬってきて下さい．

ネジ回し予定表

※予定どおりネジを回したときは，「成果」の欄に○をつけて下さい．
　忘れてしまったときは×をつけて下さい．
※もし，ネジを回し忘れた場合でも，1日に所定の回数以上は回さないで下さい．

※この用紙は，治療日に持ってきて下さい．

Ⓒ医歯薬出版株式会社

11 咬合挙上板

倉田和之，楓　光士朗，山田一尋

装置の概要

　咬合挙上板は，おもに混合歯列期における過蓋咬合の治療に使用するもので，臼歯の挺出と下顎前歯の多少の圧下により咬合の挙上をはかる装置である．外形は上顎のホーレータイプリテーナーに類似している．

　作用機序は，咬合挙上板を装着して下顎を閉口すると，下顎前歯切縁がレジン床水平板に接触し，上下顎臼歯が1〜3mmほど離開する．その結果，大臼歯の挺出が促されて咬合が挙上し，下顎前歯が圧下することでオーバーバイトが減少する．

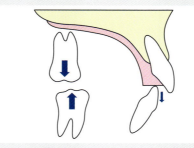

咬合挙上板の作用機序

装置の構成

　咬合挙上板は，唇側線，水平板付きのレジン床，クラスプ（アダムスのクラスプ）より構成される（図1）．

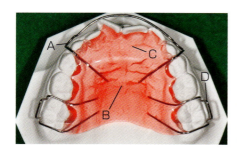

図1　咬合挙上板
A：唇側線，B：レジン床，C：水平板，D：クラスプ

唇側線

　直径0.8〜0.9mm（0.032〜0.036 inch）の弾力のあるワイヤーを用いる．

　上顎4前歯に軽く接し，犬歯の近心からループを屈曲して犬歯の遠心から舌側に入る．前歯に叢生が認められる場合は最も突出した歯に接し，滑らかな弧を描くように屈曲する．

レジン床

　基本的に，レジンは萌出している歯すべてに接している必要がある．水平板以外のレジン床の厚さは一定（2〜3mm）であることが望ましい．

水平板

下顎前歯切縁が接触する部分である．左右犬歯間に形成し，下顎前歯切縁が接触した際に上下顎大臼歯の離開量が1～3 mmになるようにレジンを築盛する．下顎が後退しないように，水平板は平坦にする．

クラスプ

レジン床の水平板と下顎前歯が接触することで装置に咬合力が加わることから，脱離を防止するために強固な維持力を発揮できるタイプが望まれる．直径0.7 mm（0.028 inch）のワイヤーを用いたアダムスのクラスプを第一大臼歯または乳臼歯に設置する．

適応症

混合歯列期から永久歯列期の過蓋咬合に用いられる．臼歯の萌出が不十分で，下顎安静位における垂直的な空隙が大きい症例に特に有効である．

動的治療終了後に挙上された咬合を保つための保定装置や，顎機能異常の診断やスプリントとして用いられることもある．

作製手順

咬合挙上板の作製手順は**表**のとおりである．

表　咬合挙上板の作製手順

1	印象採得	診療
2	作業用模型の作製	技工
3	作業用模型の調整，設計線の記入	技工
4	クラスプと唇側線の屈曲，固定	技工
5	レジンの築盛，重合	技工
6	研磨，完成	技工
7	装着	診療

印象採得

アルジネート印象材を用いて印象採得を行う．印象面は歯肉頰移行部の最深部までは必要ないが，レジン床が関係する口蓋粘膜や舌側歯頸部，最後臼歯は正確に採得する必要がある．

上下顎大臼歯の離開量を厳密に設定したい場合は，バイトワックスを用いた咬合採得を行い，それをもとに上下顎模型を咬合器に装着する．

作業用模型の作製

口蓋粘膜や舌側歯頸部に気泡が混入しないように注意して石膏を注入する．

Part 2 各種矯正装置の作製方法と適応

🔵 作業用模型の調整，設計線の記入（図2）

舌側歯頸部をエバンス彫刻刀で明瞭にしておく．また，アダムスのクラスプの維持力をより強固にするため，維持歯の頬側近遠心歯頸部を1mmほど削合しておく．

その後，クラスプ，唇側線，レジン床の設計線を鉛筆で記入する．

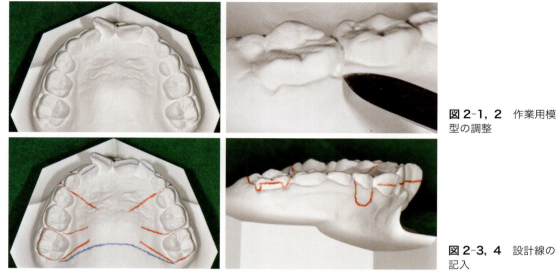

図2-1，2　作業用模型の調整

図2-3，4　設計線の記入

🔵 クラスプと唇側線の屈曲，固定（図3）

アダムスのクラスプのループは，維持歯歯頸部のアンダーカットに点接触し，近遠心から抱きかかえるように屈曲する．水平部は頬側に1mmほど離す．維持部は歯の舌側面，粘膜からわずかに離して屈曲し，末端は粘膜に向かって直角にする．

唇側線は歯冠の中央を通り，前歯に軽く接するように手指で滑らかに曲げる．犬歯部のループは粘膜から1mmほど離して屈曲し，レジン床との維持部は粘膜に向かって直角に曲げる．

屈曲が終了したら，作業用模型内部の気泡を除くために水に浸漬し，表面を乾燥させた後，レジン分離剤を薄く塗布してクラスプと唇側線を少量のパラフィンワックスで固定する．

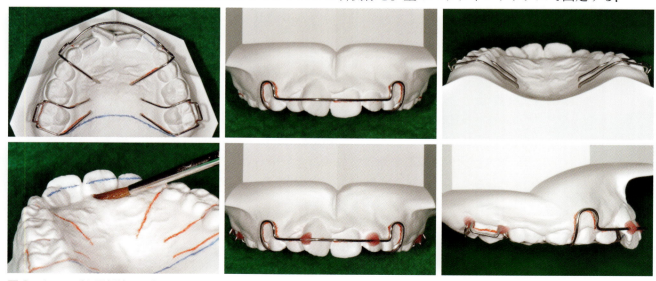

図3　クラスプと唇側線の屈曲，固定

● レジンの築盛, 重合 (図4)

まず唇側線とクラスプのアンダーカット部を先にレジンで埋め, その後, 常温重合レジンをふりかけ法で築盛していく.

次に, 水平板を形成するために, 左右犬歯間の舌側にレジンを築盛する. 水平板の厚みは粗研磨で調整するため, 少し厚めに築盛しておく.

築盛が完了したらレジンの厚みを手指で整え, 余剰レジンをエバンス彫刻刀で除去する.

その後は, 通法に従って加圧重合を行う. 気泡の発生を防ぐため, 40℃くらいの温水に作業用模型を10〜20分間浸して重合する.

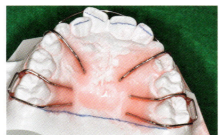 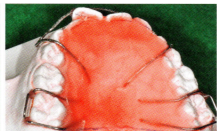

図4 レジンの築盛

● 研磨, 完成 (図5, 6)

粗研磨は, カーバイトバーを用いてレジン床の厚みを一定に整える. 特に, 水平板からレジン床への移行部は患者の舌感に影響を与えるので, 滑らかな形態にする. 水平板の厚みは, 下顎切歯が接触したときの垂直顎間距離が安静空隙を越えないように調整する. その際, 上下顎大臼歯の離開量が1〜3 mm程度になるようにする.

粗研磨が終了したら, 通法に従って仕上げ研磨を行う. レジン床の仕上げ研磨中に唇側線やクラスプを変形させないように細心の注意を払う.

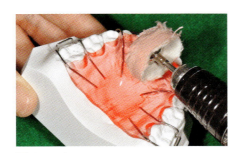

図5 研磨

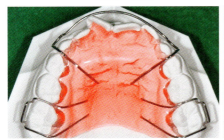 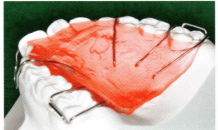 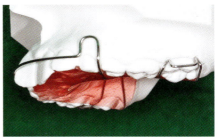

図6 完成した咬合挙上板. レジン床の厚みが均一, 表面は滑沢で, 床縁が移行的になっていることを確認する.

技工指示書記入時のポイント

① クラスプの設定部位は形態を含めて明確に指示する．
② 唇側線は，症例によっては不要な場合もあるので，その有無を記入する．
③ 水平板の設定部位を記入する．
④ 咬合器に装着した場合には，挙上量を記載する．

症例

過蓋咬合の改善

患者は初診時9歳2か月の男児で，上顎前歯の捻転を主訴に来院した．1|1 に翼状捻転が認められ，オーバージェットは＋2 mm，オーバーバイトは＋6 mm と過蓋咬合を呈していた（**図 7-1，2**）．模型分析ではターミナルプレーンは近心階段型で，上顎側方歯群の萌出スペース不足が予想された．頭部エックス線規格写真では，前後的な問題を認めず，垂直的には FMA が 19°とローアングルを呈していた．治療方針として，咬合挙上板による咬合挙上と側方歯の萌出誘導を行い（**図 7-3**，唇側線のないものを使用），主訴である 1|1 の捻転については，歯根の完成後にマルチブラケット装置で治療を行うこととした．

咬合挙上板を装着して1年後，大臼歯の挺出および下顎前歯の挺出抑制により過蓋咬合が改善された（**図 7-4，5**）．FMA は 21°に増加し，下顎骨の下方への成長発育が促進された．

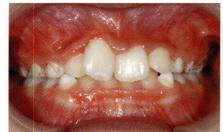
図 7-1

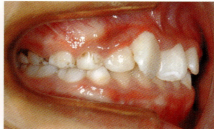
図 7-2

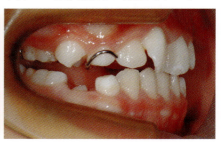
図 7-3

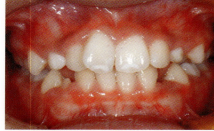
図 7-4

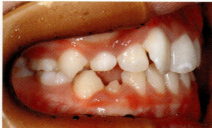
図 7-5

装置使用における留意点

咬合挙上板は可撤式装置であるため，使用時間が短いと十分に効果が得られないことを患者に理解させ，装置を装着しての噛みしめやタッピングを指示する．もし，口腔周囲筋の疲労感を訴える場合には，咬合挙上量の過大が原因なので，水平板を削合して挙上量を調整する．

使用状態が良好であれば水平板に摩耗が生じるため，上下顎大臼歯間の離開量を確認し，必要に応じて水平板を調整する必要がある．装置が脱落しやすい場合には，唇側線やクラスプの緩みによることが多いため，調整して安定をはかる．

咬合挙上板を装着された患者さん，保護者の方へ

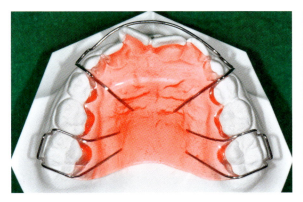
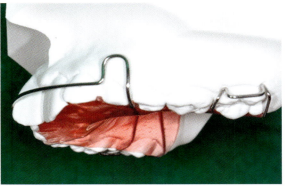

- かみ合わせを浅くする効果があります．
- 取り外しが可能な装置です．

使い方と注意事項

- はじめはしゃべりづらく，飲みこみづらいと思いますが，慣れれば気になりません．
- 1日に少なくても12時間（睡眠時間を含む）は使用してください．
- 装置を入れながら，かみしめたり，小刻みにカチカチと歯を合わせてみて下さい．
- 食事や間食をするときや歯を磨くときは，装置を外して下さい．
- 装置を外す際は両手で奥歯のワイヤーから外して下さい．
- 装置を外したときは，ケースに入れて保管して下さい．
- 歯を磨くときは，装置も歯ブラシで汚れを取って下さい．
- 変形の原因になりますので，熱湯に浸さないで下さい．
- 来院するときは，装置を装着してきて下さい．

こんなときは連絡を！

- 装置が変形したり，壊れたとき．
- 装置が入らなくなったとき．
- 痛くて装置が使用できないとき（ただし，装置を入れはじめて1週間程度は，少し痛みや違和感があることがあります）．
- その他，気になることがありましたら，担当医もしくはスタッフまでお気軽におたずね下さい．

Ⓒ医歯薬出版株式会社

12 咬合斜面板

金沢昌律，宮本剛至，山田一尋

装置の概要

　咬合斜面板は1877年にKingsleyによって発案され，その原理を応用して1936年にAndresenとHäuplらによりアクチバトールが発表されるなど，その後の多くの機能的矯正装置の開発に重要な影響を与えた．多くの改良が加えられて現在の形となっている．

　咬合斜面板は，遠心位にある下顎を前進させて咬合を挙上するために使用する装置で，咬合斜面板自体は矯正力を発揮せず，筋の機能力を矯正力として利用する．装置を装着してかみ込むと，斜面により下顎前歯は前方に滑走し，下顎が前方に誘導されて前方への成長発育が促進される．このとき臼歯は離開するため，臼歯が挺出して下顎の前方位を安定させ，咬合が挙上される．また，斜面と咬合する下顎前歯は唇側傾斜し，これらが相まってオーバージェットおよびオーバーバイトが改善される．

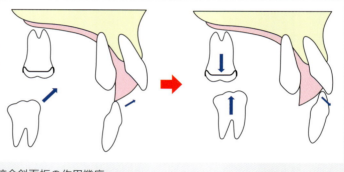

咬合斜面板の作用機序

装置の構成

　咬合斜面板は，唇側線，斜面板付きのレジン床，クラスプ（アダムスのクラスプ）より構成される（**図1**）．

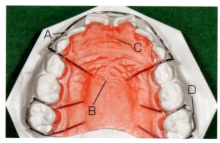

図1　咬合斜面板
A：唇側線，B：レジン床，C：斜面板，D：クラスプ

唇側線

　直径0.8〜0.9 mm（0.032〜0.036 inch）の弾力のあるワイヤーを用いる．

レジン床

基本的にレジン床は，萌出の完了したすべての歯に接し，レジン床の厚さは均一に約2～3 mmとなるように築盛する．

斜面板（図2）

斜面板は前縁から後縁に向かって一定の角度をつけて形成する．前縁は，水平的には舌側の歯肉から切縁に向かって2 mm，垂直的には切縁から舌側の歯肉に向かって2 mmの部分までを覆うように形成する．また，斜面は，45～60°の角度をつけて切縁から下方に向かって約5～6 mmまで形成する．

一般的に後縁は左右第一小臼歯を結ぶ線を越えないように設計し，患者に自然に咬合させたときに下顎前歯が接触する部分が45°前後になるようにする．また，下顎中・側切歯だけが斜面に誘導されるように形成し，下顎犬歯が接する部分は削合する．

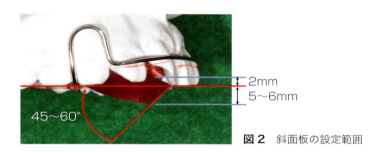

図2　斜面板の設定範囲

クラスプ

維持装置として，直径0.7 mm（0.028 inch）のワイヤーを用いたアダムスのクラスプを上顎第一大臼歯または上顎乳臼歯に設置する．

適応症

成長期における過蓋咬合を伴う下顎遠心咬合に適応される．保定装置として使用することもある．

作製手順

咬合斜面板の作製手順は**表**のとおりである．

表　咬合斜面板の作製手順

1	印象採得	診療
2	作業用模型の作製	技工
3	作業用模型の調整，設計線の記入	技工
4	クラスプと唇側線の屈曲，固定	技工
5	レジンの築盛，重合	技工
6	研磨，完成	技工
7	装着	診療

印象採得
Part 2-11 を参照．

作業用模型の作製（図 3）
装置の出来は作業用模型の正確性に依存するので，作業用模型を精密に作製する．

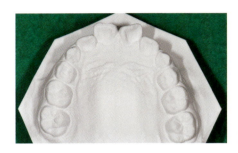

図 3　作業用模型の作製

作業用模型の調整，設計線の記入（図 4）
エバンス彫刻刀を用いて気泡を取り除き，舌側歯頸部を明瞭にする．気泡による穴はワックスまたは石膏を用いて埋める．また，アダムスのクラスプをかける上顎第一大臼歯または上顎乳臼歯の頬側近遠心歯頸部を約 1 mm 削合しておく．

その後，設計線を記入する（Part 2-11 参照）．

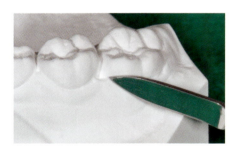

図 4-1　作業用模型の調整

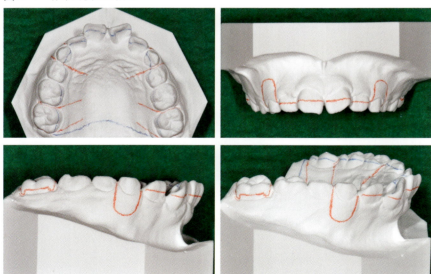

図 4-2〜5　設計線の記入

12 咬合斜面板

クラスプと唇側線の屈曲，固定（図5）

クラスプおよび唇側線を屈曲する．維持部は粘膜から1mmほど離して可能な限り沿うように屈曲し，末端は粘膜に向かって直角にする．

屈曲が終了したら，口蓋粘膜と歯の舌側面に均一に分離剤を塗布し，乾燥させた後，パラフィンワックスで作業用模型に固定する．

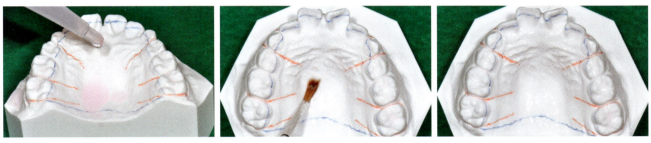

図5-1～3　分離剤の塗布

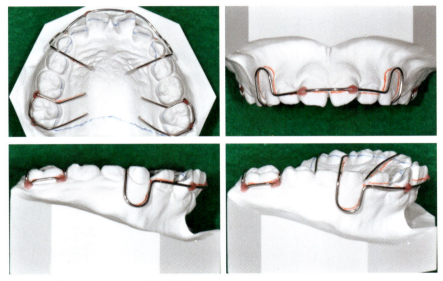

図5-4～7　クラスプと唇側線の固定

Part 2 各種矯正装置の作製方法と適応

● レジンの築盛, 重合（図6）

　レジン床の厚みが斜面を除いて約2～3 mmになるように, 常温重合レジンをふりかけ法で築盛する. 前歯部は左右犬歯間の高さが約5～6 mmの斜面になるように, 斜面後縁部から前縁にかけてレジンをふりかける.

　重合を行った後, 装置を注意深く作業用模型から外す.

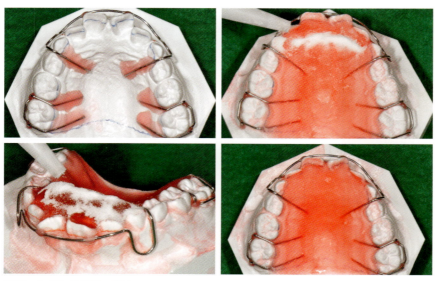

図6　レジンの築盛, 重合

● 研磨, 完成（図7, 8）

　粗研磨により装置の形態を大まかに整え, 薄く滑らかにする. 斜面は咬合面に対し約45°前後の角度になるように形を整える.

　その後, 細かい傷をすべて取り除いて完成となる.

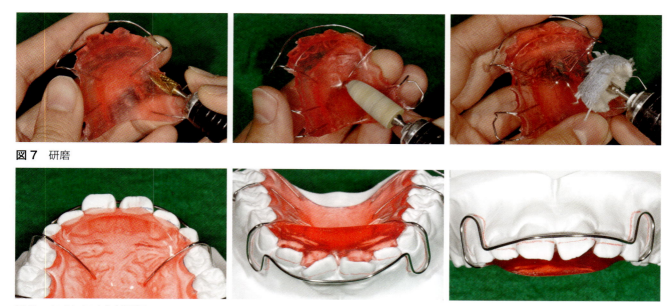

図7　研磨

図8　完成した咬合斜面板

技工指示書記入時のポイント

オーバージェットが特に大きい症例の場合は，斜面に対して下顎前歯が自然にかみ込めるように明記する．

症例

過蓋咬合を伴うAngle Ⅱ級の改善

患者は初診時9歳1か月の女児で，下顎前歯が上顎舌側歯肉にあたって痛いことを主訴に来院した（**図9-1，2**）．1|1に翼状捻転が認められ，オーバージェットは＋6 mm，オーバーバイトは＋5 mmと大きく，上顎前突と過蓋咬合を呈していた．頭部エックス線規格写真では，ANBは＋5°で骨格性Ⅱ級を呈し，下顎の後方位を認めた．垂直的にはFMAが25°でローアングルを呈していた．1|1は唇側傾斜し，1|1は舌側傾斜していた．過蓋咬合を伴うAngle Ⅱ級1類と診断し，治療方針として，咬合斜面板により下顎骨の前方への成長発育と臼歯歯槽骨の成長発育を促進してオーバージェットとオーバーバイトの改善をはかることとした（**図9-3，4**）．

咬合斜面板を装着して1年後，下顎骨の前方への成長発育および1|1の唇側傾斜により上顎前突と過蓋咬合が改善された．FMAは28°に増加し，下顎骨の前下方への成長発育が促進された（**図9-5，6**）．

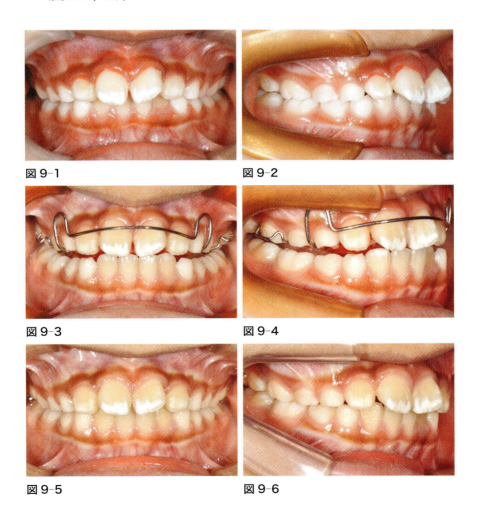

図9-1　　図9-2

図9-3　　図9-4

図9-5　　図9-6

装置使用における留意点

　著しい下顎遠心咬合において，下顎の前方誘導を大きくするために斜面を大きくすると，口腔内での異物感が大きく，発音にも支障を来たし，装着するモチベーションの低下につながる．また，筋の張力の反作用による後方への牽引力が大きくなり，下顎前歯の唇側傾斜を起こしやすくなる．このような場合は，中心咬合位から段階的な前進をはかるために，レジンを添加することにより斜面の位置を少しずつ前方に形成していく．さらに，一度の挙上量が大きすぎると，舌の侵入により臼歯挺出の障害になることがあるため，垂直的な挙上量も上下顎臼歯の離開量を約2mm以下にして徐々に挙上していく．

　来院のたびに装置の適合性を確認し，唇側線と前歯唇側面の適合性が低下した場合には，唇側線を調節して適切な接触状態にする（**図10**）．下顎切歯が咬合することによりレジン床斜面部に摩耗による痕跡が生じるので，それを目安に斜面の大きさを修正し，また下顎の前方滑走が障害される場合は研磨する．

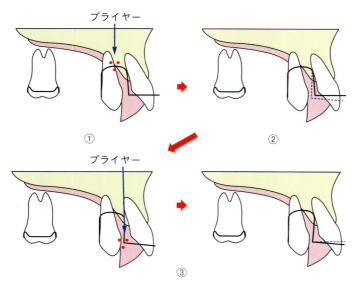

図10　唇側線の調整．唇側線と前歯唇側面の適合性が低下した場合は，唇側線を調節して適切な接触状態にする．
①スリージョープライヤーを用いて，ループの幅を狭くする．
②左右のループの幅を狭くすると，唇側線が切縁側へ下がる．
③スリージョープライヤーを用いて，切縁側へ下がった唇側線を歯頸側に戻す．

咬合斜面板を装着された患者さん，保護者の方へ

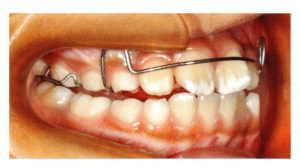

・下あごの成長を促進し，深いかみ合わせを改善する装置です．
・取り外しが可能な装置です．

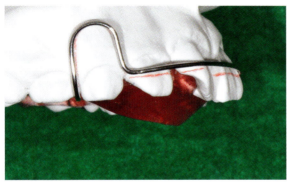
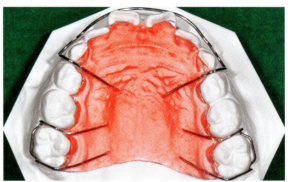

使い方と注意事項

・はじめはしゃべりづらく，飲みこみづらいと思いますが，慣れれば気になりません．
・1日に少なくても12時間（睡眠時間を含む）は使用してください．
・食事や間食をするときや歯を磨くときは，装置を外して下さい．
・装置を外す際は両手で奥歯のワイヤーから外して下さい．
・装置を外したときは，ケースに入れて保管して下さい．
・歯を磨くときは，装置も歯ブラシで汚れを取って下さい．
・変形の原因になりますので，熱湯に浸さないで下さい．
・来院するときは，装置を装着してきて下さい．

こんなときは連絡を！

・装置が変形したり，壊れたとき．
・装置が入らなくなったとき．
・痛くて装置が使用できないとき（ただし，装置を入れはじめて1週間程度は，少し痛みや違和感があることがあります）．
・その他，気になることがありましたら，担当医もしくはスタッフまでお気軽におたずね下さい．

Ⓒ医歯薬出版株式会社

Part 2 各種矯正装置の作製方法と適応

13 アクチバトール（F. K. O.）

秦　省三郎，石川博之

装置の概要

アクチバトールは1936年にAndresenとHäuplによって考案された可撤式矯正装置で，筋の機能力を矯正力として利用することで良好な咬合関係を獲得する代表的な機能的矯正装置である．筋の機能力を最大限に利用できるように構成咬合という特殊な下顎位で作製する．おもに就寝時に使用され，間欠的な矯正力によって不正咬合を改善する．

装置の構成

アクチバトールは，上下顎歯列にわたる一塊のレジン床と誘導線より構成される（**図1**）．

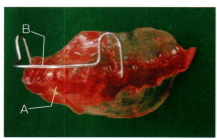

図1-1　アクチバトール（上顎前突用）　　図1-2　アクチバトール（反対咬合用）
A：レジン床，B：誘導線

レジン床

上下顎の粘膜に接する床翼部，前歯・臼歯の舌側面に接する誘導面部，臼歯の咬合面に接する咬面部に分けられる．

誘導線

通常，直径0.9〜1.0 mm（0.036〜0.040 inch）のワイヤーを用いる．誘導線は不正咬合の種類によって顎内誘導線と顎間誘導線を使い分ける（**図1**）．

拡大スクリュー

狭窄歯列弓に対して，側方拡大を目的としてレジン床に組み込むことがある．

適応症

おもに混合歯列期に用いるが，乳歯列期，永久歯列期に使用することもある．
① 上顎前突（AngleⅡ級1類，下顎遠心咬合）
② 反対咬合（機能性を伴うもの．骨格性には用いない）
③ 過蓋咬合
④ 交叉咬合
⑤ 保定装置（本装置はもともと，AngleⅡ級1類の保定装置として開発された）

作製手順

不正咬合の種類（上顎前突，反対咬合）によって多少異なるので，上顎前突用と反対咬合用について解説する．

表　アクチバトールの作製手順

1	印象採得	診療
2	作業用模型の作製，調整	技工
3	構成咬合採得	診療
4	構成咬合器への模型装着	技工
5	設計線の記入	技工
6	誘導線の屈曲	技工
7	分離剤の塗布	技工
8	ボクシング	技工
9	レジンの築盛，重合	技工
10	研磨，完成	技工
11	装着	診療

＜上顎前突用のアクチバトール＞

印象採得

アルジネート印象材を用いて印象採得を行う．歯肉頰移行部までと，歯の咬合面や舌側面をしっかり採得する．

作業用模型の作製，調整（図2）

印象に石膏を注入し，硬化後に石膏表面の気泡を取り除く．さらに，エバンス彫刻刀を用いて舌側歯頸部を明瞭にする．

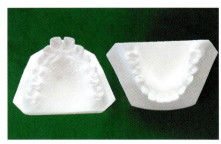

図2-1　作業用模型の作製

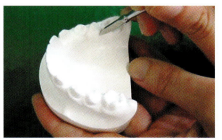

図2-2　エバンス彫刻刀で舌側歯頸部を明瞭にする．

構成咬合採得（図3）

患者の口腔内で直接行う．患者をまっすぐな姿勢で座らせ，リラックスさせた状態で採得するが，構成咬合位は特殊な下顎位であり，しかも上下顎の歯を接触させないので熟練を要する．

まず，パラフィンワックスを軟化し，棒状に丸めてアーチ型のワックスバイトを用意する．

次に，ワックスバイトを上顎歯列弓に適合させ，下顎を徐々に前後的に望ましい位置まで誘導していく．決して無理な力を加えず，近遠心的には大臼歯関係がAngle I級になるように，また上下顎の正中が一致するように構成咬合を採得する．このとき臼歯は安静空隙程度に離開している（p.160～163参照）．

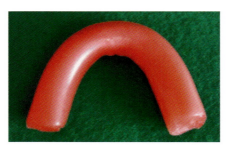

図3-1　パラフィンワックスを軟化して棒状に丸め，アーチ型のワックスバイトをつくる．

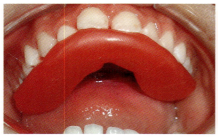 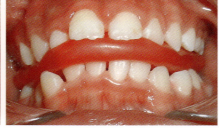

図3-2，3　構成咬合採得

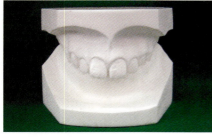 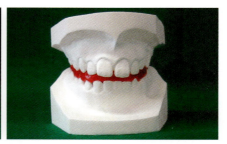

図3-4，5　咬頭嵌合位では大臼歯関係がAngle II級であるが，構成咬合位ではAngle I級になっており，臼歯が安静空隙程度に離開している．

構成咬合器への模型装着（図4）

　構成咬合が採得されたワックスバイトを上下顎模型に適合させた状態で，ビンディングワイヤーで固定する．その際，ワイヤーの通る上下顎模型の角をV字形に削合するとしっかり固定できる．上下顎模型の底面（構成咬合器装着の際に石膏を盛る部位）にはスタンプバーで維持用のアンダーカットを形成する．

　その後，構成咬合器の下顎側に石膏を盛り，模型を咬合器に装着する．このとき，垂直的には咬合器の中間に位置するようにし，可能な限り咬合器の後方部に位置づける．これは，後に行うレジンの築盛作業を容易にするためである．

　次に，上顎側に石膏を盛る．石膏は硬化時に膨張するので，石膏を盛ったらただちに構成咬合器前方にあるピンでロックする．

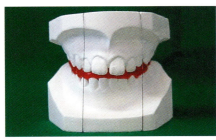

図4-1　上下顎模型をビンディングワイヤーで固定する．

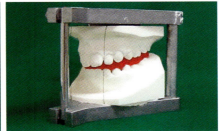

図4-2　構成咬合器への装着

設計線の記入（図5）

　石膏が硬化したら，ビンディングワイヤーを切断して上下顎模型を離し，設計線の記入を行う．

　レジン床の外形は，唇・頰側は上下顎ともに前歯の切縁から臼歯の頰側咬頭の辺縁を結んだ線とし，後縁は最後臼歯遠心部とする．舌側は，上顎では口蓋雛襞最終末部に向かう滑らかな形態とし，下顎は舌小帯およびアンダーカット部を避ける．

　誘導線は，顎内誘導線（唇側線）を上顎にのみ記入する．前歯の歯冠中央部に犬歯近心側1/3まで直線を書き，そこから垂直に立ち上げて犬歯の歯頸線と歯肉頰移行部の中間でループを形成し，犬歯の遠心に戻るように記入する．誘導線は犬歯の遠心から咬合面を通って舌側へ屈曲され，口蓋部に維持形態を形成する．

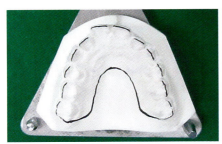

図5-1　上顎のレジン床設計線

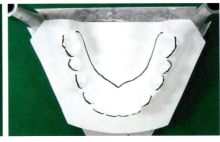

図5-2　下顎のレジン床設計線

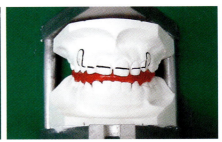

図5-3　誘導線

誘導線の屈曲（図6）

設計線に沿って，ワイヤーを手指およびプライヤーで屈曲する．

まず，前歯部のアーチを両手指で徐々に曲げ，4前歯から犬歯近心側1/3まで軽くワイヤーが接触するようにする．

ワイヤーがアーチ状になったら，次に犬歯部の立ち上がりをプライヤーの角部で直角に屈曲する．ループの部分はプライヤーの丸部で滑らかに屈曲する．ループは歯肉に接触しないように，かつ，歯肉から離れすぎないように屈曲する．歯肉に触れると装着時に痛く，潰瘍を形成することがあり，また2～3mm以上離れると唇を圧迫して装着感が悪くなる．

犬歯遠心から舌側方向への屈曲は，歯の萌出を妨げないように上下顎間空隙の中央部分で行う．舌側は口蓋粘膜から1mm程度離して屈曲する．ワイヤーの末端は小さなループ状にしてもよい．

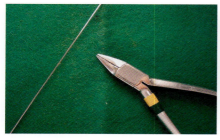

図6-1　ワイヤーはピーソのプライヤーやヤングのプライヤーなどで屈曲する．

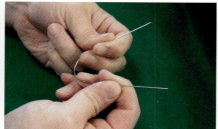

図6-2，3　前歯部のアーチを両手指で徐々に屈曲し，4前歯から犬歯近心側1/3まで軽く接触するようにする．

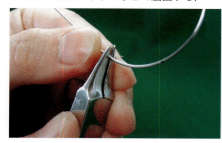
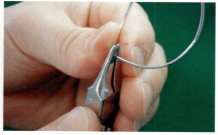

図6-4，5　犬歯部の立ち上がりはプライヤーの角部で直角に屈曲する．

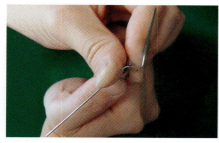
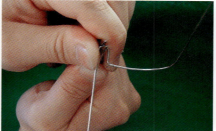

図6-6，7　ループの部分はプライヤーの丸部で滑らかに屈曲する．

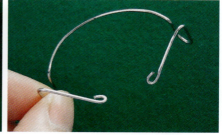

図6-8　舌側は口蓋粘膜から1mm程度離して屈曲し，ワイヤーの末端は小さなループ状とする．

分離剤の塗布

誘導線の屈曲が終わったら，作業用模型表面に分離剤を塗布する．その際，分離剤はムラのないように，また塗りすぎないように1層の塗布にとどめる．

ボクシング（図7）

分離剤が乾燥したら，構成咬合器の上下顎を一体化させ，誘導線を唇側および舌側で固定する．唇側はパラフィンワックスまたは固定剤で，舌側はレジンで固定する．このとき，犬歯部のループが歯肉に接触しないように注意する．

その後，パラフィンワックスで唇側を1層覆うようにボクシングする．これは，後のレジン築盛時にレジンが唇側へ流れることを防止するためである．

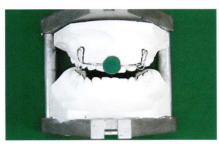
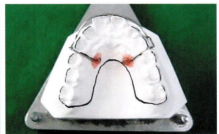

図7-1，2 誘導線の固定

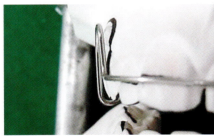
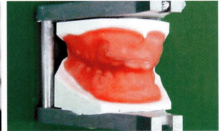

図7-3 犬歯部のループは歯肉に接触しないようにする．

図7-4 パラフィンワックスで唇側のボクシングを行う．

レジンの築盛，重合（図8）

ボクシングが終了したら，舌側から設計線に沿って常温重合レジンをふりかけ法で築盛していく．気泡の発生に注意しながら，すこしずつ築盛する．

アクチバトールはレジンの厚みがある装置なので，レジンの硬化には十分に時間をかける．まる1日置いておくことが望ましいが，時間がないときは温水につけると硬化が促進される．焦って早く外すと，レジンが変形して適合が悪くなる．加圧重合器があれば，使用するとよい．

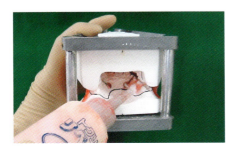

図8 レジンの築盛

研磨，完成（図9，10）

レジンが硬化したら，作業用模型から取り外して研磨を行う．常温重合レジンは，加熱重合レジンと比較して研磨時の熱による変形が起こりやすいので注意が必要である．

まず，バリをスタンプバーで除去し（下顎舌側歯肉部のアンダーカットは装置装着を困難にするので特に注意する），粗研磨を行う．その後，ペーパーコーン，シリコーンポイントを用い，さらにサンドペーパーで仕上げ研磨を行った後，ルージュを用いてバフあるいは軟毛ブラシによるつや出し研磨を行う．

研磨の決め手は粗研磨であり，ここで時間をしっかりかけてレジン床表面を滑らかにしておくと，その後の研磨が比較的容易となる．

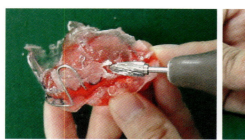

図9-1　スタンプバーによるバリの除去

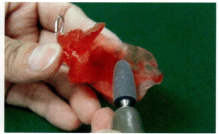

図9-2　シリコーンポイントによる研磨

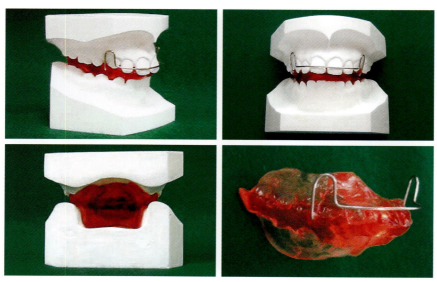

図10　完成した上顎前突用のアクチバトール

＜反対咬合用のアクチバトール＞

🔵 印象採得
🔵 作業用模型の作製
上顎前突用を参照．

🔵 構成咬合採得（図11）
反対咬合の場合は，はじめにワックスバイトを上顎歯列弓に適合させ，下顎を後退させて近遠心的には切端咬合位になるように，垂直的には前歯切縁間距離が2～3mm程度となるようにする．また，上下顎の正中が一致するように構成咬合を採得する．このとき臼歯は離開している（p.160～163参照）．

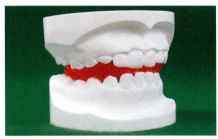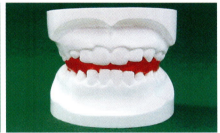

図11　構成咬合採得

🔵 構成咬合器への模型装着
上顎前突用を参照．

🔵 設計線の記入（図12）
レジン床の設計線は上顎前突用を参照．

誘導線は顎間誘導線とし，上下顎にわたり設計線を記入する．下顎前歯の歯冠中央部に犬歯近心側1/3まで直線を書き，そこから垂直に上顎方向に立ち上げて上顎犬歯を包むように歯頸線と歯肉頰移行部の中間でループを形成し，犬歯遠心に至る．その後は上顎前突の場合と同様，犬歯遠心から上下顎間空隙の中央を通って舌側に屈曲し，舌側で維持形態を形成する．

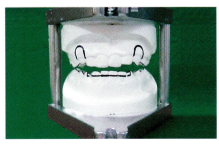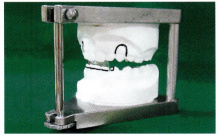

図12　誘導線の設計線

Part 2 各種矯正装置の作製方法と適応

誘導線の屈曲（図13）

上顎前突の場合と同様，設計線に沿って手指およびプライヤーで屈曲する．
下顎前歯部のアーチ，上顎犬歯部のループ，上顎舌側の維持形態を順に屈曲していく．

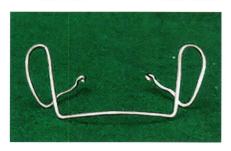

図13　屈曲した顎間誘導線

分離剤の塗布
ボクシング（図14）

上顎前突用を参照．

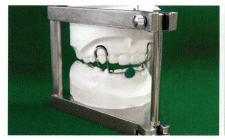

図14-1，2　誘導線の固定

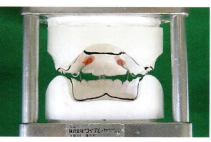

図14-3　パラフィンワックスによるボクシング

レジンの築盛，重合
研磨，完成（図15）

上顎前突用を参照．

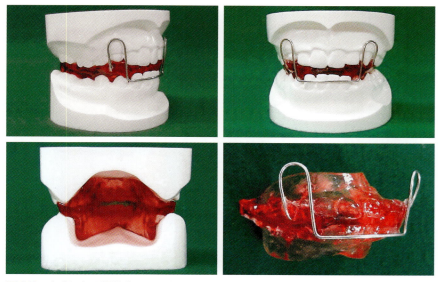

図15　完成した下顎前突用のアクチバトール

13 アクチバトール（F.K.O.）

技工指示書記入時のポイント

誘導線の形態を確認する．特に，前歯に接する部位と犬歯部のループ（ループは犬歯の歯肉に接触しないように，かつ歯肉から離れすぎないようにする）には注意を要する．

症例

上顎前突と下顎の後退位の改善

患者は初診時8歳10か月の女児で，前歯の突出を主訴に来院した．上顎前歯の唇側傾斜と下顎の後退感が認められた（**図16-1，2**）．治療方針として，上顎前歯の舌側への傾斜移動と，患者が成長期であるため下顎骨の前方への成長発育促進を行うため，アクチバトールを使用することとした（**図16-3，4**）．

来院ごとに上顎前歯舌側相当部のレジンを徐々に削合しながら，前歯の舌側への傾斜移動を行った．また，下顎は構成咬合をとることで前方に誘導され，前方への成長発育が促進された．

アクチバトールを装着して1年後には，上顎前突と上下顎歯列弓の近遠心的関係が改善した（**図16-5，6**）．

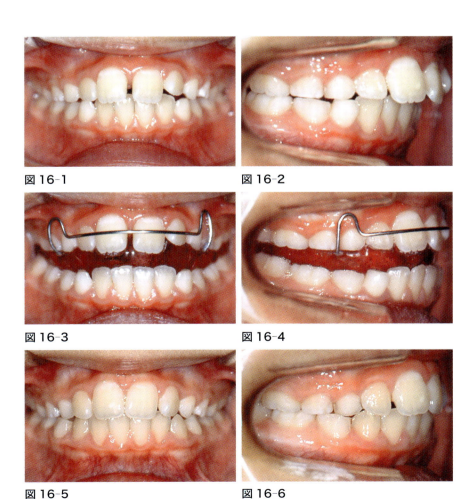

図16-1　　図16-2

図16-3　　図16-4

図16-5　　図16-6

前歯の反対咬合の改善

患者は初診時8歳6か月の女児で，前歯の反対咬合を主訴に来院した．前歯の早期接触による機能性の下顎前方偏位が認められた（図17-1，2）．治療方針として，上顎前歯の唇側傾斜により被蓋を改善するため，アクチバトールを用いて上顎レジン部に誘導面を形成することとした（図17-3，4）．

アクチバトールを装着して4か月後，上顎前歯の唇側傾斜により早期接触が除去され，前歯の被蓋が改善した（図17-5，6）．

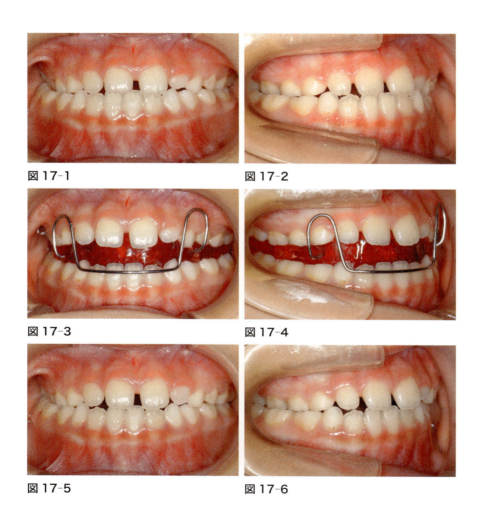

図17-1　　　　　　　図17-2

図17-3　　　　　　　図17-4

図17-5　　　　　　　図17-6

装置使用における留意点

可撤式矯正装置のため患者の協力が必須となる．そのため，作製にあたっては常に患者サイドに立って装着感などを考慮し，ワイヤーの屈曲，研磨などに細心の注意を払う必要がある．

本装置は基本的に夜間就寝時に使用するが，正常な鼻呼吸が営めない患者に対しては装置装着が困難となるため，呼吸孔を形成する必要がある．来院時には下顎位，咬合の確認を行い，使用状況や装置の変形，破損などをチェックして必要に応じて調整していく．

アクチバトールを装着された患者さん，保護者の方へ

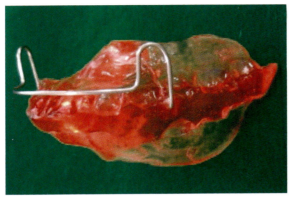
上顎前突用

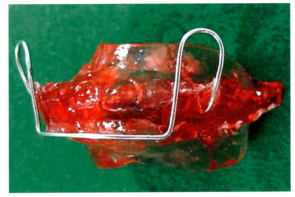
下顎前突用

- 下あごの成長を促進してかみ合わせを浅くしたり，もしくは反対咬合（受け口）を改善する効果があります．
- 取り外しが可能な装置です．

使い方と注意事項

- この装置を入れてかんだとき，下あごが前進したり後退するようにつくられています．
- 1日に少なくても12時間（睡眠時間を含む）は使用して下さい．
  （短時間でも，合計12時間以上使用すれば効果があります）
- 個人差はありますが，使用時間が長いほど効果が期待できます．
- はじめはしゃべりづらく，飲みこみづらいと思いますが，慣れれば気になりません．
- 慣れるまでは，寝ているときに装置が外れることがあります．
- 食事や間食をするときや歯を磨くときは，装置を外して下さい．
- 装置を外したときは，ケースに入れて保管して下さい．
- 歯を磨くときは，装置も歯ブラシで汚れを取って下さい．
- 変形の原因になりますので，熱湯に浸さないで下さい．
- 来院するときは，装置を装着してきて下さい．

こんなときは連絡を！

- 装置が変形したり，壊れたとき．
- 装置が入らなくなったとき．
- 痛くて装置が使用できないとき（ただし，装置を入れはじめて1週間程度は，少し痛みや違和感があることがあります）．
- その他，気になることがありましたら，担当医もしくはスタッフまでお気軽におたずね下さい．

ⓒ医歯薬出版株式会社

構成咬合について

藤原琢也，後藤滋巳

咬合の種類

通常，咬合位とは，下顎運動における最終的な歯の接触状態のことをいい，以下のように区別されている．

咬頭嵌合位（中心咬合位）

上下顎歯列が最大面積で接触し，安定した三次元的位置関係にある状態をいう．下顎頭位とは関係なく規定される．

偏心咬合位

咬頭嵌合位以外の上下の歯の接触状態をいう．下顎運動によって起こる上下顎歯列の接触状態で，前方咬合位，側方咬合位，後方咬合位などがある．

習慣性咬合位

日常，無意識に行われる反射的開閉口運動による咬合状態をいう．正常咬合者では咬頭嵌合位とほぼ一致している．

二態咬合

習慣性開閉口運動の終末位が咬頭嵌合位と一致せず，別の咬合を示す状態をいう．矯正診断時にはどちらが咬合位であるか確認する必要がある．

構成咬合

矯正歯科治療では，「構成咬合」とよばれる特殊な咬合がある．これは機能的矯正装置の適応の際に必要な人為的な下顎位である．下顎運動に関与するすべての筋や，口輪筋，舌筋などの口腔周囲筋の機能力を矯正装置を介して矯正力として利用できるように，咬合高径を挙上し，下顎位を誘導して上下顎の特殊な対向関係をつくる．

上顎前突の構成咬合（図1-①）

上顎前突の構成咬合は，下顎を前進させることにより，下顎頭を関節窩内から前下方に移動させて採得する．

垂直的には，前歯で1〜2mm，臼歯で3〜4mmの間隙ができるようにする．

前後的には，Angle I級を目安にするが，通常は4〜6mmまでの前進にとどめ，患者が苦痛を感じたり，切端咬合を越えて下顎を前方に移動させてはいけないとされている．

側方的には，下顎骨の偏位を改善する以外は上下顎の正中線がずれないようにする．

① 下顎を前方に誘導し，構成咬合を採得する．

② a 下顎が元の位置に戻ろうとする力を利用するには，誘導面の形成が必要となる．上顎臼歯近心相当部を削合すると装置が後方に移動する．上顎前歯舌側面も，歯の移動の障害となるため，削合する必要がある．

② b 下顎とともに装置が後方に移動することで，上顎誘導線が上顎前歯に接触し，前歯を舌側に移動させる矯正力が生じる．

③ a 過蓋咬合を改善する場合には，臼歯が挺出できるように臼歯部を大きく削合する．

③ b 臼歯が挺出することで，咬合が挙上され，過蓋咬合の改善に繋がる．

④ 下顎は必ずしも本来の位置に戻ろうとするわけではなく，下顎骨の成長発育促進により新たな下顎位に順応する反応もみられる．その適応変化は上顎前突の治療にとって有効である．

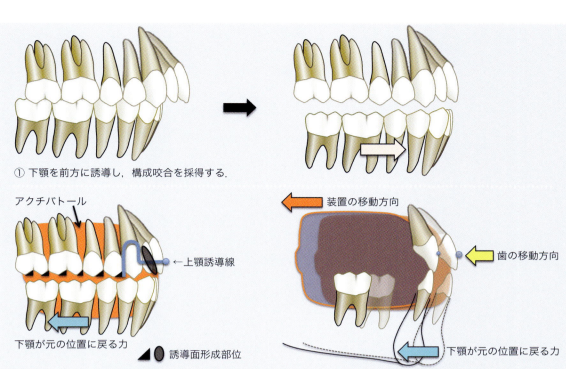
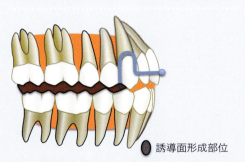
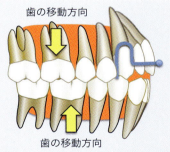
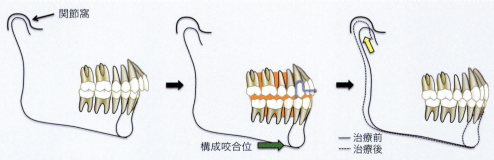

図1 上顎前突の構成咬合と歯や顎の移動メカニクス

下顎前突の構成咬合（図2-①）

下顎前突の構成咬合は，咬頭嵌合位から下顎を強制的に最後方位に移動させることが可能な場合のみ採得できる．

垂直的には，前歯で1〜2mm，臼歯で3〜4mmの間隙ができるようにする．

前後的には，下顎を可能な限り後方へ誘導した位置とする．

側方的には，下顎骨の偏位を改善する以外は上下顎の正中線がずれないようにする．

構成咬合と歯・顎の移動メカニクス

アクチバトールの場合，構成咬合位から下顎が元の位置に戻ろうとする力を利用するために，誘導面の形成が必要となる．誘導面を形成することで，下顎だけではなく装置を移動させることも可能となり，その結果，装置を介した歯の移動を行うことができる（図1,2）．

誘導面の形成を行わない場合でも，下顎骨の劣成長を伴う上顎前突の症例においては，下顎骨の成長発育促進により新たな下顎位に順応する反応もみられ，上顎前突の治療にとって有効である（図1-④）．

構成咬合の採得

構成咬合は歯科診療所で歯科医師が目的に合わせて採得する．技工操作を行う際は，模型上で構成咬合のバイトをチェックし，上下顎歯列の位置関係が前述の要件を満たしていないときは再度，歯科診療所において確認する必要がある．また，構成咬合の採得が不良の場合には，作製された矯正装置の装着がスムーズに行えなくなったり，歯や顎の移動にも支障を来たすことがあるため，構成咬合の採得には十分な注意が必要となる．

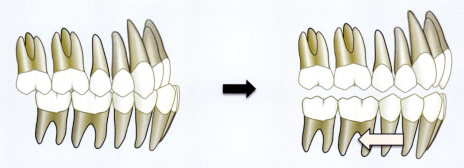

① 構成咬合位が可能な場合には，下顎を後方に誘導して構成咬合を採得する．

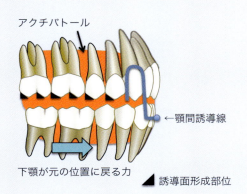

アクチバトール
←顎間誘導線
下顎が元の位置に戻る力
▲ 誘導面形成部位

②a 下顎が元の位置に戻ろうとする力を利用するには，誘導面の形成が必要となる．上顎臼歯遠心相当部を削合すると装置が前方に移動する．

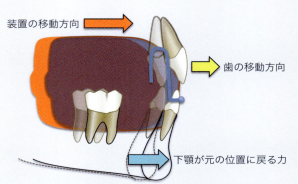

装置の移動方向
歯の移動方向
下顎が元の位置に戻る力

②b 下顎とともに装置が前方に移動することで，上顎前歯舌側面の床が上顎前歯に接触し，前歯を唇側に移動させる矯正力が生じる．上顎前歯舌側面にガッタパーチャなどを添加することもある．

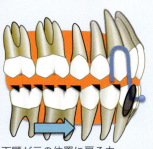

下顎が元の位置に戻る力
▲● 誘導面形成部位

③a 下顎臼歯近心相当部を削合すると装置の移動は起こらず，下顎歯列のみ前方に移動する．下顎前歯舌側面は歯の移動の障害となるため，削合する必要がある．

歯の移動方向
下顎が元の位置に戻る力

③b 下顎歯列が前方に移動し，下顎前歯が顎間誘導線に接することで下顎前歯に舌側移動の矯正力が生じる．

図2 下顎前突の構成咬合と歯や顎の移動メカニクス

14 バイオネーター

不破祐司，後藤滋巳，岡山直樹

装置の概要

実用的な機能的矯正装置としては，1936年にAndresenとHäuplによってアクチバトールが発表されたが，床面積が大きいモノブロックタイプの装置であるため昼間の使用が困難であるという欠点を有していた．

そこでこの欠点を解消し，口唇閉鎖，舌位・舌機能の改善を行う目的で，1950年代にBaltersによってバイオネーターの原型が開発された．その後の歴史の流れのなかで，バイオネーターは原型からかなり進化し，形態的にも機能的にも変化が認められている．

ここでは，現在，一般的に使用されているバイオネーターについて，おもに標準型に関して解説する．

装置の構成

バイオネーターは，唇側線，舌側線，コフィンワイヤー，拡大スクリュー，レジン床の5つより構成される（図1）．

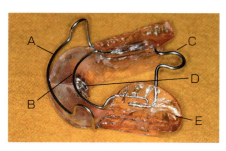

図1　バイオネーター
A：唇側線，B：舌側線，C：コフィンワイヤー，D：拡大スクリュー，E：レジン床

唇側線（図2）

直径0.9〜1 mm（0.036〜0.040 inch）のワイヤーを用いる．原型は頰筋の力を排除する目的で側方歯部まで延長してループをなしているが，現在，一般的に使用されているタイプでは，犬歯遠心部で舌側に屈曲してレジン床に埋入し，維持されている．

前方部においては，アクチバトールの誘導線と異なり，前歯との間に0.5 mm程度のわずかな空隙を確保する．これにより，上顎前歯を舌側に移動させないようにしている．

ただし，アクチバトールから派生した装置であることを考えると，アクチバトールの誘導線と同じように前歯と接するように作製することによって，上顎前歯を舌側に移動するといった応用も可能である．

舌側線（図3）

直径0.8〜0.9 mm（0.032〜0.036 inch）のワイヤーで，上顎前歯の挺出を避ける目的で用いられる．上顎前歯の基底結節に接触するように屈曲してレジン床に埋入し，維持される．

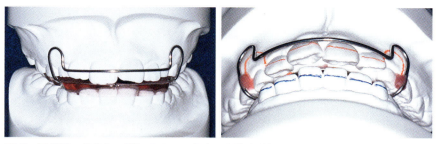

図2 唇側線．前歯との間に 0.5 mm 程度の空隙を確保する．

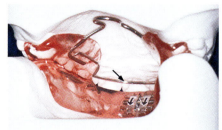  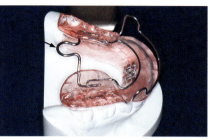 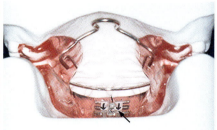

図3 舌側線　　**図4** コフィンワイヤー　　**図5** 拡大スクリュー．矢印方向に回転させると側方に拡大する．

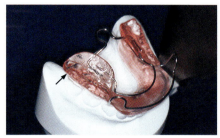 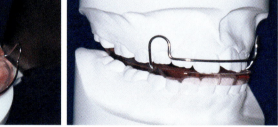

図6 レジン床　　**図7** 下顎前歯切縁の被覆

● コフィンワイヤー（図4）

直径 1〜1.2 mm（0.040〜0.048 inch）のワイヤーで，口蓋部のループにより舌背を刺激することで舌を前方に誘導して舌位・舌機能を改善する目的と，側方拡大を目的として用いられる．

口蓋から 1〜2 mm 離す．

● 拡大スクリュー（図5）

拡大量は 1/4 回転につき 0.2〜0.25 mm である．治療目標の設定により最大拡大量を決定する．

● レジン床（図6，7）

下顎前歯の挺出や唇側傾斜を避ける目的で下顎前歯切縁を被覆する（図7）．上下顎臼歯間の床は，咬合平面を超える過萌出を抑制するために削合しない場合と，逆に萌出誘導を行うために削合する場合がある．

舌側面は，舌房を確保するために平面ではなく凹面に形成する．

適応症

標準型はAngleⅠ級不正咬合とAngleⅡ級1類に適応し，Ⅲ級型はAngleⅢ級症例に，開咬型は開咬症例に適応する．また，機能異常を伴う顎関節症の患者にも応用される．

標準型とⅢ級型では構成咬合採得（p.160～163参照）における下顎の誘導方向が逆であるが，いずれの場合においても過度な構成咬合採得は行わない．

過蓋咬合の場合は，下顎前歯切縁を被覆し，舌側線を設定することによって上下顎前歯の挺出を防止し，上下顎臼歯間を削合して臼歯の挺出をはかることでオーバーバイトを改善する．

開咬の場合はその逆で，下顎前歯切縁は被覆せず，舌側線も設定せず，上下顎臼歯間の削合も行わない．

作製手順

バイオネーターの作製手順は**表**のとおりである．

表　バイオネーターの作製手順

1	印象採得，構成咬合採得	診療
2	印象と作業用模型と構成咬合位の確認	技工
3	構成咬合器への装着	技工
4	設計線の記入	技工
5	ワイヤーの屈曲と拡大スクリューの準備	技工
6	ワイヤーと拡大スクリューの試適	技工
7	分離剤の塗布	技工
8	ボクシング	技工
9	レジンの築盛，重合	技工
10	レジン分割，研磨	技工
11	作動確認，完成	技工
12	装着	診療

印象採得，構成咬合採得

印象採得および構成咬合採得は歯科医師が行う．この段階では技工操作はない．

印象と作業用模型と構成咬合位の確認

印象と作業用模型で，歯列および粘膜が正確に再現されていることが重要である．口腔内と作業用模型では軟組織の被圧縮性が異なるので，咬合採得材が浮き上がっていないかどうかも確認する．また，構成咬合が無理なく適正に採得されているかどうかを判断するために，構成咬合位が咬頭嵌合位と比較して過度に離れていたり，下顎頭が関節結節を超えるような位置になっていないかを確認する．極端な咬合位で作製された装置では，患者の協力が得られにくい．

14 バイオネーター

構成咬合器への装着

構成咬合の確認後，構成咬合器への装着を行う．咬合器は構成咬合位を三次元的に再現でき，技工作業が行いやすいものを選択する（**Part 2-13** 参照）．

設計線の記入

レジン床の外形は，臼歯部は頰側咬頭を結んだ線とし，下顎前歯部は切縁から約 3 mm 程度覆うようにする．舌側は，上顎は臼歯部のみ口蓋皺襞最終末部まで覆う形態とし，下顎は舌小帯やアンダーカット部を避けて記入する．

唇側線は，前歯の歯冠中央部を通り，犬歯近心部より垂直に立ち上げて歯頸部から約 5 mm 上方に左右対称にループを形成し，犬歯の遠心側から舌側に入れて床に維持を求める．

舌側線は，上顎前歯の基底結節上を連ねた滑らかな弧とする．

コフィンワイヤーは，口蓋部の左右第一大臼歯を結んだところにループを設定する．

ワイヤーの屈曲と拡大スクリューの準備（図 8）

唇側線は，前歯との間を 0.5 mm 程度離して屈曲する．口腔内からの装置の離脱を防止するために犬歯部で上方にループを形成するが，長すぎたり歯肉に接触したりすると装着感が損なわれるので注意する．犬歯遠心部で舌側に屈曲し，舌側部のレジン床に埋入して維持される．

舌側線は，上顎前歯の基底結節に接触するように屈曲し，レジン床に埋入して維持される．

コフィンワイヤーは，口蓋にループを形成することで舌位・舌機能を改善したり，側方拡大を行う目的で設定する．脚部はレジン床に埋入して維持されるように形態を付与する．

以上のワイヤーはいずれも装置の側方拡大時に応力が負荷されるので，破折防止のために可及的に傷をつけないように屈曲を行う．

拡大スクリューは，側方拡大の目的で下顎前歯舌側部に設定する．

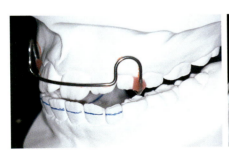

図 8-1 唇側線は上顎前歯との間を 0.5 mm 程度離して屈曲する．

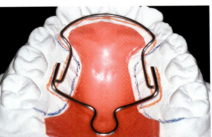

図 8-2 舌側線は上顎前歯の基底結節に接触させる．また，コフィンワイヤーは口蓋より 1～2 mm 離す．

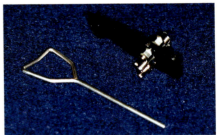

図 8-3 下顎前歯舌側部に設定する拡大スクリュー．左は拡大キー．

ワイヤーと拡大スクリューの試適

まず，屈曲したワイヤーが互いに干渉せずにレジン床に埋入できることを確認する．

次に，下顎作業用模型の前歯舌側正中部に拡大スクリューのジグが適合する幅で溝を形成し，拡大スクリューが下顎前歯舌側面から 2 mm 程度離れた位置で舌側面に沿って適合するようにジグを削合する．

分離剤の塗布

レジン築盛時の石膏との分離を確実にするために分離剤を塗布し，乾燥させる．

ボクシング（図9）

各種ワイヤーと拡大スクリューの仮着を行う．このとき，拡大スクリューに付属したジグを手指で把持すると拡大スクリューの位置づけが容易となる．ジグはレジン築盛時に拡大スクリューのネジ穴にレジンが固着することを防止し，装置完成後に下顎正中部分を左右に分割する作業を容易にするので，レジン重合完了まで除去しない．

レジン築盛時に不要部分への流出を防止するため，ワックスやシリコーンゴム印象材を用いてボクシングを行う．

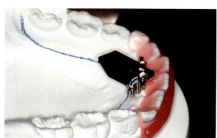 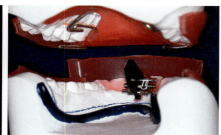

図9 拡大スクリューに付属したジグはネジ穴にレジンが固着することを防止し，装置完成後の分割作業を容易にするので，レジン重合完了後に除去する．レジン築盛準備として分離剤を塗布した後，各種ワイヤーと拡大スクリューを仮着し，ボクシングを行う．

レジンの築盛，重合（図10）

レジン築盛は筆積法，ふりかけ法，スプレッド法などがあるが，いずれの手法を用いるにせよあらかじめ習熟してから行う．レジン床の厚さは床縁で2 mm程度，側方歯舌側面で2～3 mm，拡大スクリュー部で1.5 mm程度であるが，臼歯の挺出を目的として上下顎臼歯間の削合を行う場合は，削合による影響を想定して厚さの決定を行う．

レジン築盛では，まず最初に咬合面へのレジン築盛を上下顎別々に行い，硬化前に咬合器の上弓と下弓を結合して舌側床部分の築盛を行う．レジン築盛後は加圧重合を行い，気泡の発生を防止する．

重合完了後，ボクシング時に使用したワックスやシリコーンゴム印象材を除去し，温水を用いて残留モノマーの除去を行う．

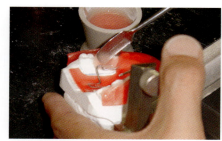 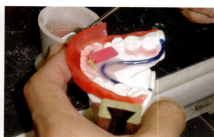 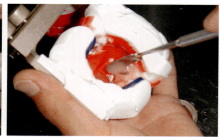

図10-1 上顎咬合面へのレジンの築盛　　**図10-2** 下顎咬合面へのレジンの築盛　　**図10-3** 咬合器の上弓，下弓を結合し，舌側床部分の築盛を行う．

分割，研磨（図11）

拡大スクリューのジグを除去し，拡大スクリューが作動できるように糸鋸でレジン床を左右に分割する．

レジン床の分割後は，通法に従って研磨を行う（**Part 2-13**参照）．

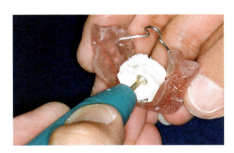

図11　研磨

作動確認，完成

拡大スクリューが正常に作動するかどうかを確認して完成とする．

技工指示書記入時のポイント

① 治療目的に適した構成咬合採得や設計が行われているかどうかを確認する．
② 印象採得時における咬頭嵌合位の情報があるほうが望ましい．
③ 上下顎臼歯間のレジン削合などを行う場合は，その旨を記入する．

症例

過蓋咬合，大臼歯関係の改善

患者は初診時9歳11か月の女児で，上顎前歯の突出を主訴に来院した（**図12-1〜3**）．過蓋咬合を伴う下顎骨の後退に起因した骨格性上顎前突と診断し，治療方針として，下顎骨の成長発育促進を目的としてバイオネーターの装着を行うこととした（**図12-4〜6**）．

11歳5か月時よりバイオネーターを装着したところ，バイオネーターを装着して1年8か月後に大臼歯関係がAngle I級となり，オーバーバイト，オーバージェットも良好となった（**図12-7〜9**）．

Part 2 各種矯正装置の作製方法と適応

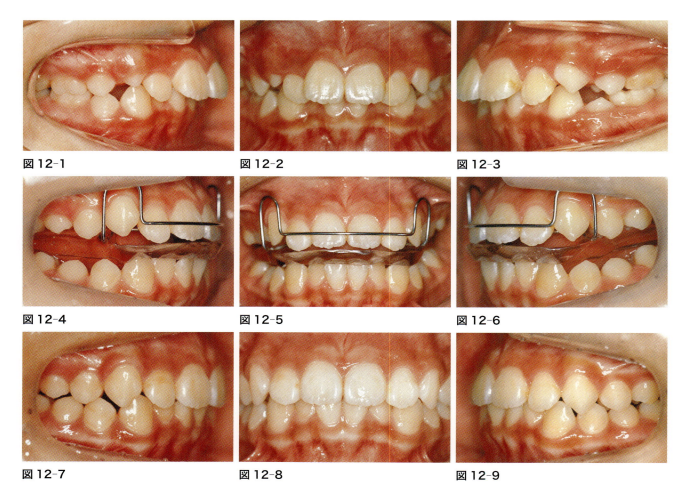

図 12-1　図 12-2　図 12-3
図 12-4　図 12-5　図 12-6
図 12-7　図 12-8　図 12-9

装置の応用について

　バイオネーターの唇側線は，アクチバトールの誘導線とは異なり，前歯との間に 0.5 mm 程度のわずかな空隙を確保する．これにより，上顎前歯を舌側に移動させないようにするのがオリジナルの作製法であるが，アクチバトールから派生した装置であることを考えると，アクチバトールの誘導線と同じように前歯と接するように作製することによって，上顎前歯を舌側に移動するといった応用も可能である．

装置使用における留意点

　バイオネーターは可撤式矯正装置であり，構成咬合位において作製されるので，患者の協力を得るためにも良好な装着感が重要である．したがって，患者の協力が得られない場合には，まず最初に装置の使用感が悪くないかどうかを検討する必要がある．構成咬合に無理がないか，舌房が極度に狭くなっていないか，側方拡大の速度に無理がないかなどである．叢生が認められる症例においては，バイオネーターの使用に先立ってレベリングが有効な場合もある．
　また，拡大スクリューによる側方拡大時においては，唇側線，舌側線，コフィンワイヤーのすべてに応力が負荷されるため，変形して当初の目的とは異なる歯の移動が生じる場合もあるので，必要に応じて屈曲や切断などを行う．

※右ページのリーフレットを使用する場合は，Part 2-10（p.133）のネジ回し表もあわせてお使い下さい．

バイオネーターを装着された患者さん，保護者の方へ

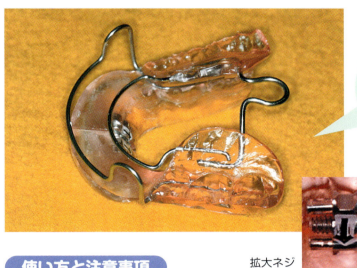

拡大ネジ

・成長期に効果があります．
・下あごの成長を促進する効果があります．
・かみ合わせを浅くする効果があります．
・ネジがあるタイプの場合は，あごの幅を広げる効果があります．
・取り外しが可能な装置です．

使い方と注意事項

・この装置は，歯にピタッとついていないのが普通の状態です．
・この装置を入れてかんだとき，前歯でかむようにつくられています．奥歯や違うところで無理にかもうとすると壊れる原因になります．必ず前歯でかんで下さい．
・1日に少なくても12時間（睡眠時間を含む）は使用して下さい．
（短時間ずつでも，合計12時間以上使用すれば効果が出ます）
・個人差はありますが，使用時間が長いほど効果が出ます．
・はじめはしゃべりづらく，飲みこみづらいと思いますが，慣れれば気になりません．
・慣れるまでは，寝ているときに装置が外れることがあります．
・食事や間食をするときや歯を磨くときは，装置を外して下さい．
・装置を外したときは，ケースに入れて保管して下さい．
・歯を磨くときは，装置も歯ブラシで汚れを取って下さい．
・変形の原因になりますので，熱湯には浸さないで下さい．
・来院するときは，装置を装着してきて下さい．

＜拡大ネジの調整＞
・キーホールに拡大キーを入れ，矢印（↑）の方向へ次のキーホールが見えるまで回して下さい．
・指示どおりの頻度で回して下さい．（　　　　に1回・　　回／　　週間）

こんなときは連絡を！

・装置が変形したり，壊れたとき．
・装置が入らなくなったとき．
・痛くて装置が使用できないとき（ただし，装置を入れはじめて1週間程度は，少し痛みや違和感があることがあります）．
・その他，気になることがありましたら，担当医もしくはスタッフまでお気軽におたずね下さい．

Ⓒ医歯薬出版株式会社

15 バイトジャンピングアプライアンス（B. J. A.）

宮澤　健，酒井直子，後藤滋巳，岡山直樹

装置の概要

バイトジャンピングアプライアンスは，Sanderによって発案された機能的矯正装置で，他の機能的矯正装置のように上下顎一体ではなく，上下顎別々に構成されている．

バイトジャンピングアプライアンスは以下の特徴を有している．

① 下顎がかみ込むことによって下顎の斜面板がガイドバーに沿って滑り，下顎骨は結果として構成咬合の位置へ前方誘導される．
② 長いガイドバーと斜面板の作用によって，上下顎がかみ込んでいない状態，すなわち睡眠中などで開口している状態においても下顎の前方位が維持される．
③ 上下顎別々の装置であるため，上下顎一体の装置では効果が少ない上顎骨の成長発育抑制の効果が認められる．
④ ガイドバーと斜面板の角度を変化させることにより，ハイアングルやローアングルなどのフェイシャルパターンに応じた成長発育のコントロールが可能である．
⑤ 上下顎別々に，拡大と歯の移動が可能である．
⑥ ハイプルヘッドギアなど他の装置との併用が可能である．
⑦ 装着しても比較的会話が行いやすく，患者の違和感が少ない．
⑧ 他の機能的矯正装置と同様，十分な骨格的成長を望めない症例は禁忌である．

装置の構成

バイトジャンピングアプライアンスの外形はホーレータイプリテーナー（**Part 2-21**）とほぼ同じで，それに加えガイドバー，斜面板，拡大スクリュー，維持装置より構成される（**図1**）．

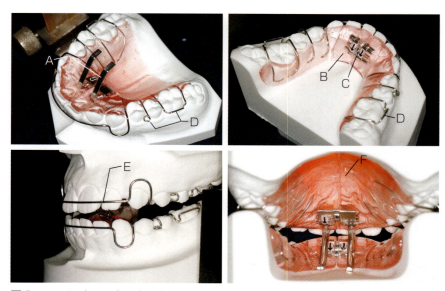

図1 バイトジャンピングアプライアンス
A：ガイドバー，B：斜面板，C：拡大スクリュー，D：維持装置，E：誘導線，F：レジン床

ガイドバー（図2）

上顎装置に組み込まれる．左右ガイドバーの間に拡大スクリューが組み込まれており，装置を装着しながら側方拡大することができる．

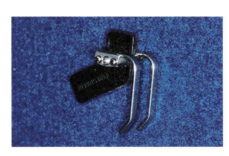

図2 バイトジャンピングアプライアンスに用いるスクリュー付ガイドバー（上顎）

斜面板（図3）

下顎の前歯舌側部に組み込まれ，ガイドバーを誘導する．

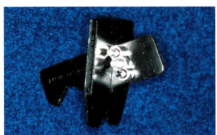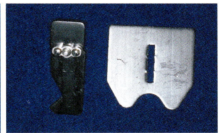

図3 スクリュー付斜面板形成用プレート（下顎）

拡大スクリュー

上顎，下顎それぞれに組み込まれる．

維持装置

上下顎ともに第一大臼歯にはアダムスのクラスプが装着され，小臼歯には三角クラスプまたはボールクラスプが装着される．直径0.7 mm（0.028 inch）のワイヤーを用いる．

誘導線

直径0.8 mm（0.032 inch）のワイヤーを用いる．

レジン床

舌側と口蓋粘膜部を覆う．床縁は歯の舌側歯頸部より1 mm床アップして接触させる．

適応症

バイオネーターやフレンケルの装置などの機能的矯正装置と同様，成長期の骨格性Ⅱ級症例に適している．

作製手順

バイトジャンピングアプライアンスの作製手順は**表**のとおりである．

表　バイトジャンピングアプライアンスの作製手順

1	印象採得，構成咬合採得	診療
2	作業用模型の作製，構成咬合器への装着	技工
3	構成咬合位の確認	技工
4	設計線の記入	技工
5	ワイヤーの屈曲	技工
6	斜面板とガイドバーの装着	技工
7	調整，研磨，完成	技工
8	装着	診療

印象採得，構成咬合採得

Part 2-13，14 などを参照．

作業用模型の作製，構成咬合器への装着（図4）

作業用模型と構成咬合を採得したワックスバイトによって上下顎関係を確認し，構成咬合器に装着する（**Part 2-13**参照）．上下顎の離開量を再現でき，操作性が良好な構成咬合器を使用することが望ましい．

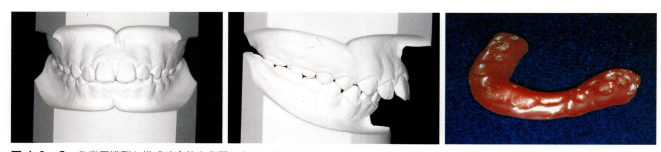

図4-1～3　作業用模型と構成咬合位を印記したワックスバイト

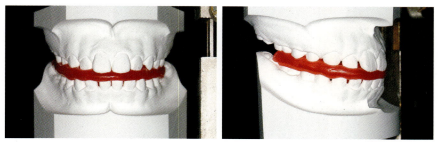

図4-4，5　構成咬合位を採得したワックスバイトを用いて，構成咬合器に装置する．

構成咬合位の確認（図5）

通常の構成咬合採得では上下顎前歯に1～2mm程度の離開量を有する．

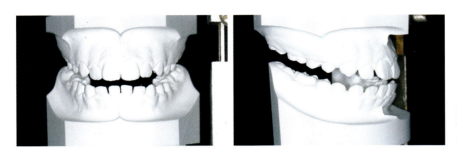

図5　ワックスバイトを取り除き，構成咬合位を確認する．通常は前歯で1～2mmの離開量を有する．

設計線の記入（図6）

レジン床の外形については上下顎ともにホーレータイプリテーナーやラップアラウンドタイプリテーナー（**Part 2-21**）とほぼ同様である．

ワイヤーは，誘導線が前歯の歯冠中央部を通って，犬歯近心部で歯頸部方向にループを形成し，犬歯遠心から舌側に入る．

上下顎第一大臼歯にはアダムスのクラスプを通法に従って記入し（**Part 2-8参照**），第一・第二小臼歯間には三角クラスプまたはボールクラスプを設計する．

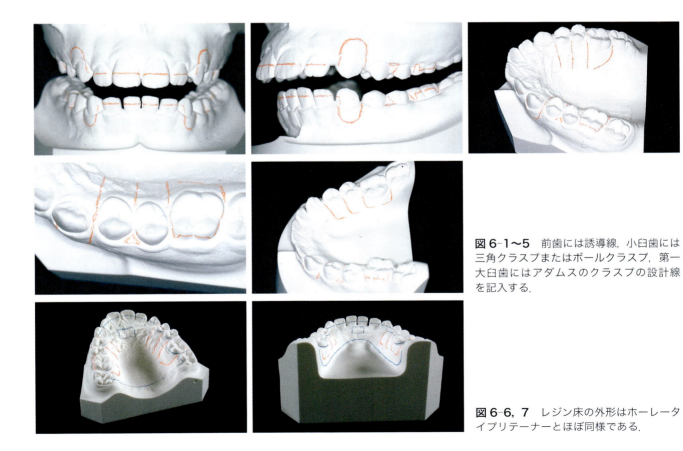

図6-1～5　前歯には誘導線，小臼歯には三角クラスプまたはボールクラスプ，第一大臼歯にはアダムスのクラスプの設計線を記入する．

図6-6，7　レジン床の外形はホーレータイプリテーナーとほぼ同様である．

ワイヤーの屈曲（図7）

設計線に沿ってワイヤーの屈曲を行う．誘導線のループ部は，歯肉を傷つけないように1mm程度離して屈曲する．

アダムスのクラスプ，三角クラスプについては，臼歯が萌出途中のことが多いため臨床歯冠の確保が難しいが，維持機能を発揮できるように歯頸部に点接触するように屈曲する．

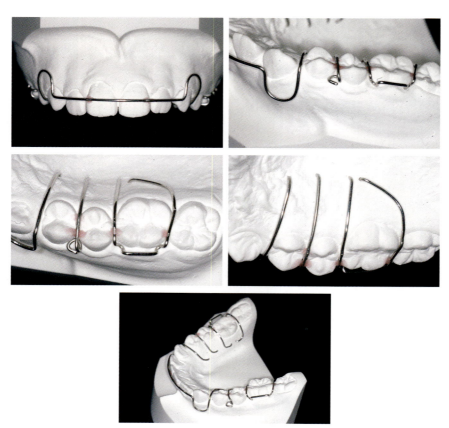

図7　ワイヤー屈曲後

斜面板とガイドバーの装着（図8）

上顎はスクリュー付ガイドバー（図2），下顎はスクリュー付斜面板形成用プレートを用いる（図3）．

まず，下顎の斜面板から作製する．この斜面板の角度決定がバイトジャンピングアプライアンスの機能を発揮させるためにもっとも重要であるため，角度を正確に決定するためのジグをつくっておくとよい．このジグにより咬合平面に対して55°，60°，65°の3種類の角度を斜面板に付与できる（フェイシャルパターンにより，ここでは60°を付与している）．斜面板形成用プレートの角度を調整し，下顎作業用模型の前歯舌側歯頸部にワックスで仮着する．

次に，常温重合レジンを混合し，下顎作業用模型と斜面板形成用プレートの間に流し込む．その際，気泡が入らないように注意する．下顎のレジン床部もおおまかにレジンを流して外形をつくっておくと効率的であり，レジンを盛り足しながらレジン床外形と厚みを整える．重合後は斜面板形成用プレートを除去するので，プレート上の余分なレジンは取り除いておくとよい．

斜面板形成用プレートを除去した後は，斜面板は滑沢なレジン平面となっているので，これ以降は斜面板の修正，研磨などは行わない．

下顎の斜面板完成後は，上顎ガイドバーの装着に入る．下顎斜面板にガイドバーを仮置きし，ガイドバーと斜面板をぴったり適合させ，かつ上顎口蓋部とスクリューが接するように位置決めをした後，上顎の作業用模型を外してガイドバーと斜面板をワックスで仮着する．

その後，下顎と同様，上顎にもレジンを築盛してレジン床外形と厚みを整えてから，上下顎模型を咬合器に装置し，上顎レジン床とガイドバーを連結する．その際，スクリュー周囲はレジンが入り込みにくいので注意し，また上顎のレジンがたれて下顎装置と固着しないようにする．

Part 2 各種矯正装置の作製方法と適応

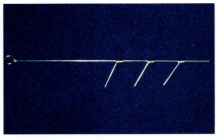

図8-1 斜面板の角度決めに用いる自作のジグ．角度が55°，60°，65°となっている．

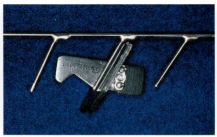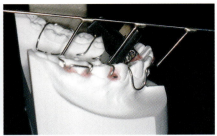

図8-2，3 斜面板の角度を咬合平面から60°に設定した．

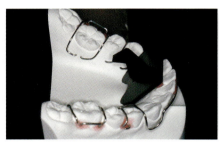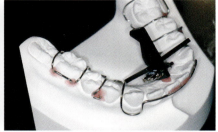

図8-4，5 下顎の斜面板形成用プレートをワックスで仮着する．

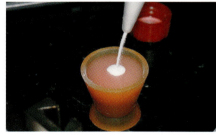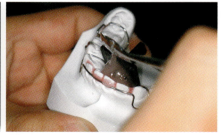

図8-6，7 上顎に先行して下顎にレジンを築盛し，斜面板の形成を行う．

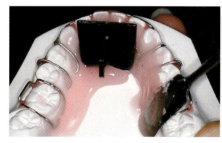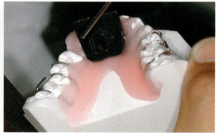

図8-8，9 舌側のレジン床部にレジンを築盛する．

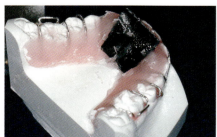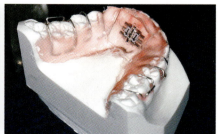

図8-10 レジン築盛直後

図8-11 重合後，斜面板形成用プレートを除去したところ

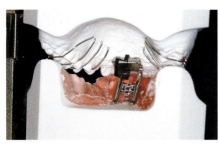
図8-12 下顎の斜面板にガイドバーを適合させて位置決めを行う．

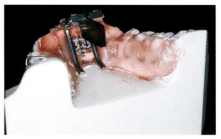
図8-13 斜面板とガイドバーをワックスで仮着する．

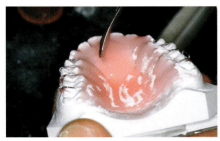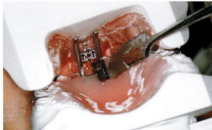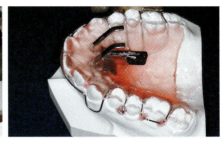
図8-14〜16 上顎のレジン築盛を行い，重合する．

調整，研磨，完成
上顎の重合が終了したら，上下顎それぞれ床の調整と研磨を行い，完成となる．

技工指示書記入時のポイント
① 構成咬合位について記入する．
② ハイアングルやローアングルなどのフェイシャルパターンを記入する．
③ ガイドバー，斜面板の角度について，55°，60°，65°のどれを選択するかを記入する．

症例
下顎の後退位の改善
患者は初診時11歳7か月の女児で，上顎前突を主訴に来院した．大臼歯関係はAngle Ⅱ級でオーバージェットは＋11 mmと大きく，過蓋咬合を呈していた（図9-1〜3）．ANB角は7.5°で上顎前歯の唇側傾斜を伴う骨格性Ⅱ級症例と診断し，治療方針として，バイトジャンピングアプライアンスを用いて下顎骨の成長発育促進と上顎骨の成長発育抑制を行うこととした．

装置装着前は，下顎は上顎に対し後方位を示していたが，下顎の閉鎖にともなってガイドバーと斜面板が接触し，ガイドバーに沿って下顎が前方に押し出され，その結果，下顎前方位が維持されている（図9-4〜7）．また，下顎安静位においてもガイドバーが斜面板に接触しているため，常に下顎を前方に誘導する矯正力が働いている．

バイトジャンピングアプライアンスを装着して2年3か月後，大臼歯関係はAngle Ⅰ級となり，オーバージェットは＋5.5 mmに減少した．また，オーバーバイトも＋2 mmに改善した（図9-8〜10）．骨格的にも下顎の前方への成長発育が認められ，ANB角は5.5°に減少した．

Part 2 各種矯正装置の作製方法と適応

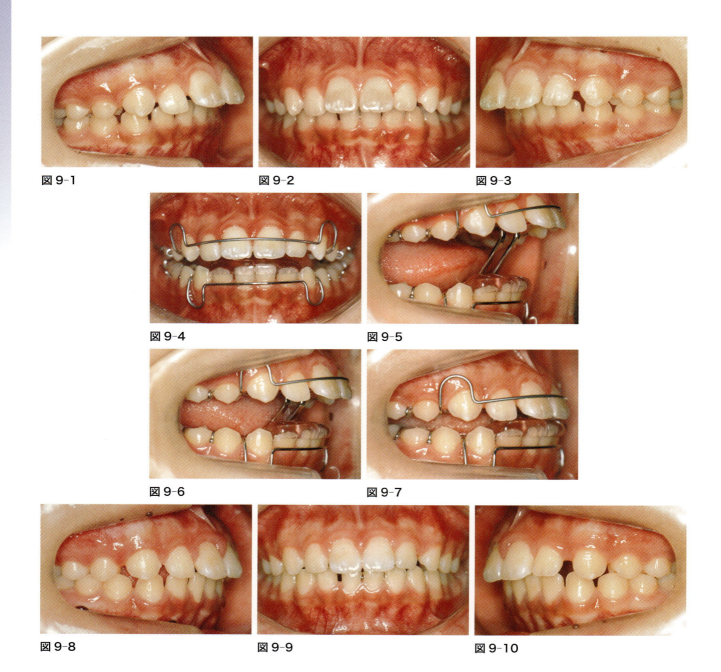

図 9-1　　　　　　　図 9-2　　　　　　　図 9-3

図 9-4　　　　　　　図 9-5

図 9-6　　　　　　　図 9-7

図 9-8　　　　　　　図 9-9　　　　　　　図 9-10

装置の応用について

バイトジャンピングアプライアンスの改良型として，シンプルバイトジャンピングアプライアンス（S-B.J.A.）がある．外形はインビジブルリテーナーとほぼ同じで，熱可塑性樹脂で歯列を覆う．適応症，作用機序，効果はバイトジャンピングアプライアンスと同様である．

従来のバイトジャンピングアプライアンスと比較して以下の特徴を有する（**図10**）．

① クラスプの屈曲が必要なく，技工操作が容易である．
② 歯の萌出や拡大にともない適合が悪くなった際に，リベースによって調整ができる．
③ クラスプがないため，側方歯の萌出を阻害しない．
④ 咬合面を覆ったり，削合することによって，個々の歯の挺出防止や萌出のコントロールが行える．
⑤ 口腔衛生状態が不良になりやすい．

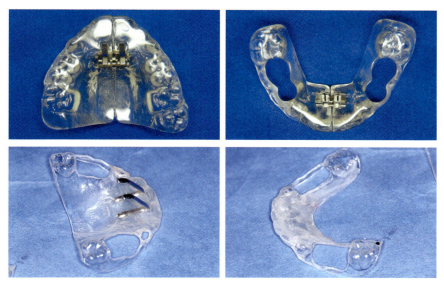

図10 シンプルバイトジャンピングアプライアンス

下顎の後退位の改善

患者は初診時8歳11か月の男児で，上顎前突を主訴に来院した．大臼歯関係はAngle II級で，オーバージェットは+7 mmと大きく，過蓋咬合を呈していた（**図11-1〜3**）．ANB角は8°で上顎前歯の唇側傾斜を伴う骨格性II級症例と診断し，治療方針として，シンプルバイトジャンピングアプライアンスを用いて下顎骨の成長発育促進と上顎骨の成長発育抑制を行うこととした．装着中は，常に下顎を前方に誘導する矯正力が働いた（**図11-4〜7**）．

シンプルバイトジャンピングアプライアンスを装着して1年9か月後，大臼歯関係はAngle I級となり，オーバージェットとオーバーバイトはともに+2 mmに改善した（**図11-8〜10**）．下顎骨の前方への成長発育が認められ，ANB角は6°に減少した．

Part 2 各種矯正装置の作製方法と適応

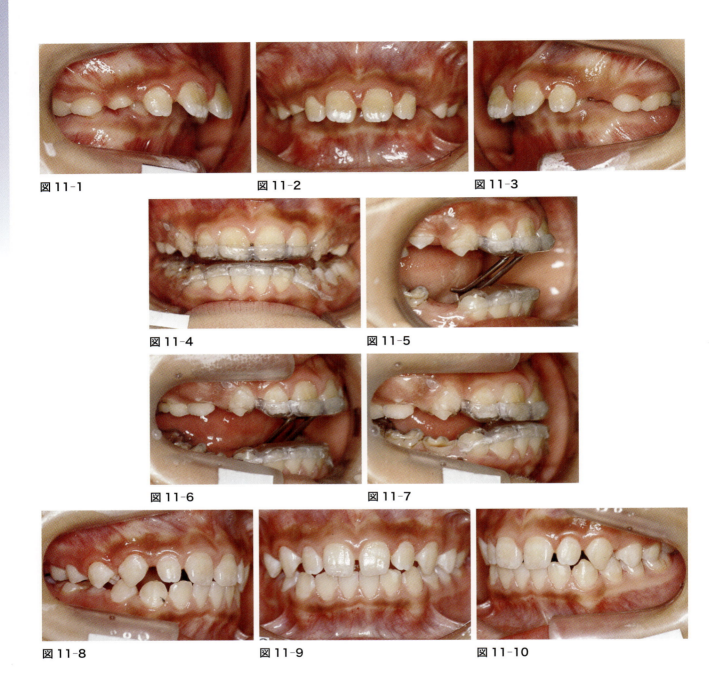

図11-1　　　　　図11-2　　　　　図11-3
図11-4　　　　　図11-5
図11-6　　　　　図11-7
図11-8　　　　　図11-9　　　　　図11-10

装置使用における留意点

　バイトジャンピングアプライアンスは装着して会話をすることで下顎を前方に誘導し，より効果を発揮するので，装置装着中は可能な限り積極的に会話することを推奨する．

※右ページのリーフレットを使用する場合は，Part 2-10（p.133）のネジ回し表もあわせてお使い下さい．

バイトジャンピングアプライアンスを装着された患者さん，保護者の方へ

床装置タイプ と マウスピースタイプ があります　　　　拡大ネジ

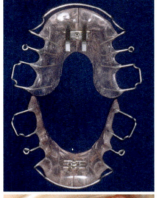
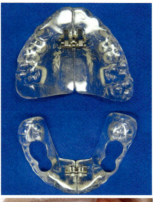
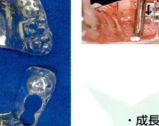
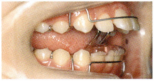
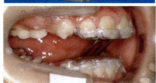

- 成長期に効果があります．
- 下あごの成長を促進する効果があります．
- かみ合わせを浅くする効果があります．
- ネジを回すことで，あごの幅を広げることが可能です．
- 取り外しが可能な装置です．

使い方と注意事項

- 装置を装着してかんだとき，下あごが前に誘導されて，前歯でかむようにつくられています．
- 1日に少なくても12時間（睡眠時間を含む）は使用して下さい．
  （短時間でも，合計12時間以上使用すると効果があります）
- 個人差はありますが，使用時間が長いほど効果があります．
- はじめはしゃべりづらく，飲みこみづらいと思いますが，慣れれば気になりません．
- 食事や間食をするときや歯を磨くときは，装置を外して下さい．
- 装置を外したときは，ケースに入れて保管して下さい．
- 歯を磨くときは，装置も歯ブラシで汚れを取って下さい．
- 変形の原因になりますので，熱湯に浸さないで下さい．
- 来院するときは，装置を装着してきて下さい．

＜拡大ネジの調整＞
- キーホールに拡大キーを入れ，矢印（↑）の方向へ次のキーホールが見えるまで回して下さい．
- 指示どおりの頻度で回して下さい．（　　　　　　に1回）

こんなときは連絡を！

- 装置が変形したり，壊れたとき．
- 装置が入らなくなったとき．
- 痛くて装置が使用できないとき（ただし，装置を入れはじめて1週間程度は，少し痛みや違和感があることがあります）．
- その他，気になることがありましたら，担当医もしくはスタッフまでお気軽におたずね下さい．

ⓒ医歯薬出版株式会社

16 ハーブストアプライアンス

二木克嘉，槇　宏太郎，押切利幸

装置の概要

ハーブストアプライアンスは，1909年，ベルリンにおけるInternational Dental Congress で Herbst によって原型が紹介された固定式の機能的矯正装置であり，装着することにより下顎を任意の前方位で機能させることが可能となる．1934年，Herbst と Schwarz により本装置の臨床例が報告され，その後，1979年の Pancherz の報告により再び注目された．

重篤な Angle Ⅱ級不正咬合に対してもっとも有効であると考えられている．

装置の構成

ハーブストアプライアンスは上下顎にまたがって作用する装置であり，テレスコープ状に伸縮自在な二重構造部分が維持バンドに固定されている．二重構造部分はチューブ，プランジャー，2つのピボット，2つの固定スクリューより構成されている（**図1**）．このような構造により，下顎を前方位に維持する．

前方運動のほか，連結部のあそびによって側方運動も可能であるが，構成咬合位より後方へは運動できない．

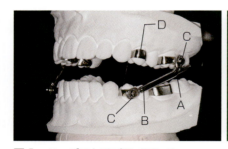 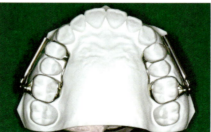 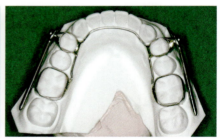

図1　ハーブストアプライアンス
A：チューブ，B：プランジャー，C：ピボット，D：維持バンド

チューブ

チューブの長さは通常，前歯が切端咬合の関係になるように調整する．

プランジャー

プランジャーの長さは，チューブから離脱しないように最大限に保たれなければならないが，長すぎるとチューブの後方に飛び出し過ぎて上顎第一大臼歯遠心の頰粘膜を傷つけてしまうので注意する．

ピボット

チューブのピボットは通常，上顎第一大臼歯の維持バンドに鑞付けされ，プランジャーのピボットは下顎第一小臼歯の維持バンドに鑞付けされる．上顎のピボットはなるべく頰側遠心部に，下顎のピボットはなるべく頰側近心部に鑞付けする．

左右のプランジャーが側方面観では平行に，正面観および咬合面観では対称になるように，ピボットを鑞付けする．

維持バンド

上顎は第一小臼歯と第一大臼歯に装着し，舌側に連結されたセクショナルアーチワイヤー（直径0.9〜1.2 mm）によるパーシャルアンカレッジとなる．

下顎は第一小臼歯と第一大臼歯に装着し，リンガルアーチ（直径0.9〜1.2 mm）での連結によるトータルアンカレッジとなる．

最近のハーブストアプライアンスでは，維持バンドに大きな負荷が加わり破折するのを防ぐため，代わりに既製冠やキャストスプリントを用いたり，マルチブラケット装置のワイヤーにピボットを装着するものが考案されている．

適応症

下顎の前方運動のほか，連結部のあそびによる側方運動は可能であるが，構成咬合位より後方へは運動できないため，下顎の成長発育促進が行える．したがって，成長期の骨格性Ⅱ級不正咬合の患者に特に有用である．また，成長のピークを過ぎたがまだ成長能力のある思春期後期の患者でも，可撤式の機能的装置に比べて残っている成長力を短期間に利用することができるため有用である．

さらに鼻気道閉塞のある患者や習慣性いびき症の患者，閉塞性睡眠時無呼吸の患者のほか，非協力的な患者の治療に対しても使用できる．

作製手順

ハーブストアプライアンスの作製手順は**表**のとおりである．

表　ハーブストアプライアンスの作製手順

1	印象採得，構成咬合採得	診療
2	作業用模型の作製，調整	技工
3	構成咬合位の確認，構成咬合器への装着	技工
4	ワイヤーの屈曲	技工
5	ワイヤーとピボットの鑞付け	技工
6	チューブとプランジャーの調整，装着	技工
7	研磨，完成	技工
8	装着	診療

印象採得，構成咬合採得

維持バンドを装着する歯の近遠心を歯間分離し（**Part 2-1** などを参照），維持バンドを適合させて印象採得を行う．

次に，構成咬合採得を行う（**Part 2-13** 参照）．

作業用模型の作製，調整（図2）

維持バンドを印象面に接着剤などで固定し，石膏を注入する（**Part 2-1** などを参照）．その際，維持バンドの浮き上がりに注意する．

作業用模型を作製したら，後の鑞付け操作を容易にするため，鑞付け部内面に1層ワックスを流しておく．また，作業用模型上の気泡や維持バンド，石膏面に付着している接着剤の被膜などを除去し，鑞付けやリンガルアーチの屈曲・適合を容易にするため，維持バンドを装着した歯の歯頸部や下顎前歯舌側歯頸部の歯肉部などを削除する．

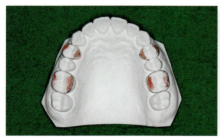
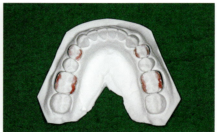

図2-1，2 鑞付け操作を容易にするために，鑞付け部内面に1層ワックスを流しておく．

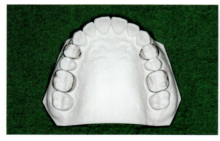
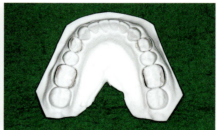

図2-3，4 ワックス除去後の作業用模型

構成咬合位の確認，構成咬合器への装着

構成咬合位の確認では，作業用模型は口腔内と異なり軟組織部の被圧縮性がないため，咬合採得材が浮き上がっていないかどうかも確認する必要がある．

構成咬合位の確認後，上下顎作業用模型を咬合採得材を介して構成咬合器に装着する（**Part 2-13** 参照）．

ワイヤーの屈曲

上顎のセクショナルアーチワイヤーは，咬合時に下顎舌側咬頭と干渉するのを避けるため，歯頸部寄りに適合させる．

下顎のリンガルアーチは下顎前歯の基底結節に接触させ，維持バンド舌側面のほぼ中央付近に適合させる．

ワイヤーとピボットの鑞付け（図3）

屈曲した各種ワイヤーと，チューブやプランジャーを装着するためのピボットを維持バンドに鑞付けする．上顎のピボットは維持バンド頬側遠心に，下顎のピボットは頬側近心に鑞付けする．鑞付けを強固にするため，歯の豊隆に合うようにピボットの鑞付け面をカーボランダムポイントで削除しておくとよい．4つのピボットを仮着後，位置を確認してから鑞付けを行う．

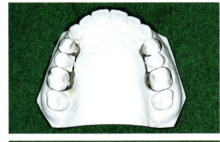
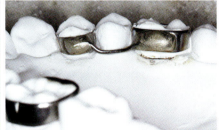

図3-1，2 上顎のセクショナルアーチワイヤーは，下顎舌側咬頭との干渉を避けるために歯頸部寄りに適合させる．

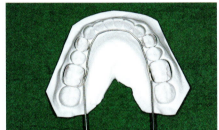
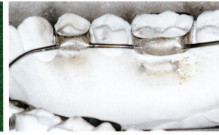

図3-3，4 下顎のリンガルアーチは，前歯の基底結節に接触させ，維持バンド舌側面のほぼ中央に適合させる．

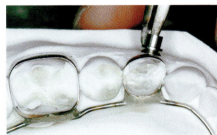
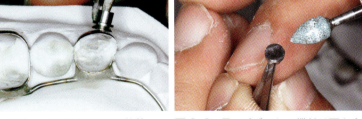

図3-5 ピボットの鑞付け面の調整前　　図3-6，7 ピボットの鑞付け面を歯の豊隆に合うようにカーボランダムポイントを用いて削除する．

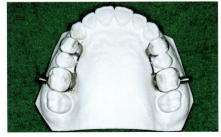
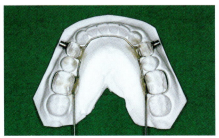

図3-8，9 ピボットの仮着

チューブとプランジャーの調整，装着（図4）

ピボット間距離に合わせてチューブとプランジャーの長さを調整する．調整後，プランジャーをチューブに挿入し，構成咬合器上で開閉運動がスムーズに行えるかどうかをチェックする．必要に応じてチューブとプランジャーのピボット孔部分の拡大，またはチューブとプランジャーのヘッド部分の屈曲を行うことで，スムーズな開閉運動と下顎の側方運動範囲の増加が可能となる．このような調整は，下顎が側方運動を行う際の歯や維持バンドに対する負担を減少させる．

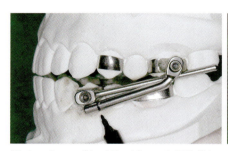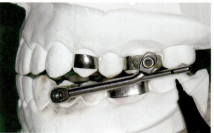

図4　チューブとプランジャーを仮装着して調整する．

研磨，完成（図5）

ワイヤーや維持バンドが変形しないように作業用模型から装置を取り外し，チューブとプランジャーの切断面や鑞付け部分の形態修正および研磨を行って完成とする．

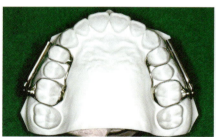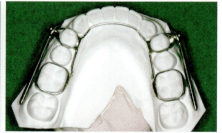

図5-1，2　研磨後にチューブとプランジャーを装着した状態

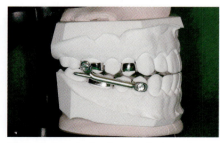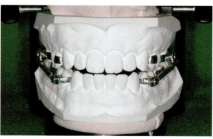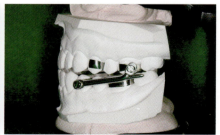

図5-3〜5　完成したハーブストアプライアンス

技工指示書記入時のポイント

前歯を固定源に加える場合，もしくは前歯の排列を行う場合は，あらかじめピボット部へのチューブの鑞付けが必要となる．

症例

上顎骨の過成長と下顎骨の劣成長に起因する骨格性上顎前突の改善

患者は初診時14歳9か月の男子で，過蓋咬合を主訴に来院した．上顎過成長と下顎劣成長による前後的な骨格の不調和が認められた（**図6-1，2**）．治療方針として，左右第二大臼歯の鋏状咬合の改善のためにマルチブラケット装置で上顎歯列をレベリングし（**図6-3，4**），その後，ハーブストアプライアンスを使用することとした（**図6-5～7**）．装置の設計としては，維持バンドの破折を考慮し，バンドタイプではなくキャストスプリントタイプを用いた．反作用による下顎前歯の唇側傾斜を抑えるため，下顎舌側歯頸部に主線を通し，下顎前歯舌側歯頸部最下点で軽く接触させて左右のキャストスプリントを連結した．

思春期後期である15歳8か月時（手指および手根骨のエックス線写真から求めた骨成熟度指数は92.5％）にハーブストアプライアンスを装着したところ，10か月後に上下顎関係の改善が得られた（**図6-8，9**）．2|2は矮小歯だったため補綴処置を行い，保定後も下顎位は安定した（**図6-10，11**）．

* 本症例では初診時に顎関節症を有しており，触診により左右顎関節にクリックが認められ，MRI所見より左側関節円板の復位性部分的外側前方転位，右側下顎頭内側の骨棘形成が認められた．しかし，ハーブストアプライアンスを装着して7か月後のMRI，パノラマエックス線所見では，関節円板の完全復位，下顎頭のリモデリングが認められた．

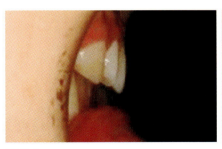

図6-1

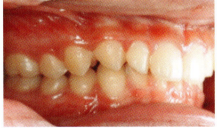

図6-2

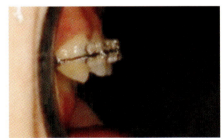

図6-3

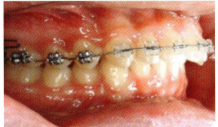

図6-4

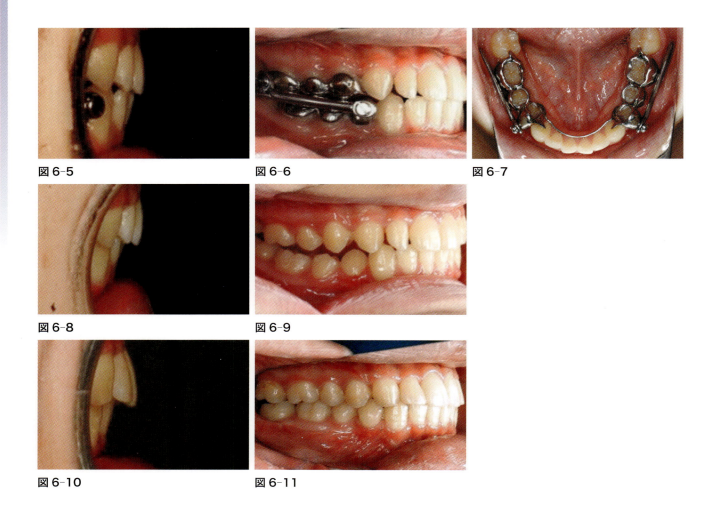

図 6-5　　　　　図 6-6　　　　　図 6-7

図 6-8　　　　　図 6-9

図 6-10　　　　図 6-11

装置使用における留意点

　装置装着後，患者に口を開閉させながら伸縮自在のメカニズムを確認する．このとき，チューブとプランジャーに干渉があるときは取り除く必要がある．また，下顎位の確認を行い，必要があればチューブを短くしたり，プランジャーにスペーサーを挿入するなどの補正を行う．反作用として下顎前歯の唇側傾斜や上顎大臼歯の遠心移動を生じることもあるので注意する．
　患者にハーブストアプライアンスの機能を説明し，最初の1週間程度は不快感を覚える可能性があり食事もしづらいが，やがて装置に適応して不快感が減少することを知らせる．また，口を開けたときにチューブからプランジャーが抜けてもすぐに直せるよう練習させる．

ハーブストアプライアンスを装着された患者さん，保護者の方へ

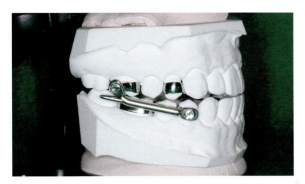
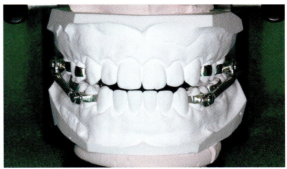

- 上あごと下あごに別々に装着された装置をつないだものです．つなぎめは伸縮自在のメカニズムになっています．
- 下あごの成長を促進する装置です．

使い方と注意事項

- 患者さん自身で取り外すことはできません．
- はじめはしゃべりづらく，飲みこみづらいと思いますが，慣れれば気になりません．
- はじめは食事がしづらいと思いますが，慣れれば気になりません．ただし，繊維質のネギやえのきなどは小さく切って食べるようにして下さい（ワイヤーに絡まります）．
- 取り外しができないため歯磨きがしにくいと思いますが，しっかり磨いて下さい．歯磨きの方法については，担当医や歯科衛生士の指示に従って下さい．
- はじめは気になりますが，指や舌で触らないようにして下さい．
- 口を開けたときに上あごと下あごの装置のつなぎめが抜けることがあります．担当医よりつなぎめの直し方を教わっている場合はその指示に従って下さい．

こんなときは連絡を！

- 装置が変形したり，壊れたり，外れたとき．
- 1週間程度経過しても慣れないとき．
- その他，気になることがありましたら，担当医もしくはスタッフまでお気軽におたずね下さい．

ⓒ医歯薬出版株式会社

17 フレンケルの装置（ファンクションレギュレーター）

北城紗和，石川博之

装置の概要

フレンケルの装置は Fränkel によって考案された可撤式矯正装置で，頬や口唇などの異常機能圧を排除し，機能が低下した筋を活性化させることで良好な咬合関係を獲得する機能的矯正装置である．

フレンケルの装置は以下の特徴を有している．

① バッカルシールド，ラビアルパッドにより頬圧や口唇圧が排除され，歯，歯槽骨に舌圧のみが作用するため，歯列弓が拡大する．また，シールドやパッドの辺縁が粘膜を介して骨膜を牽引するため，骨が新生し，安定した歯列の拡大効果が得られる．

② 下顎遠心咬合に使用されるフレンケルの装置では，リンガルパッドが下顎舌側歯肉に接触することで反射的に下顎が前方位をとり，成長発育促進の効果が得られる．

装置の構成

フレンケルの装置は，唇・頬側のバッカルシールドとラビアルパッド，舌側のリンガルパッド，これらを連結する各種ワイヤーより構成される（**図1**）．

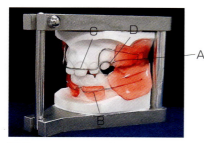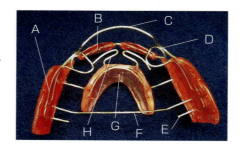

図1 フレンケルの装置
A：バッカルシールド，B：ラビアルパッド，C：唇側線，D：犬歯のループ，
E：オクルーザルストップ，F：口蓋弧線，G：リンガルパッド，H：下顎舌側線

バッカルシールド

レジンでつくられ，おもに頬筋の異常機能圧を排除する目的で用いられる．歯肉頬移行部の粘膜を牽引することで，歯槽基底部の側方への成長発育も促す．

ラビアルパッド

レジンでつくられ，おもに下口唇やオトガイ筋の異常機能圧を排除する目的で用いられる．歯肉唇移行部の粘膜を牽引することで，歯槽基底部の前方への成長発育も促す．

リンガルパッド

レジンでつくられ，下顎を構成咬合位へ導き，その位置で安定させる．

ワイヤー

ワイヤー類はバッカルシールドやラビアルパッド，リンガルパッドを適切な位置に保持すると同時に，装置を口腔内に安定させる．補強，連結，支持およびガイドを目的とする部位にはやや太いワイヤー（直径0.9〜1.2 mm），歯を積極的に移動させる部位には細いワイヤー（直径0.5〜0.7 mm）を使用する（唇側線，犬歯のループ，下顎舌側線は直径0.9〜1.0 mm，口蓋弧線は直径1.0〜1.2 mmのワイヤーを使用）．

唇側線は，左右のバッカルシールドを連結し，安定させる．また，切歯に接触させることで歯を移動させることもできる．

犬歯のループは，上顎において装置の維持を補助する．

オクルーザルストップは，装置の上方への動きを制限し，垂直方向に対して装置を維持する．

口蓋弧線は，左右のバッカルシールドを連結し，側方方向に対して装置を維持する．

下顎舌側線は，切歯の舌側方向への移動を制限する．また，リンガルパッドと同様に，下顎を構成咬合位へ導き安定させる．

適応症

混合歯列期に特に適する装置で，おもに口腔周囲筋群の異常機能圧を排除することによって歯列弓を拡大する．上下顎骨の前後的および左右的関係の改善も期待できる．

不正咬合の種類によって装置の形態が異なり，以下の4つのタイプに大別される．

① タイプⅠ：Angle Ⅰ級，Angle Ⅱ級 1類
② タイプⅡ：Angle Ⅱ級 1類，Angle Ⅱ級 2類
③ タイプⅢ：Angle Ⅲ級
④ タイプⅣ：上下顎前突，開咬

作製手順

フレンケルの装置（タイプⅠ）の作製手順は**表**のとおりである．

表 フレンケルの装置（タイプⅠ）の作製手順

1	印象採得，構成咬合採得	診療
2	作業用模型の作製，調整	診療／技工
3	構成咬合器への装着	技工
4	設計線の記入	技工
5	リリーフ	技工
6	ワイヤーの屈曲	技工
7	ワイヤーの固定	技工
8	シールドの作製	技工
9	研磨，完成	技工
10	装着	診療

印象採得，構成咬合採得（図2）

印象採得のポイントは，歯槽基底部の形態を作業用模型に正確に再現することである．アルジネート印象材を用いて，歯列歯槽部全体および歯肉唇・頰移行部の印象を十分に採得する．

印象材を練和する際，混水比をやや固めに調整すると，歯肉唇・頰移行部の印象採得が容易になるが，口腔前庭が浅くなった状態で印象採得されることが多いので，作業用模型作製後にトリミング調整が必要となる．

構成咬合採得は，パラフィンワックスを軟化して棒状に丸めたアーチ型のワックスバイトを用意しておき，直接，患者の口腔内で行う（p.160〜163参照）．

別の方法として，上顎臼歯の咬合面と口蓋部にパラフィンワックスを圧接して咬合床を作製し，左右臼歯相当部に咬合挙上堤を形成したワックスバイトを作製してもよい．

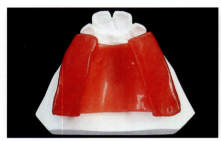 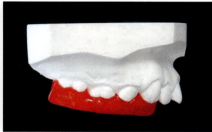 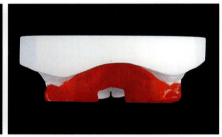

図2 上顎臼歯の咬合面と口蓋部にパラフィンワックスを圧接して咬合床を作製し，左右臼歯相当部に咬合挙上堤を形成したワックスバイトを作製する．

作業用模型の作製，調整（図3）

印象に石膏を注入し，硬化後，石膏表面の気泡を取り除く．

次に上下顎の小臼歯から大臼歯にかけての歯肉頰移行部と下顎前歯の歯肉唇移行部をトリミングする．このトリミング調整は患者の来院時に行い，歯肉唇・頰移行部の石膏が十分にトリミングできているかどうかを，患者の口腔内を直接，触診しながら確認する．正確にトリミングが行われれば，装置装着時の過剰伸展による潰瘍形成を防止でき，また，適度な組織伸展による基底部の成長発育を促す．

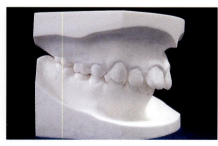 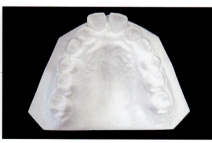 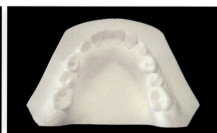

図3-1〜3 作業用模型の作製

17 フレンケルの装置（ファンクションレギュレーター）

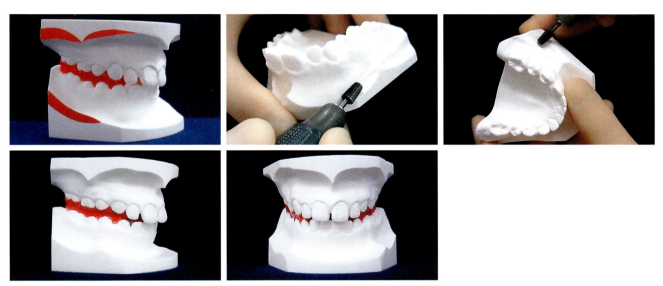

図 3-4〜8　上下顎の小臼歯から大臼歯にかけての歯肉頬移行部と下顎前歯の歯肉唇移行部をトリミングする．

構成咬合器への装着（図4）

作業用模型の基底面にアンダーカットを入れ，さらに構成咬合位を採得したワックスバイトを咬合させた状態で，上下顎模型をビンディングワイヤーで固定し，構成咬合器に装着する．

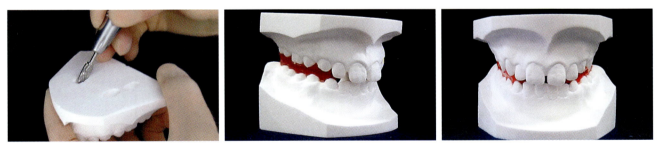

図 4-1　作業用模型の基底面にアンダーカットを入れる．　　図 4-2, 3　構成咬合位が採得されたワックスバイトを咬合させる．

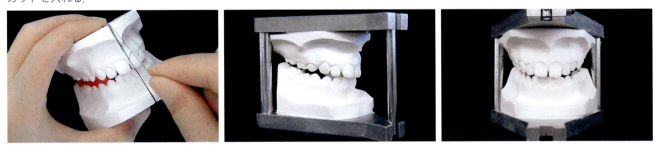

図 4-4〜6　上下顎模型をビンディングワイヤーで固定し，構成咬合器に装着する．

Part 2 各種矯正装置の作製方法と適応

設計線の記入（図5）

　バッカルシールドは，トリミングにより形成された上下顎小臼歯から大臼歯にかけての歯肉頬移行部を上縁とし，ラビアルパッドは，下唇小帯を避けて下顎前歯の歯肉唇移行部を下縁とする．

　上顎唇側線は，4前歯の歯冠中央部を通って側切歯の遠心から歯肉側へ垂直に立ち上がり，犬歯歯肉相当部を包むようにループを形成してバッカルシールドへと移行する．下顎唇側線は，バッカルシールドとラビアルパッドを連結するもので，下唇小帯を避ける．

　犬歯のループは，上顎犬歯の唇側歯頸線を通り，近心で舌側へ入って犬歯を一周し，さらに遠心から犬歯・第一小臼歯間を通って頰側へぬける．その後，バッカルシールド内に移行する．

　口蓋弧線は，上顎左右最後臼歯の近心間を結んだ線で，その両端はバッカルシールド内に固定され，そこでUターンして最後臼歯咬合面でオクルーザルストップとなる．

　下顎舌側線は，犬歯舌側から中切歯舌側まで歯冠中央部を通り，中切歯の近遠心的中央でUターンして，リンガルパッド内に固定される．

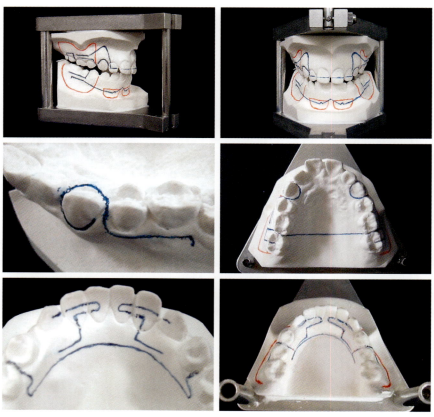

図5　設計線の記入

17 フレンケルの装置（ファンクションレギュレーター）

リリーフ（図6）

　計設線に沿って，歯列歯槽弓の拡大量に相当する厚みでワックスリリーフを行う．ワックスが厚すぎると，作製した装置のシールドが歯列歯槽弓から離れすぎてしまい，装置装着が困難となって患者の協力が得られにくくなる．一般的には，歯の部分で3 mm，歯槽部では2.5 mm以内が望ましい．ワックスリリーフの辺縁は，石膏をトリミングして調整した歯肉頰移行部までとする．

　リリーフが終了したら，以後の作業を上下顎に分けて進めるため，咬合平面の高さで分割する．このとき，ワックスの厚みを確認する．

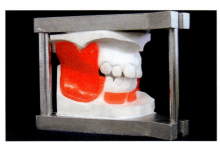 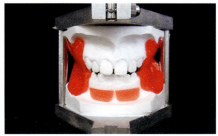

図6-1，2　設計線に沿ってワックスリリーフを行う．

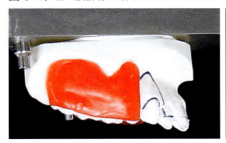 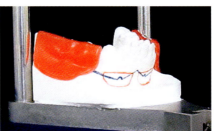

図6-3，4　咬合平面の高さで上下に分割する．

ワイヤーの屈曲

　ピーソのプライヤーやヤングのプライヤーを用いて設計線に沿って屈曲するが，ワイヤーを傷つけないように注意する．

　口腔前庭側のワイヤーは歯槽部から1.5 mm以上離れないようにし，口蓋および下顎舌側のワイヤーは粘膜との距離が0.75 mm以上離れないようにする．また，レジンで覆われるワイヤーは，覆ったワックスの表面から0.75 mm以上離れないようにする．ワックスに近接しすぎているとレジンで十分に被覆することができなくなり，ワイヤーを確実にレジンの中に維持することができない．

● ワイヤーの固定（図7）

　屈曲したワイヤーを作業用模型に固定する．レジンで被覆しない部位は固定剤やワックスで固定し，レジンで被覆する部分は先端部をワックスに向けて垂直に曲げ，適切な長さに切断してワックス内に固定する．

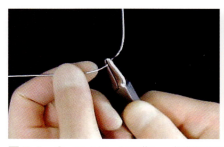
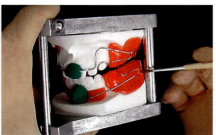

図7-1, 2 ワイヤーを屈曲し，作業用模型に固定する．

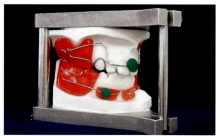
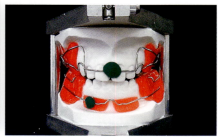

図7-3, 4 ワイヤーの固定

● シールドの作製（図8）

　常温重合レジンを使用してふりかけ法で作製する．レジンを築盛する前に作業用模型やワックス表面とワイヤーとの間隔を再度チェックし，分割していた臼歯部のワックスを溶かして上下顎を接合させる．

　レジンの添加が終了したら，十分な硬化時間を待って研磨に移行する．

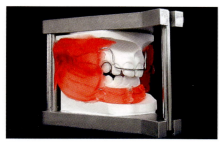
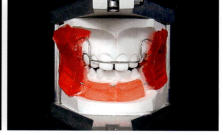

図8 シールドの作製（レジン重合）

研磨，完成（図9，10）

ワイヤー部分の変形がないように十分注意する．

まず，スタンプバーを用いて，表面と辺縁のバリを取り除く．

次に，ワイヤーを作業用模型に固定した際にワックスに埋め込んだ部分の先端部がシールドの内側に突出しているので，カーボランダムポイントを用いて注意深く削除する．

バッカルシールド，ラビアルパッドの辺縁は，鋭利にならないように特に注意しながら研磨する．

最後に，シールドとパッド全体を滑沢に研磨する．

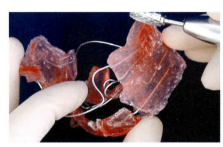 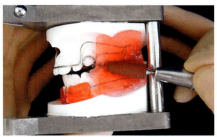

図9　シールドの研磨

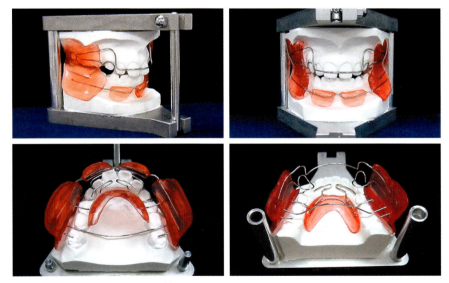

図10　完成したフレンケルの装置

技工指示書記入時のポイント

① 研磨などの作業時にワイヤーを変形させないように注意する．
② シールド辺縁が短くなりすぎないように注意させる（シールドの辺縁は適度な刺激が加わるように患者の口腔内で調整しながら装着する）．

症例
下顎骨の成長発育促進と上下顎狭窄歯列の改善

　患者は初診時7歳6か月の男児で，上顎前歯の突出と，叢生を主訴に来院した．頭部エックス線規格写真の分析結果から，下顎骨の劣成長による骨格性上顎前突が認められた．また，口腔周囲筋の異常機能圧による上下顎歯列の狭窄が認められ，永久歯の萌出スペース不足が予想された．さらに，著しいエナメル質低形成も認められ，固定式装置の適用が困難と考えられた（図11-1〜3）．そこで治療方針として，フレンケルの装置（タイプⅡ）を使用して下顎骨の成長発育促進および上下顎歯列の側方拡大を行い，永久歯の萌出スペース不足の解消をはかることとした（図11-4〜6）．構成咬合は，大臼歯関係がAngle I級になるように採得した．

　フレンケルの装置を装着して2年後，初診時と比較して下顎骨の前方への成長発育と上下顎歯列の側方拡大が認められた（図11-7〜9）．永久歯の萌出後，マルチブラケット装置による治療に移行する予定である．

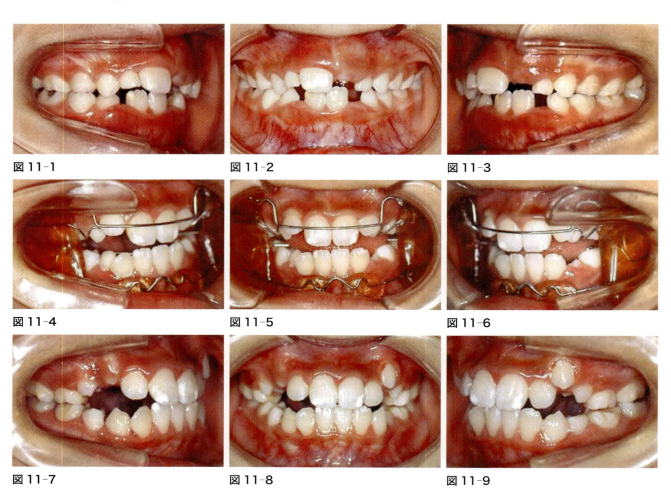

図 11-1　図 11-2　図 11-3
図 11-4　図 11-5　図 11-6
図 11-7　図 11-8　図 11-9

装置使用における留意点

　可撤式矯正装置のため，患者の理解と協力が必須となる．初めは診療室で数時間（可能であれば半日）装着させて，口腔前庭部の粘膜の状態を確認したり，装着感を聞くなどの対処をすることが望ましい．また，ワイヤーの変形がないように，十分に注意して取り扱うことを指示する．

フレンケルの装置を装着された患者さん，保護者の方へ

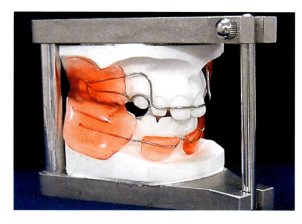
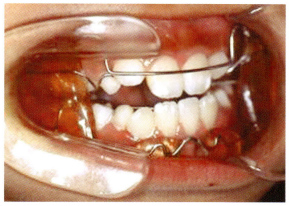

- 上あごと下あごの成長バランスを改善する装置です．
- 上あごと下あごの幅を広げることも可能です．
- 取り外しが可能な装置です．

使い方と注意事項

- 取り外しが可能な装置ですが，原則24時間の装着が必要です．
  （具体的な装着時間は担当医の指示に従って下さい）
- 個人差はありますが，使用時間が長いほど効果が期待できます．
- はじめはしゃべりづらく，飲みこみづらいと思いますが，慣れれば気になりません．
- お風呂に入るとき，食事のとき，歯を磨くとき，激しいスポーツをするときは，装置を外して下さい．
- 装置を外したときは，ケースに入れて保管して下さい．
- 歯を磨くときは，装置も歯ブラシで汚れを取って下さい（複雑な構造の装置なので，1週間に一度の割合で矯正装置専用の洗浄剤を併用すると，より効果的です）．
- 変形の原因になりますので，熱湯に浸さないで下さい．
- 装置を変形させないように気をつけて下さい．
- 来院するときは，装置を装着してきて下さい．

こんなときは連絡を！

- 装置が変形したり，壊れたとき．
- 装置が入らなくなったとき．
- 痛くて装置が使用できないとき（ただし，装置を入れはじめて1週間程度は，少し痛みや違和感があることがあります）．
- その他，気になることがありましたら，担当医もしくはスタッフまでお気軽におたずね下さい．

Ⓒ 医歯薬出版株式会社

18 リップバンパー

山之内 香，石川博之

装置の概要

歯列に下口唇による過度の力が加わると，下顎前歯の叢生や舌側傾斜を惹起することがある．また，下口唇を吸うような口腔習癖が存在する患者では，上顎前歯の唇側傾斜を惹起し，オーバージェットの過大が生じることが多い．このような下口唇の異常機能圧を排除することを目的として，リップガードやリップハビットアプライアンスなどの装置があったが，1966 年に Subtelny らによりリップバンパーとして報告された．

リップバンパーは，下口唇の異常機能圧の排除による下顎前歯の唇側移動の結果，オーバージェットが低減し，叢生を改善することができる．また，機能圧の利用により，下顎大臼歯の遠心移動や加強固定を行うことも可能である．

可撤式のものでは患者自身が唇側線を大臼歯のチューブに挿入し装着するが，唇側線をチューブに鑞付けしたり，結紮線により固定する場合もある．

装置の構成

リップバンパーは，バンパー付きの唇側線と，装置を維持するチューブ付きの維持バンドより構成される（**図1**）．

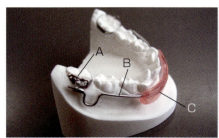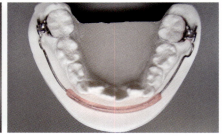

図1 リップバンパー
A：維持バンド，B：唇側線，C：バンパー

維持バンド

下顎第一大臼歯に装着する場合がほとんどであるが，遠心移動を必要とする第二大臼歯に装着することもある．

維持バンド頰側面にチューブを鑞付けまたはスポット溶接し，唇側線の後端を挿入することで着脱が可能となる．

唇側線

頰圧を間接的に排除し，また，バンパーに加わった機能圧を維持歯に伝達する．直径 0.9〜1 mm（0.036〜0.040 inch）のワイヤーを用い，チューブの手前に調節用ループを付与してストッパーの役割をもたせるとともに，バンパーの位置の調整や回転防止を行う．

バンパー

下口唇に接触し，下顎前歯に加わる口唇圧を排除する．

唇側線をレジンで被覆したものやワイヤーの屈曲によるものがあり，前面は下口唇に接触し，後面は下顎前歯に接触しないように2～5 mm前方に設定する．

垂直的には，下顎前歯切縁から約7 mm下方の歯頸部付近に唇側線を設定し，これを中心として帯状にする．バンパー上縁は，上顎前歯に接触させないようにする．

適応症

混合歯列期に下顎歯列に単独で使用できるが，ディスクレパンシーの解消を目的として上顎のヘッドギアなど他の装置と併用することもある．また，永久歯列期のマルチブラケット装置と併用することもできる．

① 下口唇の異常機能圧の強い歯性の上顎前突（上顎前歯の唇側傾斜，下顎前歯の舌側傾斜を伴う場合）
② 下口唇の異常機能圧が強く，下顎前歯の舌側傾斜を伴う叢生
③ 下顎大臼歯の加強固定や遠心移動
④ 吸唇癖，咬唇癖の除去

作製手順

バンパー部分に既製品を利用することも可能であるが，ここではバンパーをレジンで作製する方法を解説する．また，維持バンドへのチューブの付与には，リップバンパー用のコンビネーションチューブをスポット溶接して鑞付けで補強する方法が主流であり，ここではコンビネーションチューブを利用した方法について解説する．

リップバンパーの作製手順は**表**のとおりである．

表　リップバンパーの作製手順

1	維持バンドの適合，チューブの溶接，印象採得	診療
2	作業用模型の作製，設計線の記入	技工
3	チューブの鑞付け	技工
4	唇側線の屈曲	技工
5	バンパーの作製	技工
6	研磨，完成	技工
7	装着	診療

維持バンドの適合，チューブの溶接，印象採得（図2）

歯間分離を行い（**Part 2-1**などを参照），維持バンドを適合させた後，ポジショニングゲージを用いて臨床歯冠長の中央の高さをマーキングする．対合歯とチューブの干渉が予想される場合は，歯頸部寄りにマーキングする．近遠心的には，近心頰側咬頭頂の直下にチューブ近心端を一致させる．

その後，維持バンドを撤去し，マーキングを参照してコンビネーションチューブをスポット溶接する．チューブは，下顎第一大臼歯の頰側咬頭頂を連ねた仮想線と平行に溶接する．チューブには，ジンジバルオフセットタイプを用いるとよい．

チューブ溶接後，維持バンドを歯に戻し，チューブのアンダーカット部をユーティリティワックスでブロックアウトして印象採得を行う．バンパーの設計の参考とするために，上顎も印象採得を行う．

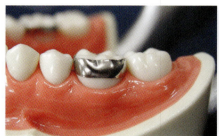

図2-1 維持バンドの適合

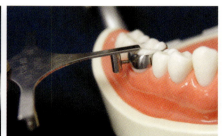

図2-2 ポジショニングゲージによる維持バンドへのマーキング

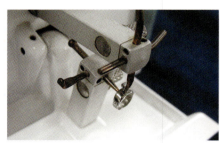

図2-3 スポットウェルダーを用いたチューブの溶接

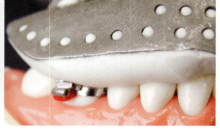

図2-4 ユーティリティワックスによるチューブ下部のブロックアウトと印象採得

＊実際は口腔内で行うが，ここでは模型を用いて解説している．

作業用模型の作製，設計線の記入（図3）

チューブを鑞付けで補強するため，維持バンド内面の鑞付け相当部にパラフィンワックスを1層流し，採得された印象面にピンで固定して石膏を注入する．石膏硬化後にピンを抜き，チューブが下顎第一大臼歯の頰側咬頭頂を連ねた仮想線と平行であることを確認する．

次に，設計線を記入する．唇側線の垂直的な位置は下顎前歯歯頸部付近とし，チューブの高さに向かってなだらかに延長する．唇側線に付与する調節用ループは，遠心脚部がチューブに接するように記入する．

バンパーは，下顎左右犬歯遠心の間で，高さ5〜6 mmの帯状とする．オトガイ筋との過度な接触を避けるために下縁部を緩やかなカーブに形成することもある．上縁部は，上顎の作業用模型を参考にして上顎前歯に触れない位置とする．

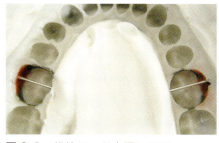

図 3-1 維持バンド内面にパラフィンワックスを 1 層流してピンで固定する．

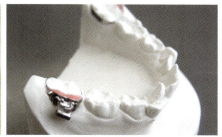

図 3-2 作業用模型の完成

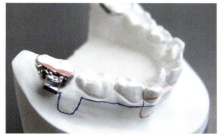

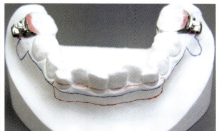

図 3-3, 4 設計線の記入

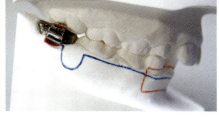

図 3-5 対合歯のチェック

🔵 チューブの鑞付け（図 4）

チューブを鑞付けする際は，チューブ内部に鑞が進入するのを防止するため，チューブの近遠心端にアンチフラックス（鉛筆の芯で代用できる）を塗布する．接合部に銀鑞を流して鑞付けを行い，鑞付け後は，チューブ内部に鑞が流れていないかどうかを確認する．

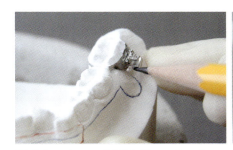

図 4-1 チューブ近遠心端へのアンチフラックスの塗布

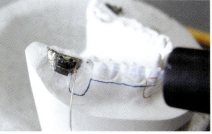

図 4-2 鑞付け

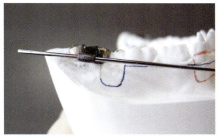

図 4-3 ワイヤーによるチューブ内部の確認

🔵 唇側線の屈曲（図 5）

作業用模型上の設計線に沿って唇側線を屈曲する．ワイヤーは，チューブの内径に合った直径のものを使用する．

まず，前歯部を滑らかな弧を描くように手指で屈曲し，左右のチューブ間の幅径に合わせて長さを調節する．これをチューブに挿入し，下顎前歯唇側面に接触させた状態で，チューブの近心 2 mm の部分をマーキングする．

次に，マーキング部から調節用ループを垂直に屈曲し，遠心脚部をチューブに接触させる．ループの高さは 5～7 mm，幅は 5 mm とする．

屈曲後，唇側線が下顎前歯唇側面から 3～4 mm 前方にあること，垂直的な位置が設計線に一致していることを確認し，必要があればループで調節する．

Part 2 各種矯正装置の作製方法と適応

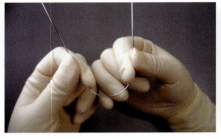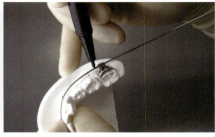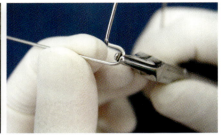

図5-1〜3 唇側線に滑らかな弧を付与し，チューブの近心2 mmの部分をマーキングした後，垂直ループを屈曲する．

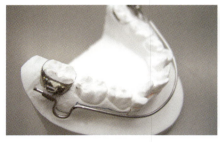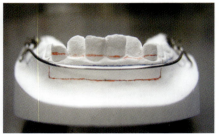

図5-4, 5 唇側線を作業用模型に戻し，下顎前歯唇側面との距離が3〜4 mm離れていることを確認する．

バンパーの作製（図6）

まず，バンパーの設計線とその周囲を厚さ3 mm程度のパラフィンワックスで覆い，唇側線を戻してワックス表面からの距離が1 mm程度確保されていることを確認する．

次に，結紮線で唇側線とチューブを仮固定し，バンパー形成のための枠をユーティリティワックスで作製して，常温重合レジンをふりかけ法で築盛して唇側線を完全に覆う．

硬化後，バンパーを取り出し，バンパー後面の確認を行って，不足分は筆積法で補う．

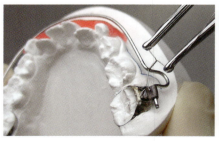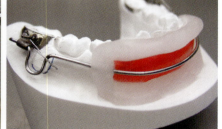

図6-1 リリーフと唇側線の仮固定　　**図6-2** ユーティリティワックスによるボクシング

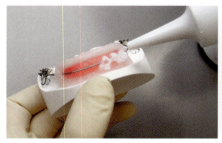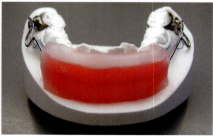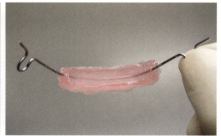

図6-3〜5 レジンの築盛

研磨，完成（図7）

通法に従って研磨を行う．バンパーは帯状に粗研磨し，最終研磨を行う．バンパー前面は粘膜に触れるため，特に滑沢に仕上げるように注意する．

洗浄を行った後，口腔内へ試適する．バンパーの下縁は違和感が強いため，チェアサイドで緩やかなカーブ状に削ってもよい．

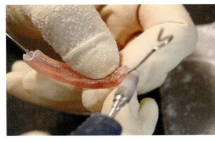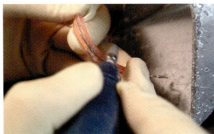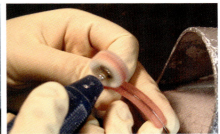

図7-1〜3　バンパーの粗研磨と最終研磨

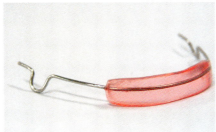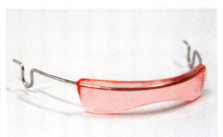

図7-4　帯状のバンパー　　図7-5　下縁をカーブ状に削合したバンパー

技工指示書記入時のポイント

① バンパーの上縁が上顎前歯に干渉しないように，設計線の記入から研磨まで対合の上顎模型を用いて確認することを指示する．
② バンパー後面から下顎前歯唇側面までの距離を指示する．

症例

下顎永久歯の萌出スペースの獲得

患者は初診時9歳8か月の男児で，将来的な永久歯の萌出スペースの不足を指摘されて来院した．側方歯交換期であり，下顎前歯に叢生が認められた（図8-1〜3）．また，頭部エックス線規格写真を分析した結果，下顎前歯に軽度な舌側傾斜が認められた．予測される叢生量が軽度であるため，治療方針として，リップバンパーを使用して下顎大臼歯の遠心移動と下顎前歯の舌側傾斜の改善を行い，側方歯の萌出スペースの確保を行うこととした．

6|6に維持バンドを装着し（図8-4，5），上顎にはヘッドギアを併用して，リップバンパーは食事中を除き終日使用するように指示した．予定した6|6の遠心移動終了後は，リンガルアーチに変更して7|7の萌出まで観察を行った（図8-6，7）．

リップバンパーを装着して2年後，7|7の萌出が完了し，下顎の永久歯列が完成した（図8-8〜10）．

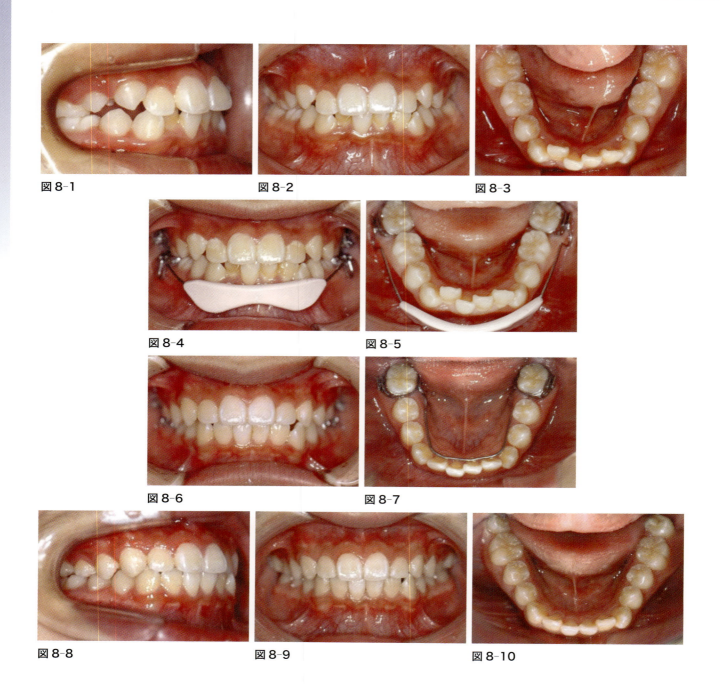

図 8-1
図 8-2
図 8-3
図 8-4
図 8-5
図 8-6
図 8-7
図 8-8
図 8-9
図 8-10

装置使用における留意点

　筋の機能力を利用した可撤式矯正装置であり，その効果は患者の装置使用状況に左右されるため，治療に対する協力度に注意する．また，下顎前歯の唇側傾斜と下顎大臼歯の遠心移動によりオーバーバイトが減少しやすいので，オーバーバイトが小さい症例ではオーバーバイトの変化に注意する必要がある．

リップバンパーを装着された患者さん，保護者の方へ

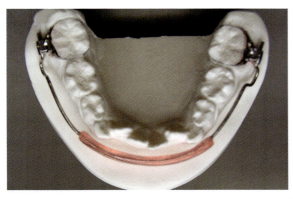
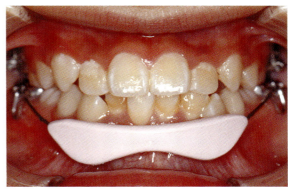

・くちびるによる力が，前歯に伝わらないようにする装置です．
・奥歯を後ろへ動かす効果があります．
・取り外しができるタイプと取り外しができないタイプがあります．

使い方と注意事項

・取り外しができる場合でも，原則 24 時間の装着が必要です．
・慣れるまでは装置がくちびるにあたってすれたり，口内炎ができる可能性があります．

＜取り外しができるとき＞

・食事や間食をするときや歯を磨くときは，装置を外して下さい．
・装置を外すときは，両方同時にゆっくり引き抜いて下さい．
・装置を外したときは，ケースに入れて保管して下さい．
・食事や間食の後は，歯磨きをしてから装置をつけて下さい．
・装置をつけるときは，左右平行にして奥歯の装置の穴に静かに押し込んで下さい．
・着脱時にワイヤーを変形させないように注意して下さい．
・来院するときは，装置を装着してきて下さい．

こんなときは連絡を！

・装置が変形したり，壊れたとき．
・装置が入らなくなったとき．
・奥歯につけている装置が外れて浮いてしまっているとき．
・痛みが強いとき（ただし，装置を入れはじめて 1 週間程度は，少し痛みや違和感があることがあります）．
・その他，気になることがありましたら，担当医もしくはスタッフまでお気軽におたずね下さい．

Ⓒ医歯薬出版株式会社

19 舌癖除去装置

1 タングガード（リンガルアーチタイプ）

田渕雅子，春上雅之，後藤滋巳

装置の概要

　舌癖または吸指癖に起因する開咬の矯正歯科治療には，従来から舌癖除去装置などの器械的方法と筋機能療法（MFT）などの機能的方法の2通りの方法が行われてきた．

　舌癖除去装置には，タングガード，タングクリブ，タングウォール，パラタルクリブなどがあるが，これらを総称して「タングガード」とよばれている．舌側に設けた一種の栅状のガード部（舌圧遮断部）やレジンブロックにより舌の突出や吸指癖を物理的に不可能にし，正しい舌の位置と正常嚥下運動を学習させると同時に，歯（特に前歯）・歯槽骨に対する舌圧を排除することを目的として用いられる．

　固定式と可撤式があるが，リンガルアーチタイプは固定式の装置である．

装置の構成

　リンガルアーチタイプのタングガードは，主線，ガード部，維持バンドより構成される（**図1**）．

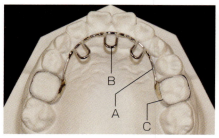
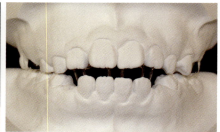
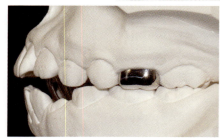
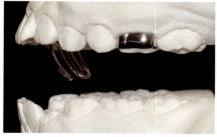
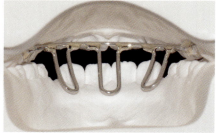

図1 リンガルアーチタイプのタングガード
A：主線，B：ガード部，C：維持バンド

主線

直径 0.9 mm（0.036 inch）のワイヤーを用いる．左右の維持バンド間を連結し，維持歯を加強固定する．

ガード部

直径 0.9 mm（0.036 inch）のワイヤーで 3～4 個の U 字型のループを屈曲する．ループの長さは，下顎前歯歯頸部を超えて可能な限り長くするが，下顎舌側歯肉，口腔底，舌小帯などに傷害を与えないように注意する．上下顎の模型を用意し，作業用模型上で下顎舌側歯肉に接しないように屈曲し，口腔底から 2 mm ほど離すように設定するとよい．

維持バンド

上顎第一大臼歯もしくは第二乳臼歯に装着する．タングガードを使用する際には，舌圧によってタングガードが前方に押され，維持歯が近心移動することが考えられるので，上下顎大臼歯の近遠心関係により維持バンドを装着する位置を考慮する．

適応症

吸指癖，弄舌癖，舌突出癖などの不良習癖が原因となって上顎前突，下顎前突，開咬などの不正咬合を生じている場合に適応される．

作製手順

タングガード（リンガルアーチタイプ）の作製手順は**表**のとおりである．

表　タングガード（リンガルアーチタイプ）の作製手順

1	維持バンドの適合，印象採得	診療
2	作業用模型の作製と調整，設計線の記入	技工
3	主線とガード部の屈曲	技工
4	主線と維持バンド，ガード部の鑞付け	技工
5	研磨，完成	技工
6	装着	診療

維持バンドの適合，印象採得

維持バンドを適合させ，印象採得を行う．印象採得は，必ず上下顎とも行う（**Part 2-1** などを参照）．

Part 2 各種矯正装置の作製方法と適応

作業用模型の作製と調整，設計線の記入（図2）

混合歯列期の大臼歯や乳臼歯は歯冠長が短いことが多いため，鑞付け操作を容易にするために歯頸部の石膏をトリミングし，維持バンド面を露出させておく．

設計線の記入は，可能な限り左右対称に行う．症例によっては，前歯舌側歯頸部より2～3 mm離して主線を設計する場合もある．

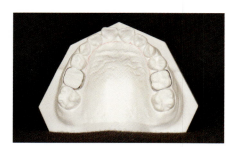

図2　設計線の記入

主線とガード部の屈曲（図3）

主線は可能な限り各歯に接触するように，かつ滑らかな弧を描くように屈曲する．鋭角に曲がるのを防ぐために，できるだけプライヤーを使わずに手指で屈曲するとよい．

ガード部のループは，下顎前歯歯頸部を超えて可能な限り長くするが，舌側歯肉，口腔底，舌小帯などに傷害を与えないように注意し，ループに彎曲をつける．ループの幅は4～5 mmを基準にする．

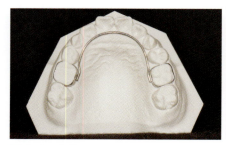

図3-1　主線は滑らかな弧を描くように屈曲する．

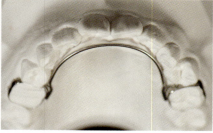

図3-2　主線は，前歯の挺出を考慮して歯頸部から2～3 mmほど離すとよい．

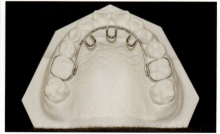

図3-3　主線にガード部を仮着する．

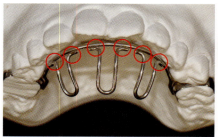
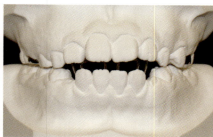
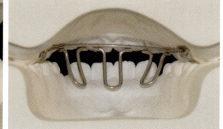

図3-4～6　ガード部の強度を増加させるために，鑞付け面積を増やす．ガード部の長さは可能な限り長くするが，舌側歯肉，口腔底，舌小帯などに傷害を与えないように注意する．

主線と維持バンド，ガード部の鑞付け（図4）

維持バンドの歯頸部側は鑞が流れにくいので注意する．

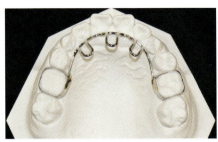

図4-1　維持バンドの歯頸部側まで鑞が流れているかを確認する．

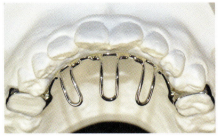

図4-2　主線とガード部がしっかり鑞によって固定されているかを確認する．

研磨，完成

通法に従って，鑞付け部の研磨を行う（Part 2-2 などを参照）．

技工指示書記入時のポイント

① 必ず上下顎の模型を用意し，症例に合わせてガード部の数，形態，長さを記入する．
② 歯と主線を接触させる部位，接触させない部位を記入する．

症例

舌癖による開咬の改善

患者は初診時11歳3か月の女児で，開咬を主訴に来院した．嚥下時や安静時に舌が突出する所見が認められ（図5-1～3），舌突出癖に起因する開咬と診断した．治療方針として，固定式のタングガードを用いて舌突出癖を除去し，開咬を改善することとした．

固定式タングガードは，維持バンドを第二乳臼歯に装着し，リンガルアーチの長径を調節できるようにUループを付与した．また，ガード部の長さは，下顎前歯舌側歯頸部から2mm下方までとした．嚥下時には，舌が突出してガードに接する所見を認めた（図5-4～8）．

タングガードを装着して1か月後，開咬の状態が改善し始め（図5-9～10），4か月後には±0mmまで改善した（図5-11）．6か月後には前歯の被蓋も安定し，歯の交換による上顎第二乳臼歯の動揺も認められてきたため，タングガードを撤去した（図5-12, 13）．

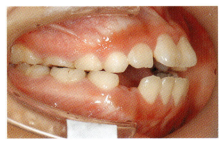

図5-1

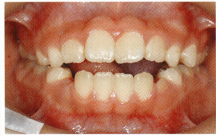

図5-2

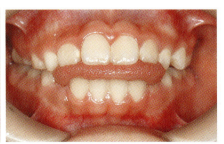

図5-3

Part 2 各種矯正装置の作製方法と適応

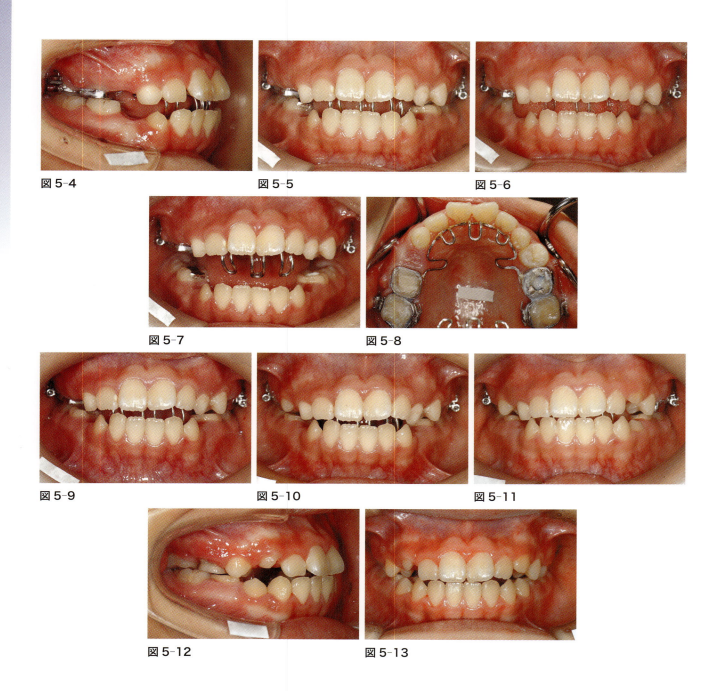

図 5-4　　図 5-5　　図 5-6
図 5-7　　図 5-8
図 5-9　　図 5-10　　図 5-11
図 5-12　　図 5-13

装置使用における留意点

　本装置は先端がループ状のため，粘膜に傷をつけることもなく比較的安全である．ガード部は可能な限り長くしたほうが舌を排除でき効果的であるが，装置装着時に舌や下顎の運動により粘膜に傷害を与えないように調節する必要がある．ガード部の長さが短いと，その下から舌を押し出したり，それまでとは異なるタイプの舌癖を生じることがあるので注意する．

　使用にあたっては，当初，患者は発音障害，咀嚼障害を感じることが多いが，徐々に装置に慣れて支障を訴えることはなくなることが多い．

2 タングガード（床タイプ）

高橋正皓，市川雄大，百瀬之男，槇　宏太郎

装置の概要

　タングガードには，リンガルアーチタイプ，床タイプ，床とワイヤーを組み合わせたスケルトンタイプがあるが，ここでは床タイプについて解説する．

装置の構成

　床タイプのタングガードは，ガード部，唇側線，アダムスのクラスプ，レジン床より構成される（図6）．

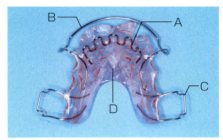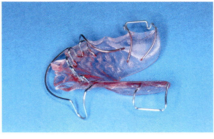

図6　床タイプのタングガード
A：ガード部，B：唇側線，C：アダムスのクラスプ，D：レジン床

ガード部

　前歯部舌側に付与される．直径 0.8 mm（0.032 inch）のワイヤーを使用し，上顎または下顎に装着することにより（ここでは上顎に装着），舌突出癖や吸指癖を物理的に不可能とさせる．

　＊唇側線，アダムスのクラスプ，レジン床については，**Part 2-8** などを参照．

適応症

　吸指癖，弄舌癖，舌突出癖などの不良習癖が原因となって上顎前突，下顎前突，開咬などの不正咬合を生じている場合に適応される．

　本装置使用中はほとんど舌圧が排除されるため，口唇圧などにより前歯の舌側移動も期待できる．

作製手順

　床タイプのタングガードの作製手順は**表**のとおりである．

表　タングガード（床タイプ）の作製手順

1	印象採得	診療
2	作業用模型の作製，設計線の記入	技工
3	クラスプと唇側線の屈曲	技工
4	ガード部の屈曲	技工
5	クラスプと唇側線の固定	技工
6	レジンの築盛，重合	技工
7	研磨，完成	技工
8	装着	診療

印象採得
上下顎の印象採得を行う．レジン床部の口蓋粘膜，舌側歯頸部を正確に採得する．

作業用模型の作製，設計線の記入（図7）
各部に気泡が入らないように注意して石膏を注入し，作業用模型を作製する．
その後，設計線の記入を行う．

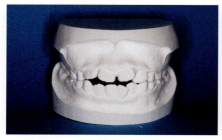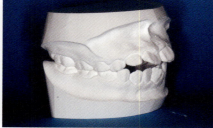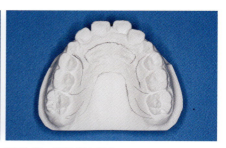

図7-1, 2　作業用模型の作製　　　　　　　　　　　　　　　　図7-3　設計線の記入

クラスプと唇側線の屈曲（図8）
アダムスのクラスプのアローヘッド先端を適合させるために，歯頸部をトリミングする．アダムスのクラスプは2つのループが頬側近遠心歯頸部に接触し，歯を抱きかかえるようにする．脚部は口蓋粘膜から0.5～1 mmほど離して屈曲する．

唇側線は4前歯の歯冠中央部または切縁側1/2～1/3寄りを通るようにする．犬歯部のループは粘膜に接しないように注意し，犬歯近心側1/3から垂直に立ち上げて，犬歯遠心から舌側へ入る．脚部は粘膜に沿って屈曲する．

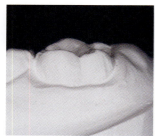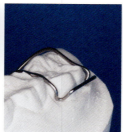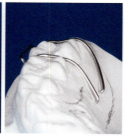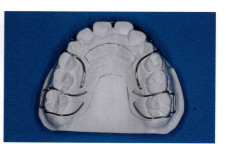

図8　クラスプと唇側線の屈曲

ガード部の屈曲（図9）
作業用模型上で下顎舌側歯肉や口腔底に接しないように数本のバーティカルループを屈曲する．

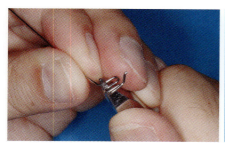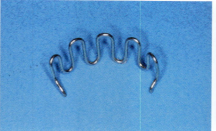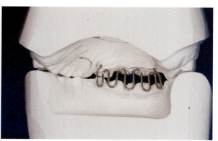

図9　ガード部の屈曲

クラスプと唇側線の固定（図10）

アダムスのクラスプおよび唇側線を少量のパラフィンワックスで作業用模型に固定する．このとき，ワイヤーと粘膜が接触しないかどうか確認する．

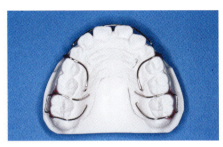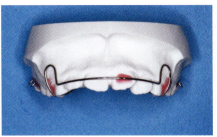

図10　クラスプと唇側線の前歯部をパラフィンワックスで固定する．

レジンの築盛，重合（図11）

レジンの築盛前に作業用模型を水に浸して気泡を抜く．

分離剤を塗布後，ガード部の設置部位にレジンを少量築盛し，屈曲したガード部を固定して対合関係を阻害しないかどうかを確認する．クラスプや唇側線のアンダーカット部は気泡が入りやすいので，先にモノマーを流してから常温重合レジンを築盛していく．

その後，通法に従って40℃くらいの温水中で10～20分間の加圧重合を行う．

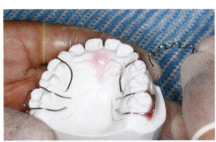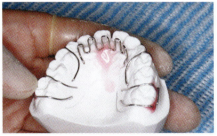
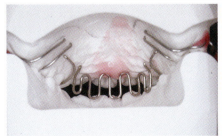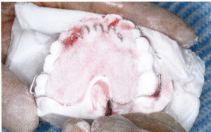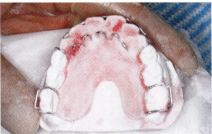

図11　設計線に沿ってレジンを築盛し，余剰部分をトリミングする．

Part 2 各種矯正装置の作製方法と適応

研磨，完成（図12，13）

カーバイドバーを用いてレジン床の厚みを確認しながら粗研磨した後，通法に従って仕上げ研磨を行う．ガード部周辺はワイヤーを傷つけないように細いカーバイドバーで行う．

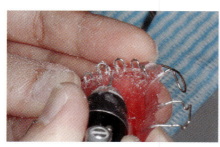
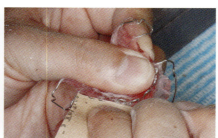

図12 研磨

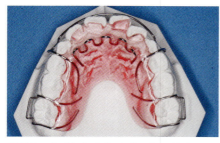
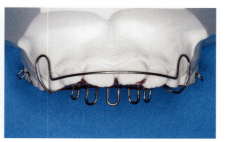

図13 完成した床タイプのタングガード

技工指示書記入時のポイント

① 症例，口腔内の形状に合わせてガード部の形態を記入する．
② 歯の萌出状態や対合歯の状態に合わせて，クラスプの部位・形態を記入する．
③ 萌出状態により唇側線を選択できない場合は，クラスプで対応するように記入する．

症例

舌癖に起因する開咬の改善

患者は初診時8歳1か月の男児で，前歯の開咬を主訴に来院した．オーバーバイトは－1 mmで前歯が唇側傾斜しており，舌突出癖および吸指癖による開咬と診断した（**図14-1～3**）．治療方針として，MFTを併用しながら床タイプのタングガードを1日12時間装着するように指示し，舌突出癖の解消を行うこととした（**図14-4～6**）．

タングガードを装着して1年3か月後，舌突出癖は解消され，オーバーバイトの増加および開咬の改善が認められた（**図14-7，8**）．

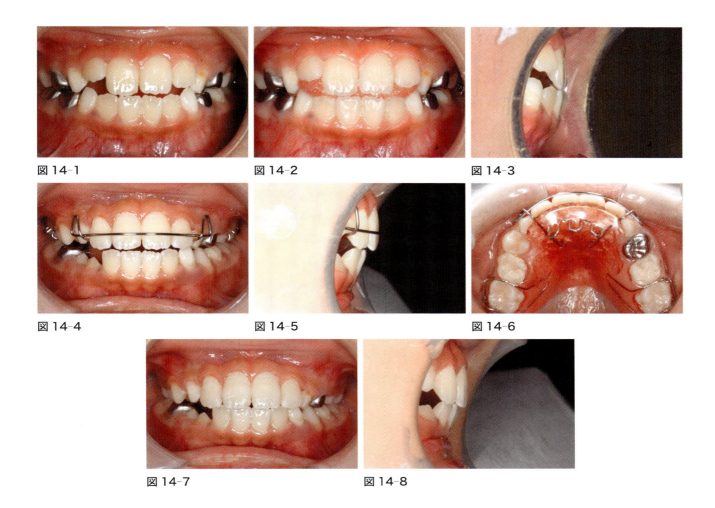

図14-1　　　　　図14-2　　　　　図14-3

図14-4　　　　　図14-5　　　　　図14-6

図14-7　　　　　図14-8

装置使用における留意点

装着時にガード部および維持部が粘膜を損傷していないか、および対合関係を阻害していないかどうかに注意する。

上顎前歯の挺出と舌側傾斜をはかるために、前もって前歯舌側部分のレジン床を削合しておく（図15）。

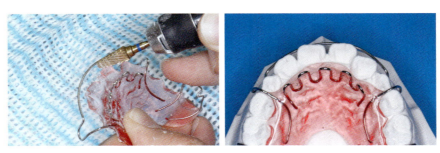

図15　前歯舌側部分のレジン床の削合

3 タングトレーニングプレート（TTP）

不破祐司，岡山直樹，後藤滋巳

装置の概要

口腔悪習癖を改善しようとする試みは古く，タングガードのような装置を装着して物理的にやりづらくする方法やMFT（myofunctional therapy，筋機能療法）を用いた教育・訓練により改善する方法，あるいは咬合形態を改善して悪習癖がでないようにする方法などが考えられている．

MFTは，口腔周囲筋の異常機能を改善するプログラムである．MFTのプログラムは患者の状態により必ずしも一定ではないが，以下のような手順が一般的である．

① 異常嚥下をしていることを認識してもらうため，嚥下時の口腔周囲筋の異常緊張を患者自身に鏡を使って目視してもらう．
② 舌尖の位置を意識させる（安静時・機能時）．
③ 舌の動きを意識させる．
④ 舌の動きに必要な筋肉を強化する．
⑤ 舌後部の挙上を練習する．
⑥ 顔面表情筋をリラックスさせる．
⑦ 閉口筋を意識させる．
⑧ 口輪筋を強化する．
⑨ 咀嚼・嚥下動作を円滑にする．
⑩ 正しい嚥下動作を習慣化する．

このようにシステム化され行き届いたプログラムにより総合的に改善を行うが，それには患者の理解と全面的な協力が必要となる．したがって，その効果を一層高めるために，①動機づけが容易で，②特別な努力を必要とせず，③正常な嚥下パターンを認識しやすく，④進行に応じてトレーニングの難易度を調整できることなどを目的としてタングトレーニングプレート（TTP）が開発され，MFTへの導入が行われている．

装置の構成

タングトレーニングプレートは，レジンプレート，スポットリング，コンタクトフレームより構成される（図16）．

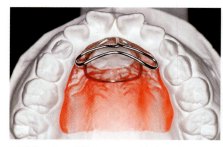 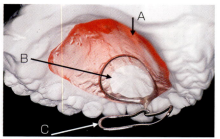

図16 タングトレーニングプレート
A：レジンプレート，B：スポットリング，C：コンタクトフレーム

レジンプレート

外形は歯頸部から 2～3 mm 離れており，クラスプなどの維持装置を全くもたず，また，歯による維持もなく，唾液の吸着力のみによって口蓋に維持されている．

スポットリング

レジンが削除してあるため，タングトレーニングプレート（以下，TTP）を装着した状態でも，舌はスポット，すなわち切歯乳頭部を直接さわることができる．したがって，患者にスポットの正しい位置を示すことができる．

コンタクトフレーム

直径 0.9 mm (0.036 inch) 程度のワイヤーで作製される．舌の力を受けとめ，レジンプレートに力を伝達する．

装置の作用機序

前歯開咬の患者に対して TTP を装着した模式図を**図 17** に示す．

舌癖をもたない場合には安静時に舌が突出しないので，コンタクトフレームに軽く触れる程度であり，このような軽度の突出では TTP は口蓋に維持されていて落下することはない．一方，安静時に舌尖が前方に突出する患者の場合には，コンタクトフレームが押されて維持を失い TTP が舌背に落下するため（**図 18**），この現象により患者自身が安静時の舌尖の位置を意識できるようになる．すなわち，「舌の突出」という患者自身にはなかなか認識しづらい現象を，「装置の落下」という容易に認識できる現象に置き換えるのである．このような手法は「Biofeedback」とよばれ，TTP はその原理を応用している．

舌背に落下した TTP をもとの位置に戻すためには，スポットリングに舌尖を当てて舌中央部から後部へと，順に舌の挙上を行う（**図 19**）．この一連の動作によって，TTP は再び正しい位置に吸着されることになるが，このときの舌の動きは，正常嚥下における舌の動きとほぼ同じである．つまり，TTP を使用することで患者自身が舌尖が突出していることを認識できるばかりでなく，正しい舌の動きを自然に反復練習できる．

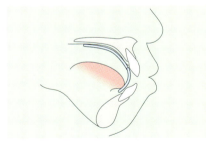

図17 TTP 装着時の模式図（前歯開咬）

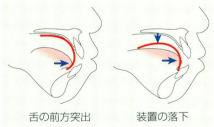

図18 舌尖が前方に突出することでコンタクトフレームが押され，維持を失った TTP が落下する．Biofeedback の原理を応用し，「舌の突出」という認識の困難な現象を，「装置の落下」という容易に認識できる現象に置換している．

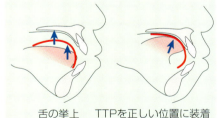

図19 舌背に落下した TTP をもとの位置に戻す舌の動きは，正常嚥下における舌の動きとほぼ同じであり，正しい舌の動きが自然に反復練習できる．

TTPを用いたMFTのカリキュラム

ここまで述べたことは，TTPを用いたMFTの特徴の一部だけを取り上げたものであるため，MFTの一般的なカリキュラムに従って要点を述べる．

まず，MFTを行うための動機づけとして，口腔周囲筋の異常緊張を鏡を用いて患者自身に認識してもらう．次に舌尖の位置を意識させるステップでは，安静時において舌尖が突出するとコンタクトフレームが押されてその力がレジンプレートに伝わり，口蓋に対する維持を失ってTTP全体が舌背に落下するため，患者自身が舌尖の位置を自覚できる．嚥下時に舌尖が突出しても同様の結果となるが，嚥下時においてはスポットリングの部分が意味をもつ（**図20**）．すなわち，切歯乳頭部付近の口蓋粘膜はレジンに覆われておらず露出しているため，嚥下時に舌尖があるべき位置を患者自身が自覚できる．

舌の動きを意識させるステップでは，コンタクトフレーム周囲を舌尖で舐める訓練を行う（**図21**）．力の加減ができるようになればデリケートな舌の動きができるようになる．

舌の動きに必要な筋肉を強化するステップでは，TTPを舌で吸着して取り外す訓練を行う（**図22**）．口蓋に装着されたTTPに舌背全体を押し当てて吸着し，勢いよく口蓋から引き離すことができれば，TTPを取り外すことができる．

舌後部の挙上を訓練するステップでは，落下，もしくは吸着して取り外したTTPを定位置に再装着する．取り外しと装着が遊び感覚で行えるようになれば良好である．

口輪筋を強化するステップでは，TTPを装着した状態のままボタンにひもを装着し，口輪筋の訓練を行う．ボタンを口腔前庭にとどめることに意識が集中するあまり無意識のうちに舌が突出してしまう場合に，患者自身に気づいてもらうためである（**図23**）．

正常な嚥下パターンの認識（嚥下各段階のつながり）

正しい嚥下動作を習慣化するステップでは，TTPの後部にヨーグルトを載せた状態で装着するように指示する（**図24**）．正しく装着できると，ヨーグルトは口蓋後部，さらには咽頭部へと流れることになる．

嚥下運動は口腔内では意識して行うが，ヨーグルトが咽頭に入ると反射的に嚥下が継続するため，このステップでは，嚥下の各段階のつながりを円滑にすることが目的となる．

訓練目標の高度化（シェイピング）

ある程度訓練が進行したら，TTPの改造による目標の高度化を行う．コンタクトフレームにレジンを追加して面積と重量を大きくするか，レジンプレートを削合してその面積を小さくすることにより装置を落下しやすくする（**図25**）．こうすることで訓練の難易度が上がることになる．

これは「シェイピング」といわれる教育の概念で，達成するに従って目標を順次高度化していく手法を応用したものである．

舌挙上時における前方突出

嚥下の際に舌を挙上できるようになっても，同時に舌が前方へも突出してしまう場合がある．この場合，コンタクトフレームとスポットリングの接合部が変形してコンタクトフレームが前方に屈曲し，TTPを再装着した後に咬合しようとすると，コンタクトフレームが下顎前歯

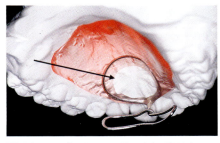

図20 スポットリングにより嚥下時の舌尖の位置を認識できる．

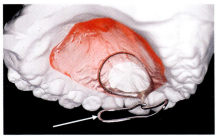

図21 コンタクトフレーム周囲を舌尖で舐める．

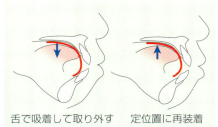

図22 TTPを吸着して取り外したり定位置に再装着することで，舌の動きに必要な筋の強化や舌後部の挙上訓練が行える．

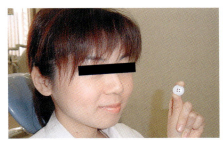
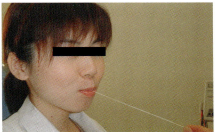

図23 口輪筋を強化するため，TTPを装着した状態のまま，ボタンにひもを通したものを利用する．

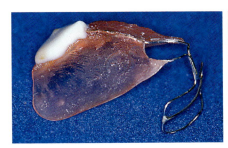

図24 正常な嚥下パターンを認識させるため，後部にヨーグルトを載せたTTPを装着する．

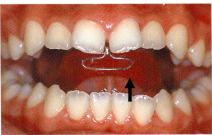

図25 レジンが追加されたコンタクトフレーム

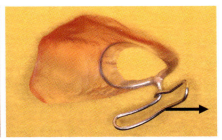

図26 コンタクトフレームが前方に変形している．

に当たって落下するようになる（図26）．つまり，舌を挙上しながら同時に前方へも突出している場合には，TTPが変形することによって落下するため，舌が前方へも突出していることを患者自身が認識できることになる．

適応症

異常嚥下癖や舌突出癖などの筋機能異常を伴う不正咬合患者に適応する．

作製手順

TTPの作製手順は**表**のとおりである．

表　TTPの作製手順

1	印象採得，咬合採得	診療
2	印象と作業用模型および咬合位の確認，咬合器装着，設計線の記入	技工
3	ワイヤーの屈曲	技工
4	ワイヤーの試適	技工
5	ワイヤーの鑞付け	技工
6	レジン分離剤の塗布，ワイヤーの仮着，レジンプレートの作製	技工
7	スポットリングの作製	技工
8	研磨，完了	技工
9	装着	診療

印象採得，咬合採得

印象採得は通法に従って行う．

咬合採得は咬頭嵌合位で行う．装着時にコンタクトフレームが下顎前歯と接触してしまうことを避けるため，下顎前方位での咬合採得とならないように注意する．

印象と作業用模型および咬合位の確認，咬合器装着，設計線の記入（図27）

TTPはクラスプをもたず口蓋への吸着力のみで維持されるため，印象と作業用模型に歯列および粘膜，特に口蓋粘膜が正確に再現されていることが重要である．

咬合器は咬頭嵌合位を三次元的に再現できるもので，口蓋側からの技工作業が行いやすいものを選択する．

咬合器に装着したら設計線を記入する．

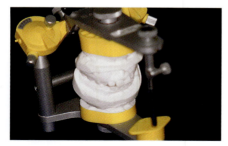

図27　咬頭嵌合位を三次元的に再現できる咬合器に作業用模型を装着する．

ワイヤーの屈曲（図28）

設計線を記入した作業用模型上でワイヤーの屈曲を行う．スポットリングの枠の部分に相当するラウンドフレームとコンタクトフレームとを一筆書きの要領で屈曲する．ラウンドフレームの部分は口蓋に沿って屈曲し，コンタクトフレームの部分は上顎犬歯間の幅で，下顎前歯歯頸部の高さまで屈曲する．

ワイヤーには筋機能により応力が繰り返し負荷されるので，破折防止のために傷をつけないように屈曲を行う．

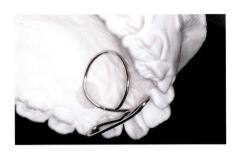

図28 スポットリングの枠に相当するラウンドフレームとコンタクトフレームを一筆書きの要領で屈曲する．

ワイヤーの試適（図29）

屈曲が完了したら上顎模型にワックスで固定し，コンタクトフレームが下顎前歯歯頸部の高さになって下顎に接触しないように調節する．

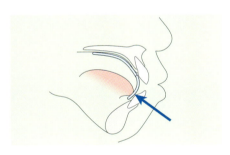

図29 コンタクトフレームが下顎歯列に触れないように調節する．

ワイヤーの鑞付け（図30）

調節が完了したらラウンドフレームを閉じるように鑞付けするが，コンタクトフレームとラウンドフレームがつながる部分は，治療中の調整に備えて鑞付けは行わない．

遊離端側に加わった力がラウンドフレーム側に伝達されるように屈曲を行う（図30では，コンタクトフレーム左側に加わった舌側から唇側へかかる力がラウンドフレームに伝達されるように屈曲されている）．

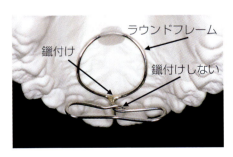

図30 ラウンドフレームを閉じるように鑞付けし，コンタクトフレームにつながる部分は治療中の調整に備えて鑞付けしない．

● レジン分離剤の塗布，ワイヤーの仮着，レジンプレートの作製

レジン築盛時に石膏との分離を確実にするためにレジン分離剤を塗布し，分離剤の乾燥後，即時重合レジンでワイヤーを作業用模型に仮着してから，常温重合レジンをふりかけ法で築盛してレジンプレートを作製する．重合完了後に温水を用いて残留モノマーの除去を行う．

レジンプレートは歯頸部から 2 mm ほど離れた位置に設定し，移行的に形成を行う．

● スポットリングの作製（図 31）

スポットリングの部分はレジンプレートを移行的に窓開けし，舌が切歯乳頭部に直接接触できるようにする．

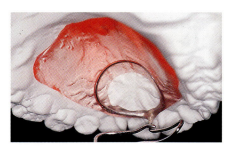

図 31　スポットリングの作製

● 研磨，完成

ワイヤーの変形に注意しながら通法に従って研磨を行う．

技工指示書記入時のポイント

① 治療目的に適した設計が行われるためにも，印象採得時における筋機能異常の診断を記入する必要がある．
② 印象採得時における下顎安静位を含めた下顎運動の情報もあるほうが望ましい．

症例

異常嚥下癖による前歯開咬の改善

患者は初診時 10 歳 7 か月の男児で，前歯開咬と発音障害を主訴に来院した．オトガイ筋の著しい緊張，嚥下時の舌の突出，口腔周囲筋の異常緊張が認められ，また，開咬，下顎の逆スピー彎曲，軽度の舌小帯強直も認められた（図 32-1～5）．歯数の異常は認められず，頭部エックス線規格写真では上顎前歯の低位傾向と上顎大臼歯の高位が認められ，下顎角も大きな値を示していた．以上の所見より，異常嚥下癖を伴う歯性・骨格性の開咬であると診断し，治療方針として，TTP を用いた MFT と舌小帯切除を行い，ハイプルヘッドギアによる骨格要因の改善を行った後，マルチブラケット装置によりレベリングを行うこととした（図 32-6, 7．図 32-7 では目標の高度化を目的としてレジンを追加している）．

13 歳 11 か月時にオーバーバイトの改善が認められたため（図 32-8～12），マルチブラケット装置によるレベリングを開始し，15 歳 10 か月時に動的治療を終了して保定に移行した（図 32-13～17）．保定開始 1 年後の 16 歳 10 か月時に，咬合はほぼ安定し，良好な状態を維持している．

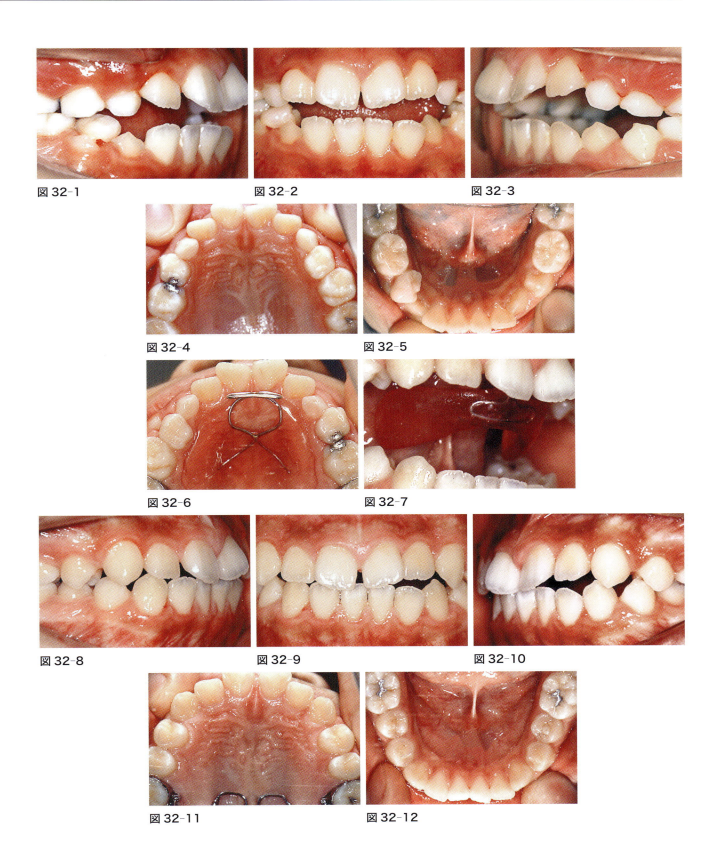

図 32-1　　　　　　図 32-2　　　　　　図 32-3

図 32-4　　　　　　図 32-5

図 32-6　　　　　　図 32-7

図 32-8　　　　　　図 32-9　　　　　　図 32-10

図 32-11　　　　　　図 32-12

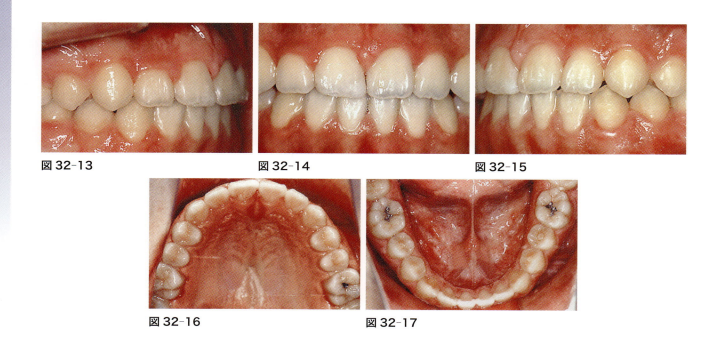

図 32-13　　　　　　図 32-14　　　　　　図 32-15

図 32-16　　　　　　図 32-17

装置使用における留意点

　TTP は可撤式矯正装置であり，維持のためのクラスプをもたないので，患者の協力を得るためにも良好な吸着力が重要である．したがって，患者の協力が得られない場合には，まず最初に装置の吸着力が悪くないかどうかを検討する必要がある．つまり，レジンプレートの適合性が良好であるか，レジンプレートが十分な面積を有しているか，あるいはコンタクトフレームが下顎運動時に下顎歯列に接触しないかなどである．

　MFT が奏功し，歯列と口蓋形態が変化することによってレジンプレートの適合性が過度に悪化する場合には，新製あるいはリベースを行う．

タングガード（固定式）を装着された患者さん，保護者の方へ

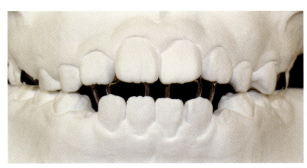
前から見た写真

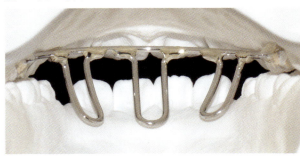
後（裏）から見た写真

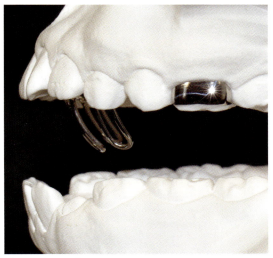
横から見た写真

- 舌が前に出るのを防ぐ装置です．
- 上下の前歯がかみあう環境をつくる効果があります．

使い方と注意事項

・患者さん自身で取り外すことはできません．
・はじめはしゃべりづらく，飲みこみづらいと思いますが，慣れれば気になりません．
・はじめは気になりますが，指や舌で触らないようにして下さい．
・慣れるまでは，少し舌がヒリヒリするような感じがすることがあります．また，舌に装置のあとがつくことがあります．
・取り外しができないため歯磨きがしにくいと思いますが，しっかり磨いて下さい．歯磨きの方法については，担当医や歯科衛生士の指示に従って下さい．

こんなときは連絡を！

・装置が変形したり，壊れたとき．
・痛みが強いとき（ただし，装置を入れはじめて1週間程度は，少し痛みや違和感があることがあります）．
・その他，気になることがありましたら，担当医もしくはスタッフまでお気軽におたずね下さい．

Ⓒ医歯薬出版株式会社

タングガード（取り外し式）を装着された患者さん，保護者の方へ

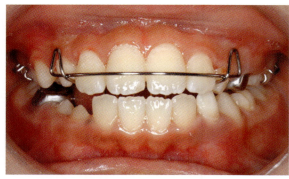
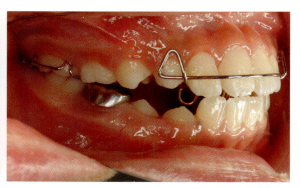
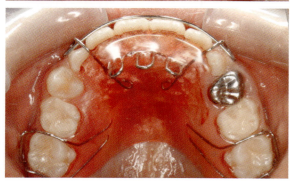

- 舌が前に出るのを防ぐ装置です．
- 上下の前歯がかみあう環境をつくる効果があります．
- 取り外しが可能な装置です．

使い方と注意事項

- はじめはしゃべりづらく，飲みこみづらいと思いますが，慣れれば気になりません．
- はじめは気になりますが，指や舌で触らないようにして下さい．
- 慣れるまでは，少し舌がヒリヒリするような感じがすることがあります．また，舌に装置のあとがつくことがあります．
- 食事や間食をするときや歯を磨くときは，装置を外して下さい．
- 装置を外したときは，ケースに入れて保管して下さい．
- 歯を磨くときは，装置も歯ブラシで汚れを取って下さい．
- 変形の原因になりますので，熱湯に浸さないで下さい．
- 来院するときは，装置を装着してきて下さい．

こんなときは連絡を！

- 装置が変形したり，壊れたとき．
- 装置がすぐに外れてしまうとき．
- 装置が下の前歯にあたるようになったとき．
- 痛くて装置が使用できないとき（ただし，装置を入れはじめて1週間程度は，少し痛みや違和感があることがあります）．
- その他，気になることがありましたら，担当医もしくはスタッフまでお気軽におたずね下さい．

ⓒ医歯薬出版株式会社

タングトレーニングプレートを装着された患者さん，保護者の方へ

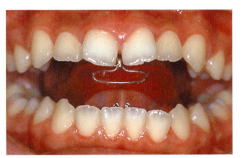
前から見た写真

- 口の周囲の異常な筋機能を改善する装置です．
- かみ合わせを深くする効果があります．
- 取り外しが可能な装置です．

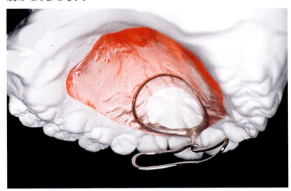
斜め下から見た写真

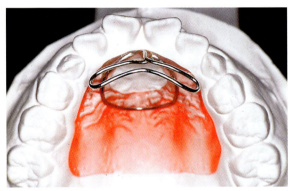
下から見た写真

使い方と注意事項

- この装置は，舌があたることによって上あごから外れてきます．舌を使って，外れた装置を上あごに戻してみて下さい．舌の先を丸めないで上げると上手にできます．
- はじめはしゃべりづらく，飲みこみづらいと思いますが，慣れれば気になりません．
- 食事や間食をするときや歯を磨くときは，装置を外して下さい．
- 装置を外したときは，ケースに入れて保管して下さい．
- 歯を磨くときは，装置も歯ブラシで汚れを取って下さい．
- 変形の原因になりますので，熱湯に浸さないで下さい．
- 来院するときは，装置を装着してきて下さい．

こんなときは連絡を！

- 装置が変形したり，壊れたとき．
- 装置がすぐに外れてしまうとき．
- 装置が下の前歯にあたるようになったとき．
- その他，気になることがありましたら，担当医もしくはスタッフまでお気軽におたずね下さい．

Ⓒ医歯薬出版株式会社

20 スプリント

1 スタビライゼーション型スプリント

唐澤基央，徳田吉彦，山田一尋

装置の概要

スタビライゼーション型スプリントは，上顎または下顎歯列全体を被覆し，左右歯列に均等な咬合接触を付与することで，咀嚼筋の緊張を軽減して顎関節へ過重負荷を改善する．特に，睡眠時のブラキシズムによる加重負担に対して効果がある．

上顎型と下顎型があるが，上顎型はAngle II級，III級などすべての不正咬合で均等な接触関係が得られることから，上顎型が一般的である．

作製法には，咬合器に作業用模型を装着して作製する方法と，口腔内で直接作製する方法がある．適正な下顎位は咀嚼筋によって決定されるので，口腔内で直接作製したほうが，咬合器に模型を装着する際に生じるエラーを防ぐことができる．

ここでは，加圧成形器で作製したレジンベースに，口腔内で直接，常温重合レジンを添加して作製する方法について解説する（ワイヤークラスプで維持を得る方法もある）．

装置の構成

上顎型のスタビライゼーション型スプリントは，歯列を覆うレジンの維持部と咬合面部，犬歯誘導面より構成される（図1）．

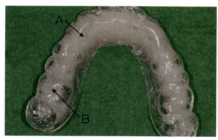 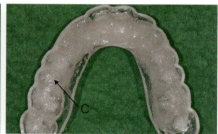

図1 スタビライゼーション型スプリント
A：犬歯誘導面，B：咬合面部，C：維持部

犬歯誘導面
側方運動，前方運動の滑走面となる．

咬合面部
中心位ですべての対合歯と接触する．前歯よりも臼歯がやや強く接触するように調整する．

維持部
歯冠のアンダーカットで維持される．

適応症

筋肉起因と顎関節起因の顎関節症に適応される．薬物療法，理学療法による著効がみられない場合に有効である．特に，起床時に痛みの出る場合に適応する．

作製手順

スタビライゼーション型スプリント（上顎型）の作製手順は**表**のとおりである．

表 スタビライゼーション型スプリント（上顎型）の作製手順

1	印象採得	診療
2	作業用模型の作製	技工
3	レジンベースの作製	技工
4	レジンベースの適合の確認	診療
5	アンテリアストップによる中心位の決定	診療
6	レジンの築盛	診療
7	中心位の調整	診療
8	犬歯誘導面の作製	診療
9	研磨，完成	技工
10	装着	診療

印象採得

アルジネート印象材で上顎歯列の印象採得を行う．

作業用模型の作製

石膏を注入して作業用模型を作製する．

レジンベースの作製（図2）

2〜2.5 mmのクリアレジンシートを加圧成形器で圧接して，レジンベースを作製する．

圧接後，ディスクでカットして装置を外す．第二大臼歯の遠心まで含めて，頰側は歯間乳頭部，舌側は歯頸部から10〜12 mmの長さをもたせてカットする．

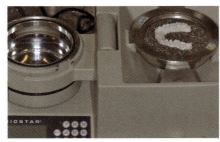
図2-1 レジンシートの圧接

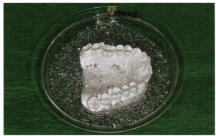
図2-2 レジンシートの圧接後

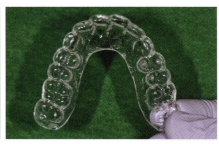
図2-3 レジンベースの完成

Part 2 各種矯正装置の作製方法と適応

● レジンベースの適合の確認

口腔内で，レジンベースの適合を確認する．適合が悪い場合は，ドライヤーで温めて歯に圧接する．

どうしても適合しない場合は，レジンベースの内側にレジンを添加して口腔内で適合させる．

● アンテリアストップによる中心位の決定（図3）

アンテリアストップにより中心位を採得するため，レジンベースの前歯部に少量の常温重合レジンを添加する．その後，レジンの硬化前にマニピュレーションテクニックで下顎を中心位に誘導する．その際，下顎臼歯は接触しないように注意する．

レジン硬化後，前歯部のレジンを下顎前歯長軸と垂直に調整する．垂直でない場合は下顎偏位の原因となるので注意する．

中心位決定後，下顎前歯の接触部をマーキングする．周囲のレジンはマーキング部と同じ高さになるように削合し，前歯が自由に移動できるようにする．

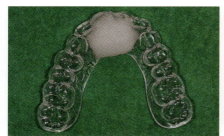
図3-1　アンテリアストップの作製

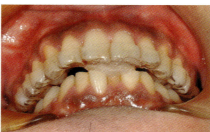
図3-2　中心位の決定

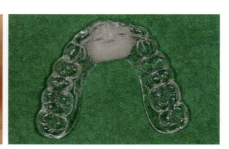
図3-3　下顎前歯が接触する部位をマーキングする．

● レジンの築盛（図4）

臼歯咬合面と犬歯誘導面および前歯唇側にレジンを添加し，温水に入れた後に患者の口腔内に戻す．レジンが硬化する前に，患者に前歯のアンテリアストップの位置を基本に，5種類の頭位（直立位，45°前方傾斜頭位，45°後方傾斜頭位，45°左傾斜頭位，45°右傾斜頭位）でそれぞれ5回かむように指示する．このとき，開口量は30 mmとする．

その後，口腔内から装置を取り出す．硬化の早いレジンを使用した場合は，臼歯部の咬合接触時にレジンが発熱するため，素早い操作が必要となる．

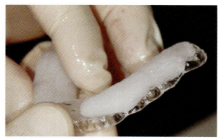
図4-1　レジンの築盛

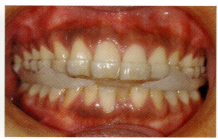
図4-2　下顎位の決定

中心位の調整（図5）

レジン硬化後，咬合面部を研磨して調整を行う．下顎の臼歯頰側咬頭と犬歯および前歯切縁がかみ込む最も深いところをマーキングする．これらのマーキングは，中心位のオクルーザルストップとなる．

マーキングした周囲のレジンは，可能な限り平らに削合して，スプリント装着時の下顎の自由な運動を可能にする．ただし，下顎犬歯が接触する唇側と前方部は，口腔内で犬歯誘導面を付与するため削らない．

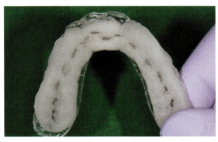

図5-1　下顎の臼歯頰側咬頭と前歯切縁がかみ込む最も深いところをマーキングする．　　図5-2　咬合面部の調整

犬歯誘導面の作製（図6）

口腔内にスプリントを装着し，口腔内で前歯および側方の犬歯ガイドを確認しながら，咬合平面と30～45°になるように側方運動と前方運動のガイドを付与する．

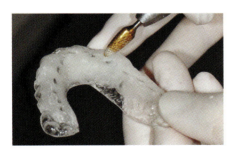

図6-1　犬歯誘導面の作製

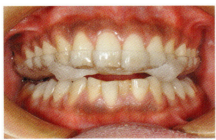 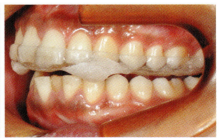

図6-2　犬歯誘導面による前方運動　　図6-3　犬歯誘導面による左側方運動

Part 2 各種矯正装置の作製方法と適応

研磨, 完成
厚みと辺縁形態を確認後, サンドペーパーで研磨し, 仕上げにレザー研磨を行う.

症例
咀嚼筋痛を呈する顎関節症 I 型の改善

患者は初診時 28 歳 6 か月の男性で, 咬筋の痛みを主訴に来院した (**図 7-1〜3**). 関節雑音は認められないが, 起床時に両側咬筋の痛みと開口障害があった. また, 睡眠時のブラキシズムが認められた. そこで治療方針として, 睡眠時のブラキシズムによる筋肉への負担を軽減する目的で, スタビライゼーション型スプリントを装着することとした (**図 7-4, 5**).

スタビライゼーション型スプリントを装着して 2 週間後, 咬筋の痛みは軽減し, 1 か月後に消失した.

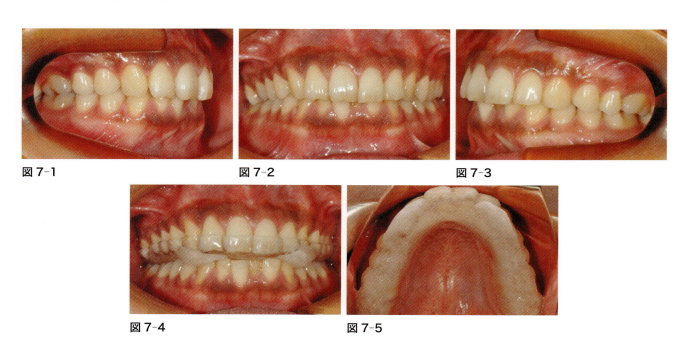

図 7-1　　　　　図 7-2　　　　　図 7-3

図 7-4　　　　　図 7-5

装置使用時における留意点
口腔内に試適して着脱法を説明する. 装着時には手指で押し込み, 取り外しは大臼歯部に指をかけて下方に引っ張るようにするとよい.

通常, 1〜2 か月後に治療効果が出るが, もし, 効果が得られない場合には, 本装置では症状が改善しないため, ほかの要因を考える.

2　前方整位型スプリント

唐澤基央，本藤景子，山田一尋

装置の概要

下顎を咬頭嵌合位よりも前方に保つ装置である．下顎頭，関節円板への負荷を軽減し，関節の組織修復および適合の機会を与える．

装置の構成

前方整位型スプリントは，斜面部，咬合面部，維持部より構成される（**図8**）．

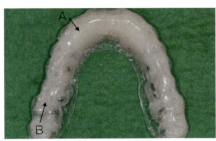 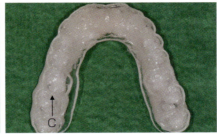

図8　前方整位型スプリント
A：斜面部，B：咬合面部，C：維持部

斜面部

下顎を前方に誘導する斜面を形成する．

咬合面部

前方に誘導された下顎位が安定するように，下顎大臼歯頰側咬頭が接触するように形成される．

維持部

歯冠のアンダーカットで維持される．

適応症

関節円板の転位，関節ロック，関節の炎症（下顎が前方位にあるときに痛みがなくなる場合）に適応される．

作製手順

前方整位型スプリントの作製手順は表のとおりである.

表 前方整位型スプリントの作製手順

1	印象採得	診療
2	作業用模型の作製	技工
3	レジンベースの作製	技工
4	前歯部レジンの添加	診療
5	下顎前方位の決定	診療
6	レジンの築盛	診療
7	研磨,完成	技工
8	装着	診療

印象採得

アルジネート印象材で上顎歯列の印象採得を行う.

作業用模型の作製

石膏を注入して作業用模型を作製する.模型に気泡が入らないように注意する.

レジンベースの作製

2〜2.5 mm のクリアレジンシートを加圧成形器で圧接して,レジンベースを作製する.

圧接後,ディスクでカットして装置を外す.第二大臼歯の遠心まで含めて,頬側は歯間乳頭部,舌側は歯頸部から 10〜12 mm の長さをもたせてカットする(スタビライゼーション型スプリントを参照).

前歯部レジンの添加(図9)

下顎前方位の決定のために,レジンベースの前歯部に少量のレジンを添加する.その際,レジン面は下顎前歯の長軸に対して垂直にする.

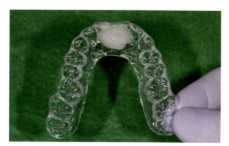

図9 レジンベースの前歯部に少量のレジンを添加する.

下顎前方位の決定

顎関節症状が改善する下顎位をみつけることが重要となる．下顎を前方に誘導してレジンベースの前歯部で咬合させ，顎関節の痛みと雑音が消失する位置を探る（**図10**）．このとき，臼歯は離開させるが，離開量は可能な限り少なくする．

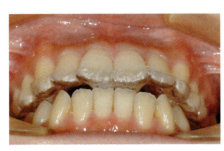

図10 下顎前方位の決定

レジンの築盛（図11）

斜面部と咬合面部にレジンを築盛する．温水に入れた後に患者の口腔内に戻し，決定した下顎前方位で咬合させる．

レジン硬化後，口腔内からスプリントを取り出し，下顎前歯切縁と下顎臼歯頬側咬頭の接触部位をマーキングする．

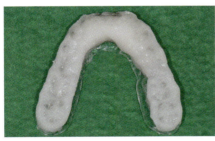 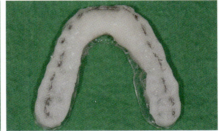

図11-1 適合が終了した前方整位型スプリント

図11-2 下顎前歯切縁と臼歯頬側咬頭の接触部位をマーキングする．

研磨，完成

下顎が前方位に誘導されるように，前歯斜面部をスムーズに研磨した後，口腔内で下顎がスムーズに前方位に誘導されるか確認する（**図12**）．

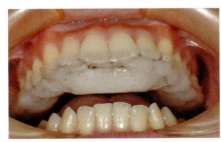 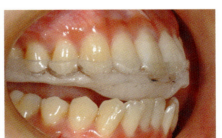

図12 完成した前方整位型スプリント

症例

顎関節痛，関節雑音の改善

患者は初診時29歳5か月の女性で，上下顎前歯の突出と顎関節痛，関節雑音を主訴に来院した（図13-1～3）．関節雑音と疼痛が両側顎関節にみられた．既往歴として，3か月前より右側関節雑音が発症し，1週間前より右側顎関節に痛みと開口障害（無痛最大開口量25 mm）が発症したとのことであった．MRI所見より右側顎関節の復位性円板前方転位と診断し，治療方針として，顎関節の疼痛，開口障害と雑音の軽減の目的で，前方整位型スプリントを適応することとした（図13-4，5）．また，開口障害の改善に運動療法を併用した．

前方整位型スプリントを装着して1か月後，顎関節痛の軽減と開口量の増加（無痛最大開口量30 mm）がみられ，2か月後には右側顎関節痛と開口障害は消失した．

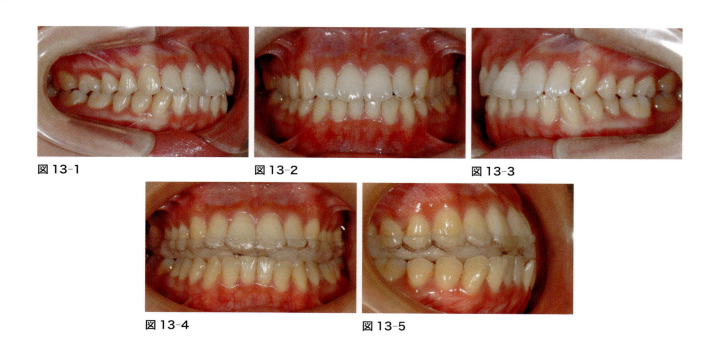

図13-1　　　　　図13-2　　　　　図13-3

図13-4　　　　　図13-5

装置使用時における留意点

口腔内に試適し，着脱法を説明する．装着時には手指で押し込み，取り外しは大臼歯部に指をかけて下方に引っ張るようにする．

通常，1～2か月で治療効果が出るが，もし効果が得られない場合には，本装置では症状が改善しないため，ほかの要因を考える．

3 サージカルスプリント

唐澤基央，竹尾健吾，山田一尋

装置の概要

顎変形症の外科的矯正治療では，重度の骨格性下顎前突，偏位症例に対して上下顎同時移動術が頻繁に行われる．上下顎同時移動術で治療後にバランスのとれた顔貌に改善するためには，治療後の咬合のみならず，頭蓋顔面に対する手術後の上下顎骨の位置づけを正確に誘導することが重要である．

ここでは，上顎に Le Fort I 型骨切り術，下顎に下顎枝矢状分割術の上下顎同時移動術を想定し，ダブルスプリント法に使用するサージカルスプリントの作製法について解説する．

適応症

外科的矯正治療で，ペーパーサージェリーにより上下顎骨の移動量を設定し，手術時に再現する場合に適応する．

作製手順

サージカルスプリントの作製手順は**表**のとおりである．

表　サージカルスプリントの作製手順

1	印象採得，フェイスボウトランスファー	診療
2	作業用模型の作製，咬合器装着	技工
3	基準線と骨切り線の記入	技工
4	上顎模型分割	技工
5	上顎骨移動用スプリントの作製	技工
6	上顎骨移動用スプリントの形態修正，研磨	技工
7	下顎模型分割	技工
8	下顎骨移動用スプリントの作製	技工
9	下顎骨移動用スプリントの形態修正，研磨	技工
10	口腔内試適，完成	診療

印象採得，フェイスボウトランスファー

アルジネート印象材で上下顎歯列の印象採得を行う．その後，フェイスボウトランスファーを行う．

作業用模型の作製，咬合器装着

石膏で作業用模型を作製した後，半調節性咬合器に作業用模型を装着する．模型側面には基準線や骨切り線などを記入するため，模型表面は平滑に仕上げる．

基準線と骨切り線の記入（図14）

上下顎中切歯正中，第一大臼歯咬頭頂および模型後方部正中に垂直な線（基準線）を記入し，それぞれの基準線の垂直的距離を模型に記入する．

次に骨切り線を記入する．上顎は，ペーパーサージェリーのVTOで設定した骨切り線を，模型の分割線として三次元的に記入する．下顎は，下顎下縁平面と平行になるように，咬頭頂から約30 mmの距離に記入する．上下顎ともに1平面で分割が可能となるように設定する．

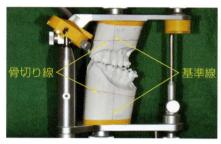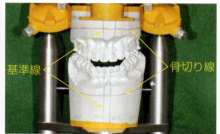

図14 基準線と骨切り線の記入

上顎模型分割（図15）

上顎模型を分割線に沿って糸鋸で分割する．

次に，分割した模型両面にパラフィンワックスを一層焼き込み，ユーティリティワックスで固定して，VTOで設定した上顎骨片の移動を行う．垂直的移動量と水平的移動量は左右第一大臼歯，中切歯および模型後方部正中線の基準線で確認し，骨片の位置が決定したところで，モデルリペアーにてしっかり固定する．

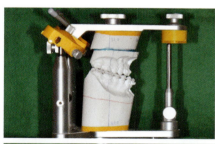
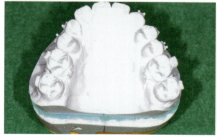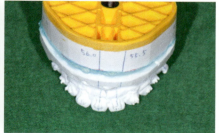

図15 上顎模型分割と上顎骨片の移動

上顎骨移動用スプリントの作製（図16）

　スプリントレジンを約60℃の温水に5分ほどつけて軟化させた後，馬蹄型にして上下顎の模型に咬合させる．その際，舌側のレジンの厚さが薄く（1 mm以下）なりすぎると破折の危険性が生じるので注意する．

　頰側の余剰レジンを除去後，光照射を行う．このとき，指導釘の浮き上がりが生じないように固定する．

　初期硬化後，スプリントを一度模型から外し，内面の気泡やしわを確認する．その後，模型上にスプリントを戻し，レジンが白い半透明になるまで完全重合させる．

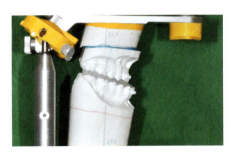

図16　上顎骨移動用スプリントの作製

上顎骨移動用スプリントの形態修正，研磨（図17）

　レジン重合後，形態修正，研磨を行う．手術中のスプリントの適合の確認を容易にするため，頰側は上顎の頰側咬頭頂がみえるように形態修正する．舌側は強度をもたせるため1〜2 mmの厚さになるようにするが，舌の弛緩によりスプリントの装着が困難になる場合もあるので，可能な限り小さくする．

　最後に模型上でブラケットなどとの干渉を確認し，最終研磨を行う．

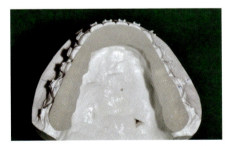

図17　上顎骨移動用スプリントの形態修正，研磨

下顎模型分割（図18）

　下顎模型を分割線に沿って糸鋸で分割し，VTOで設定した位置に下顎骨片を移動し，上下顎の歯列が安定して咬合できる位置でモデルリペアーで固定する．この骨片移動時に咬合器の指導釘の浮き上がりが生じた場合は，模型分割面のトリミングを行い，指導釘が浮き上がらないように調整する．

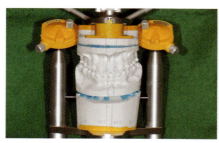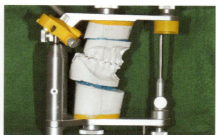

図18　下顎模型分割と下顎骨片の移動

下顎骨移動用スプリントの作製（図19）

　上顎骨移動用スプリントと同じ手順で，スプリントレジンを用いてスプリントを作製する．

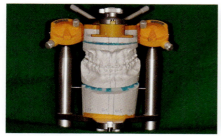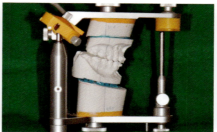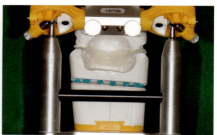

図19　下顎骨移動用スプリントの作製

下顎骨移動用スプリントの形態修正，研磨（図20）

　上顎骨移動用スプリントと同様に，頬側咬頭がみえるように形態修正する．スプリントの厚み，大きさ，ブラケット干渉の注意点は上顎骨移動用スプリントと同様である．

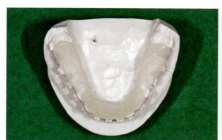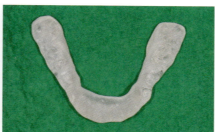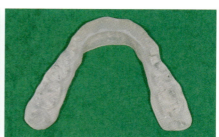

図20　下顎骨移動用スプリントの形態修正，研磨

口腔内試適

サージカルワイヤーを装着した状態で上下顎のスプリントを試適し，ブラケットなどとの干渉を調整する．

幅径に不適合が生じた場合は，80℃以上の温水につけて調整する．

技工指示書記入時のポイント

上下顎骨骨離断手術を行う場合，上顎骨および下顎骨の移動量を三次元的に正確に伝えることが大切になる．そのためには，咬合器上で上顎骨移動後の位置の確認を行い，その後，サージカルスプリントの作製を依頼する．下顎骨移動の指示は，シリコーンもしくはパラフィンワックスに術後の咬合関係を印記したものを添付することで可能になるが，オーバーコレクションの有無や装置干渉時の対処法など細かく記載する必要がある．

症例

骨格性下顎前突の改善

患者は初診時18歳の女子で，下顎の前突感を主訴に来院した．前歯の反対咬合を呈しており，オーバージェットもオーバーバイトも大きくマイナスであった（**図21-1〜3**）．頭部エックス線規格写真では上顎骨劣成長，下顎骨過成長，上顎前歯歯軸の唇側傾斜，下顎前歯歯軸の舌側傾斜が認められた．骨格性下顎前突と診断し，治療方針として，4|，歯根短小の|1および8|8，8|の抜歯を行い，Le Fort I 型骨切り術と下顎枝矢状分割術による上下顎同時移動術を行うこととした．術前矯正治療後，前歯のデンタルコンペンセーションは改善された（**図21-4〜6**）．

手術時には，上顎骨の移動を再現するサージカルスプリントを装着して上顎骨の位置決めをし，上顎骨のプレート固定を行った（**図21-7**）．その後，下顎骨移動用サージカルスプリントを装着して下顎骨の位置を決定し，下顎骨のプレート固定を行った（**図21-8**）．

図21-9〜11 は，顎間固定開放後の咬頭嵌合位を示している．今後，術後矯正治療により，緊密な咬頭嵌合位を確立していくことになる．

Part 2 各種矯正装置の作製方法と適応

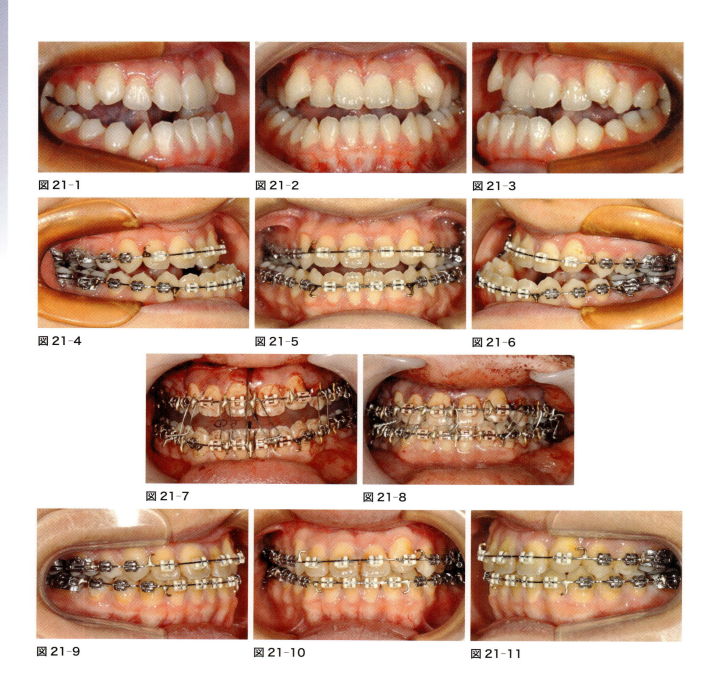

図21-1　　　　　　　　図21-2　　　　　　　　図21-3

図21-4　　　　　　　　図21-5　　　　　　　　図21-6

図21-7　　　　　　　　図21-8

図21-9　　　　　　　　図21-10　　　　　　　図21-11

スプリントを装着された患者さん，保護者の方へ

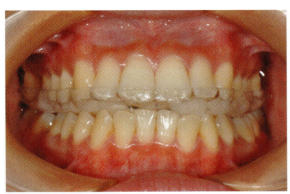

前から見た写真

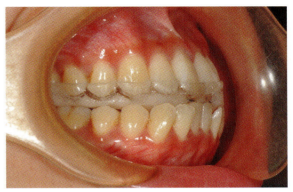

横から見た写真

- あごの関節，筋肉の痛み，口の開けにくさを改善する装置です．
- 取り外しが可能な装置です．

使い方と注意事項

- 夜間（睡眠時）使用して下さい．
- １日１回は歯ブラシで汚れを取って下さい．
- 変形の原因になりますので，熱湯に浸さないで下さい．
- 装置を外したときは，ケースに入れて保管して下さい．
- 来院するときは，装置を必ず持ってきて下さい．

こんなときは連絡を！

- 装置が変形したり，壊れたとき．
- 装置が合わなくなったとき．
- 痛くて装置が使用できないとき（ただし，装置を入れはじめて１週間程度は，少し痛みや違和感があることがあります）．
- その他，気になることがありましたら，担当医もしくはスタッフまでお気軽におたずね下さい．

ⓒ 医歯薬出版株式会社

21 ホーレータイプ・ラップアラウンドタイプリテーナー

名和弘幸，岡山直樹，後藤滋巳

装置の概要

　矯正歯科治療（動的治療）によって得られた咬合関係が口腔周囲組織，口腔機能両面と調和をはかれるように行う処置のことを「保定」という．すなわち，保定とは，顎骨や歯周組織の改造現象を伴う歯や顎の移動により新たに確立された咬合状態を一定期間維持し，周囲環境の再構築化を待って恒久的安定を求めることである．

　矯正歯科治療の最終目標は永久歯列における個性正常咬合の確立にあるが，保定は必ずしも治療の最終段階のみに行う処置ではなく，治療途中における歯や顎の移動後の状態が成長発育の変化と調和するように行われる処置でもある．

　保定には自然的保定と器械的保定そして永久保定がある．自然的保定は，口腔周囲組織と口腔機能により咬合関係が支持される保定のことをいい，装置の使用は行わない．器械的保定は，確立された咬合関係を何らかの装置を用いて器械的に維持し安定をはかることをいい，この際に用いられる装置を「保定装置」という．通常は，器械的保定を経た後，自然的保定に移行し，治療が終了となる．器械的保定によっても咬合関係の安定が得られないような場合には，固定式装置（補綴装置）による永久保定を行うことになる．

> **保定の種類**
> ① 自然的保定（装置を用いない）
> ② 器械的保定（装置を用いる）
> ③ 永久保定（装置を用いる）

　保定装置は，動的治療によって確立された咬合関係を確実に保持すること，個々の歯の生理的運動や咀嚼，発音などの口腔機能を妨げないことなど，ある一定の条件を備えていることが必要である．他の矯正装置についても同様であるが，審美的にも満足でき，単純化され，良好な口腔衛生状態が保たれる形態が求められる．

> **保定装置の具備すべき条件**
> ① 目標に達した咬合状態を確実に保持できる．
> ② 個々の歯の生理的な動きを阻害しない．
> ③ 歯列や顎骨の成長発育を阻害しない．
> ④ 咀嚼，発音などの口腔機能を阻害しない．

　保定装置は，患者本人が自由に着脱できる可撤式装置と，患者本人では自由に着脱することができない固定式装置に分けられる．

　ここでは，比較的使用頻度の高い可撤式の床型保定装置であるホーレータイプ（図1）とラップアラウンドタイプ（図2）の作製方法について解説する．

装置の構成

ホーレータイプ・ラップアラウンドタイプリテーナーは，おもにレジン床，唇側線，クラスプ，レストより構成される（**図1，2**）．

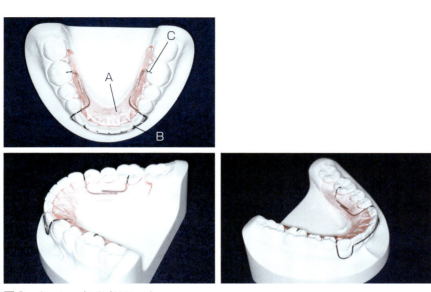

図1 ホーレータイプリテーナー
A：レジン床，B：唇側線，C：レスト（下顎用のため沈み込み防止）
維持のため，最後臼歯に単純鉤などがかけられることもある．

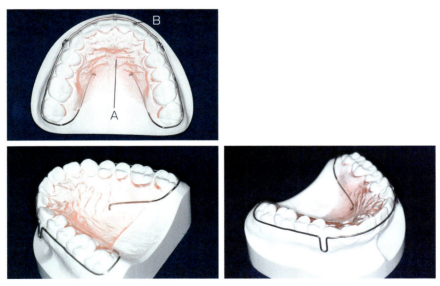

図2 ラップアラウンドタイプリテーナー
A：レジン床，B：唇側線
維持力を増すため，最後臼歯に単純鉤を鑞付けすることもある．

レジン床
舌側から歯の位置を保持する．

唇側線
唇・頬側から歯の位置を保持する．
ホーレータイプは直径 0.8 mm（0.032 inch）のワイヤーを使用する．4 前歯に接し，犬歯部でループをつくり，犬歯遠心から舌側に入る．
ラップアラウンドタイプは直径 0.9 mm（0.036 inch）のワイヤーを使用する．すべての歯の唇・頬側面に接し，犬歯・小臼歯間でループが組み込まれ，最後臼歯遠心を通って舌側に入る．

クラスプ
装置の維持力を増すために組み込まれる．
ホーレータイプでは，臼歯に単純鉤やボールクラスプ，アダムスのクラスプを加えることが多い．
ラップアラウンドタイプでは原則としてクラスプは組み込まれないが，最後臼歯に単純鉤を鑞付けする場合がある．

レスト
臼歯の挺出防止や下顎のレジン床の沈み込み防止を目的として，必要に応じて組み込まれる．

人工歯，隙
歯の先天性欠損やトゥースサイズレシオの不調和により，補綴処置を前提としたスペースを歯列に残して動的治療を終了する場合は，保定装置に人工歯や隙を配置する．

作製手順
ホーレータイプ・ラップアラウンドタイプリテーナーの作製手順は**表**のとおりである．

表　ホーレータイプ・ラップアラウンドタイプリテーナーの作製手順

1	印象採得	診療
2	作業用模型の作製と調整，設計線の記入	技工
3	唇側線やクラスプなどの屈曲	技工
4	レジンの築盛，重合	技工
5	研磨，完成	技工
6	装着	診療

印象採得

印象面は歯肉頬移行部の最深部までは必要ないが，レジン床と接する粘膜，舌側歯頸部，最後臼歯遠心部が正確に採得されている必要がある．

唇側にブラケットやチューブがついた状態で印象採得する場合が多いため，トレーから印象がはがれたり変形したりしていないかのチェックが必要である．

作業用模型の作製と調整，設計線の記入（図3）

レジン床が接する粘膜や舌側歯頸部に気泡が入らないように注意して石膏を注入する．

作業用模型作製後は，舌側歯頸部をエバンス彫刻刀で明瞭にし，ブラケットやチューブがついている場合にはエバンス彫刻刀で削り取っておく．

設計線の記入では，レジン床の床縁は臼歯歯頸部より1mm床アップする（前歯部は必要に応じて床アップする）．後方は左右の最後臼歯中央部までとし，上顎では正中部でそれより10～15mmほど前方に位置する滑らかな弧線の形態にすると違和感が減少する．下顎では口腔底最深部より3～5mm上方で舌小帯を十分に避けた滑らかな形態にする．

唇側線は，ホーレータイプでは4前歯の歯冠中央部を通り，側切歯の遠心から歯頸部側に屈曲し，犬歯歯頸部から5mmの高さでループを形成する．ラップアラウンドタイプでは，唇側線が前歯では歯冠中央部，臼歯では歯冠のやや歯頸部側を通って最後臼歯遠心まで延長し，犬歯・小臼歯間で歯頸部側へ高さ8～10mm，幅3～5mmのループを形成する．

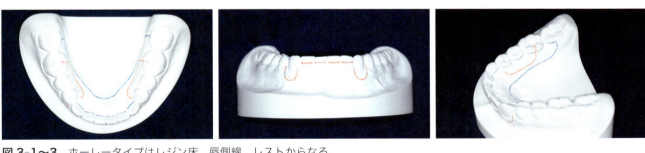

図3-1～3　ホーレータイプはレジン床，唇側線，レストからなる．

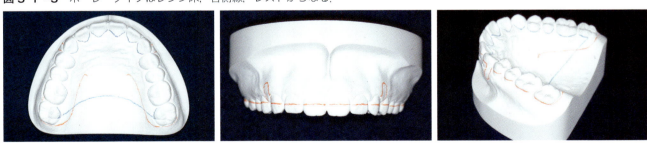

図3-4～6　ラップアラウンドタイプはレジン床，唇側線からなる．唇側線は咬合平面と平行になるよう，設計線を記入する．
※唇側線とレストは赤線で，レジン床は青線で記入している．

唇側線やクラスプなどの屈曲（図4）

　唇側線は，ホーレータイプでは4前歯に接触するように手指で滑らかに曲げ，ラップアラウンドタイプでは前歯から最後臼歯までのすべての歯に接触するように手指で滑らかに曲げる．

　ループは粘膜から1mmほど離し，舌側の維持部は粘膜とわずかに空隙を保つように屈曲する．舌側への移行に際しては対合歯と接触しないように注意する．維持部のワイヤーには，レジンとの接着を期待してメタルプライマーを使用することもある．

　クラスプ，レストは対合歯に当たらないように屈曲する必要があるため（ここでは下顎第一大臼歯舌側にレストを配置），片顎のみの装置作製依頼であっても参考のため対合歯の作業用模型と咬合採得材があることが望ましい．

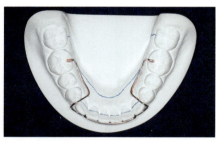 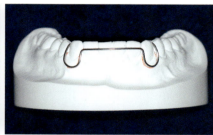 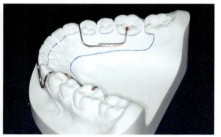

図4-1〜3　ホーレータイプでは，唇側線は4前歯に接触する．犬歯遠心部のワイヤーが対合歯と干渉しないように注意する．

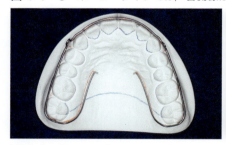 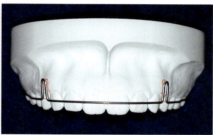 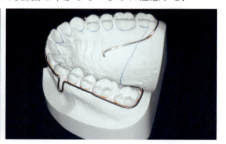

図4-4〜6　ラップアラウンドタイプでは，唇側線は前歯から最後臼歯までのすべての歯に接触する．下顎に用いるときは最後臼歯の遠心のワイヤーが対合歯と干渉しないように注意する．

レジンの築盛, 重合（図5）

まず, 唇側線, レストなどを少量のワックスを用いて作業用模型に固定し, 維持部のアンダーカットをレジンで埋める.

次に, 常温重合レジンをふりかけ法で築盛していく. レジン床の築盛が完了したらレジンの厚みを手指で整え, 余剰のレジンをエバンス彫刻刀で除去する.

その後, 通法に従って加圧重合を行う. より効率よく加圧するため, 作業用模型を40℃くらいの温水に浸した状態で10〜20分ほど加圧を行うとよい.

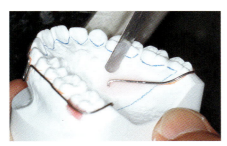

図 5-1　唇側線, レストのアンダーカット部をレジンで埋める.

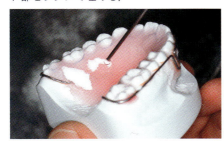
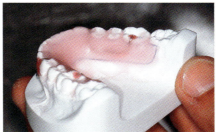

図 5-2, 3　常温重合レジンをふりかけ法で築盛する. ポリマーを均等にふりかけ, モノマーを床縁部から流していく. ポリマーの未反応部をつくらないように注意する.

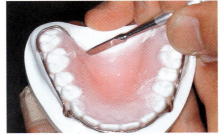

図 5-4　余剰のレジンをエバンス彫刻刀で除去し, 外形を整える.

Part 2 各種矯正装置の作製方法と適応

研磨，完成（図 6，7）

　厚みを整えながら粗研磨を行い，通法に従って仕上げ研磨を行う．研磨時には唇側線，クラスプなどのワイヤーをレーズに絡ませて変形させないように細心の注意を払う．

　その後，レジン床の厚みが一定で表面は滑らかな曲面になっており，床縁が移行的になっていることや，唇側線やレジン床などが対合歯と接触していないことを確認する．

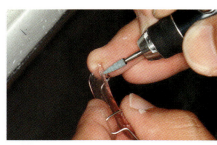

図 6　重合後，通法に従って仕上げ研磨を行っていく．レストや単純鉤の先端などは十分に丸めておく．

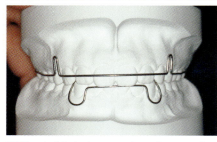
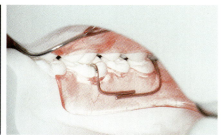

図 7　完成したホーレータイプ・ラップアラウンドタイプリテーナー．必ず上下顎の模型を咬合させ，唇側線，レスト，クラスプやレジン床が対合歯と接触していないことを確認する．

技工指示書記入時のポイント

① 緊密な咬合をしていると，唇側線やクラスプのワイヤーを舌側に通せないことがある．特に，ホーレータイプの指示でこの状態が認められる場合は，ラップアラウンドタイプへの変更を協議する必要がある．

② 床アップの部位を記入する．唇側線による微調整を予定している場合は，床アップが不要な場合がある．

③ 装置の維持を目的としてクラスプが必要な場合や，歯の挺出や装置の沈み込みの防止としてレストが必要な場合があるので，その記入が必要である．

症例

装置撤去後の保定

　患者は初診時 16 歳 0 か月の女子で，前歯の突出を主訴に来院した．上顎前歯の著しい唇側転位・傾斜と叢生を伴う上顎前突と診断し（図 8-1〜5），治療方針として，上顎大臼歯の遠心移動により大臼歯関係を改善した後，4|4，4|4 の抜歯によりスペースを獲得し，マルチブラケット装置を用いて上下顎歯列のレベリングを行うこととした．

　装置撤去後，上顎にはラップアラウンドタイプ，下顎にはホーレータイプリテーナーを装着した（図 8-6〜10，本症例では上下顎前歯の叢生が著しかったため，固定式のボンディングリテーナーも装着している）．

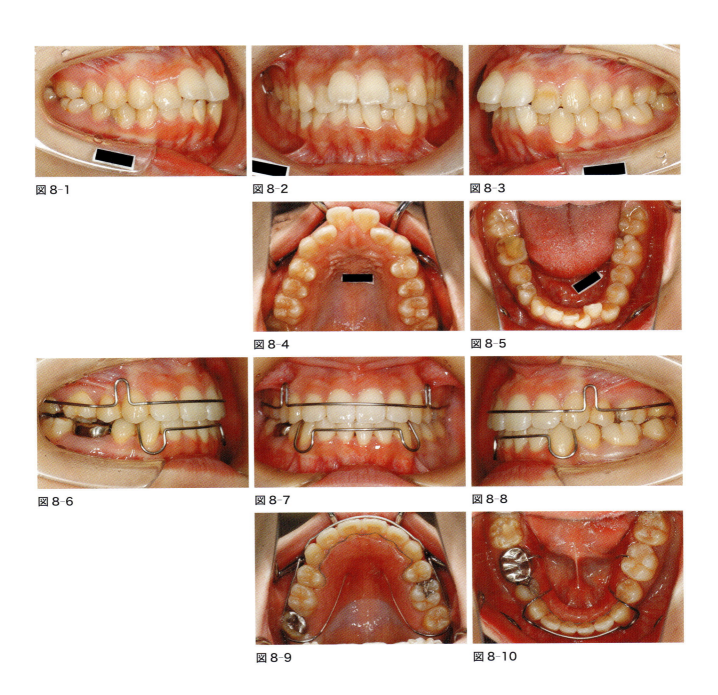

図 8-1　　　　　　　図 8-2　　　　　　　図 8-3

図 8-4　　　　　　　図 8-5

図 8-6　　　　　　　図 8-7　　　　　　　図 8-8

図 8-9　　　　　　　図 8-10

装置使用における留意点

　装置装着により嚥下・発音障害が生じることがあるが時間の経過とともに改善していくこと，咬合の安定を確認するまでは術者の指示に従って装着時間を守ること，食事の際などに装置を外すときは装置の破折を防ぐために専用のケースに入れて保管することなどを，患者に説明しておく必要がある．

　咬合や着脱によりワイヤーの変形を来たしたり，レジン床の破折などを起こしている場合があるので，来院時には必ず装置とその適合状態のチェックが必要である．

Part 2 各種矯正装置の作製方法と適応

その他の床型保定装置

ポリエチレンテレフタレート（PET）樹脂により審美性に優れているQ.C.M.リテーナワイヤー®（オームコ）を用いた保定装置（図9）や，著しい顎の狭窄に対して拡大処置後，強固に保定する目的で用いられるメタルリテーナー（図10）などがある．

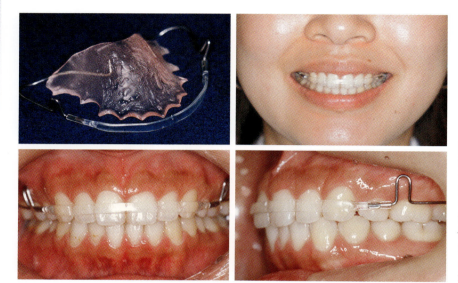

図9 Q.C.M.リテーナワイヤー®を用いた保定装置．Q.C.M.リテーナワイヤー®はポリエチレンテレフタレート（PET）樹脂を組み込んだワイヤーで，これを用いてラップアラウンドタイプリテーナーを作製すると，前歯部が透明な唇側線で覆われるため審美性に優れる．舌側からの治療後に用いられることが多い．ラップアラウンドタイプリテーナーと同様，唇側線，レジン床からなり，前歯部が透明なPET樹脂でできている．

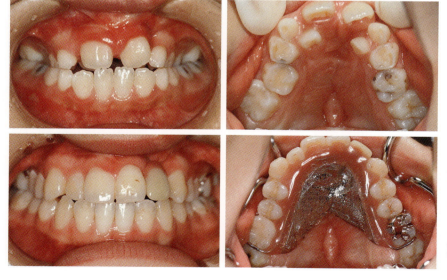

図10 メタルリテーナー
唇顎口蓋裂などに起因した前後または側方の著しい顎の狭窄を伴う患者に対して顎の拡大処置を行った後，レジン床よりも強固に保定する目的で用いられることがある(写真では，2̲が先天性欠如のため，人工歯を排列してある)．

保定装置（ホーレータイプ，ラップアラウンドタイプ）を装着された患者さん，保護者の方へ

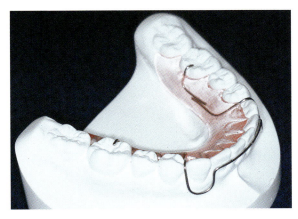
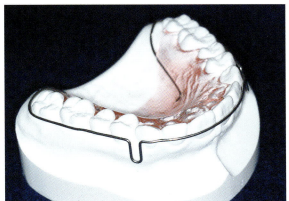

- 治療終了時のかみ合わせの状態を保持するための装置です．
- 取り外しが可能な装置です．

使い方と注意事項

- 取り外しが可能な装置ですが，原則24時間の装着が必要です．
（具体的な装着時間は担当医の指示に従って下さい）
- はじめはしゃべりづらく，飲みこみづらいと思いますが，慣れれば気になりません．
- 装着しないと後戻り（歯ならびが乱れる）を起こし，再治療が必要となることがあります．
- 着脱時にワイヤーを変形させないように注意して下さい．
- 食事や間食をするときや歯を磨くときは，装置を外して下さい．
- 装置を外したときは，ケースに入れて保管して下さい．
- 食事や間食の後は，歯磨きをしてから装置をつけて下さい．
- 歯を磨くときは，装置も歯ブラシで汚れを取って下さい．
- 変形の原因になりますので，熱湯に浸さないで下さい．
- 来院するときは，装置を装着してきて下さい．

こんなときは連絡を！

- 装置が変形したり，壊れたとき．
- 装置が入らなくなったとき．
- 痛くて装置が使用できないとき（ただし，装置を入れはじめて1週間程度は，少し痛みや違和感があることがあります）．
- その他，気になることがありましたら，担当医もしくはスタッフまでお気軽におたずね下さい．

Ⓒ医歯薬出版株式会社

Part 2 各種矯正装置の作製方法と適応

22 トゥースポジショナー（T.P.）

山内由宣，石川博之

装置の概要

トゥースポジショナーは，Keslingによって考案された可撤式保定装置の一種で，弾性材料を用い，マウスピースのような形態をしている．

マルチブラケット装置除去後の維持バンドによる空隙の閉鎖や保定後にわずかな後戻りが生じた際などにも用いることができる．また，セットアップモデルを用いることで歯の移動も可能となる．

なお，セットアップモデルを用いて歯の移動を行うものを，「ダイナミックポジショナー」とよぶこともある．

装置の構成

トゥースポジショナーは，上下顎歯列弓を覆うマウスピースに近い形態をしており（図1-1，2），作製には高分子弾性材料（整形用合成ゴム）を用いる（図1-3）．

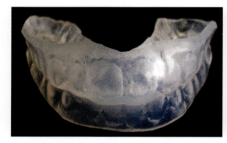
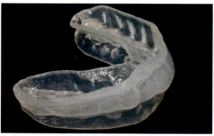
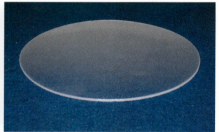

図1-1，2 トゥースポジショナー．マウスピースに近い形態をしている．

図1-3 作製には高分子弾性材料を用いる．丸いプレート状を呈しており，厚さが1～5mm程度まである．通常は，1.5mm前後のものを用いる．

適応症

動的治療後の保定

セットアップモデルを用いずに静的な保定治療に利用する．

セットアップモデルを使用して作製することによって，より緊密な咬合を達成することもできる．

動的治療時

動的治療時に，軽度の捻転の改善や空隙の閉鎖および軽度の叢生の解消に対応できる．

また，保定治療中の軽度の後戻りにも用いられる．

作製手順

トゥースポジショナーの作製手順は**表**のとおりである．

表　トゥースポジショナーの作製手順

1	印象採得，咬合採得	診療
2	口腔模型の作製，咬合器装着	技工
3	セットアップモデルの作製	技工
4	作業用模型の作製	技工
5	弾性材の圧接	技工
6	上下顎弾性材の接合	技工
7	研磨，完成	技工
8	装着	診療

印象採得，咬合採得（図2）

動的治療終了時に印象採得を行う．また，臼歯で2mm程度の離開量ができるようにワックスバイトを採得する．

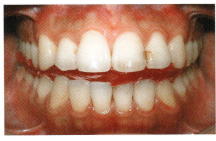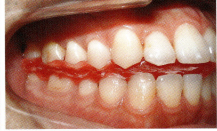

図2　ワックスバイトの採得

口腔模型の作製，咬合器装着（図3）

上下顎模型を作製した後，採得したワックスバイトを用いて咬合器に装着し，指導釘をしっかりと固定する．

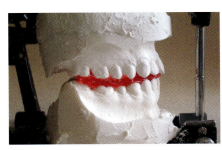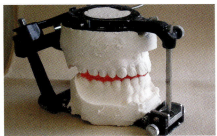

図3　咬合器装着

Part 2 各種矯正装置の作製方法と適応

セットアップモデルの作製（図4）

移動させたい歯を咬合器上の模型から切り出し，排列を行う．

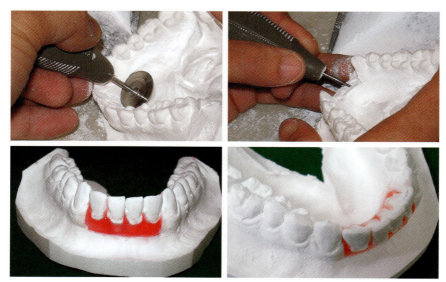

図4　セットアップモデルの作製

作業用模型の作製（図5）

セットアップが終わったら，作業用模型を作製する．作業用模型の辺縁は加圧形成時に空気が逃げていきやすいように，外側へ開いた形態に整えておく．

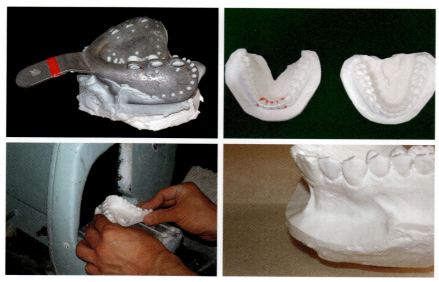

図5　作業用模型の作製

22 トゥースポジショナー（T. P.）

弾性材の圧接（図6）
加圧成形器を用いてプレートを圧接し，余剰分は金冠バサミで除去する．

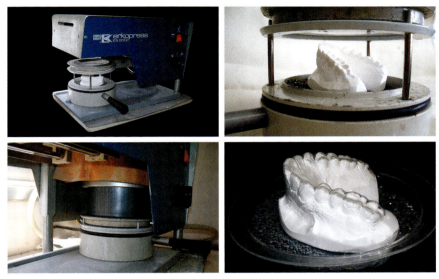

図6-1〜4　加圧成形器により弾性材を圧接する．

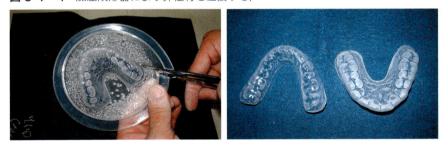

図6-5，6　金冠バサミで余剰の弾性材を除去する．

Part 2 各種矯正装置の作製方法と適応

上下顎弾性材の接合（図7）

弾性材を咬合器上のセットアップモデルに上下顎それぞれ適合させ，咬合面表面を加熱軟化して咬合器を閉じることで弾性材が接合される．その際に重要なことは，加熱範囲をセットアップモデルの咬合面上に限局することである．広範囲に加熱するとセットアップモデルの変形をもたらし，適合が悪くなる．

次に，接合した弾性材を作業用模型に戻し，唇側からさらに1枚圧接する．

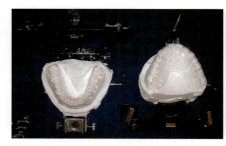
図7-1 弾性材を咬合器上のセットアップモデルに適合させる．

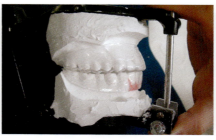
図7-2 咬合器を閉じることで弾性材が接合される．

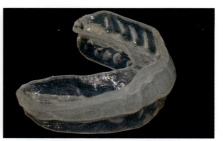
図7-3 弾性材を作業用模型に戻し，唇側からさらに1枚圧接する．

研磨，完成（図8）

上下顎辺縁部は装着時に滑らかになるように丸める．
呼吸孔が必要な場合は，上下顎前歯切縁間にラウンドバーなどで設ける．

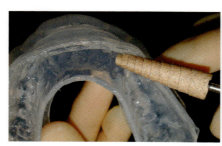
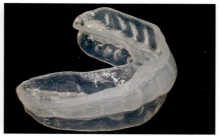
図8 研磨

技工指示書記入時のポイント

① 上下顎唇・頬・舌側面のすべてが覆われるため，設計線は小帯の位置に注意して舌や口輪筋などの動きを妨げないように指示する．細部は口腔内試適の段階で調整する．
② 辺縁の研磨により滑らかな形態を付与するよう記入する．これにより違和感や粘膜の損傷を防ぐことができる．
③ 鼻疾患などで鼻呼吸障害が起こっている患者には呼吸孔の付与を行うことを記入する．

症例

上下顎前歯叢生の改善

患者は初診時33歳の男性で，動的治療後の上下顎前歯の後戻りと|3 4|間のわずかなスペースを主訴に来院した．下顎は|1|の唇側傾斜が認められた．後戻りは前歯のみで可撤式矯正装置の装着を希望したため，トゥースポジショナーを用いて上下顎前歯の叢生を解消することとした（図9-1〜4）．

トゥースポジショナーを装着して3か月後，上下顎前歯の再排列が行われ，叢生の解消とスペースの閉鎖が確認できた（図9-5〜7）．

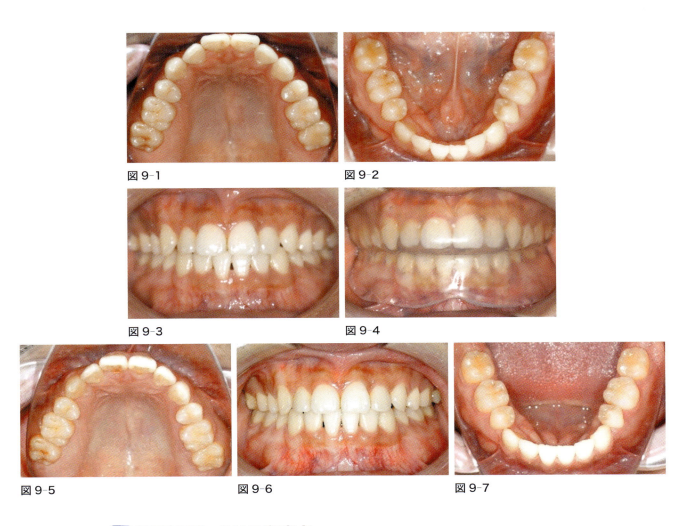

図9-1　図9-2
図9-3　図9-4
図9-5　図9-6　図9-7

装置使用における留意点

上下顎にわたり装置が装着されるため，違和感が比較的大きく，形態によっては嘔吐反射が誘発されることもあるので注意が必要である．また，装着時は食事，発音などが困難なため社会生活への影響から使用時間が制限されることが多いので，可能な限り長時間使用してもらうよう指導する必要がある．

ダイナミックポジショナー

ダイナミックポジショナーとは，1945年にKeslingによって考案されたトゥースポジショナーに基づいて吉井らが開発した可撤式矯正装置である．トゥースポジショナーは，硬質な天然ゴムなどの高分子弾性材料などを使用して作製され，動的治療後（マルチブラケット装置による治療後のスペースの閉鎖）のわずかな咬合関係の修正，あるいは保定中のわずかな後戻りの改善を目的とした保定装置として使用されるのに対し，ダイナミックポジショナーは，軟質なシリコーンゴムあるいはポリウレタンゴムなどの高分子弾性材料を使用し，セットアップモデルを用いることで矯正治療の開始から保定まで一貫して使用可能とされている．また，保定中の後戻りにも応用可能である．

ダイナミックポジショナーの効果を高めるには，装置が口腔内で安定した状態で装着される必要がある．たとえば，著しい叢生の場合，セットアップモデルで大きく歯を再排列すると，ダイナミックポジショナーが各歯に適切な矯正力を加えることが困難になる．これを回避するために，著しい叢生の部分にはダイナミックポジショナーに切れ込みを入れて部分的に矯正力を分断し，弱い矯正力を加えることで叢生の改善を行う方法もある．

ダイナミックポジショナーの構造は，本体のシリコーンゴムとコーティング材のシリコーンゴムとからなり，これらは3種類のゴムの硬さから選ぶことができる．また，ゴムの硬さを組み合わせることにより，矯正力の強さを調整することもできる．

適応症は，軽度な上顎前突や下顎前突，叢生および過蓋咬合である．ダイナミックポジショナーの利点として，マルチブラケット装置以外の矯正装置として比較的精度の高い歯の移動が可能であり，歯体移動を行うことも可能とされる．また，可撤式であることから口腔内を清潔に保つことができること，歯の移動による矯正装置作製のスパンが6か月ごとでよいことが挙げられる．

欠点として，可撤式装置のため患者の協力度によって効果が大きく左右されること，上下顎にわたり装置が装着されるため違和感が大きいこと，水平的移動には効果が高いが垂直的移動には効果が低いこと，捻転を伴う歯の移動には工夫を要することが挙げられる．

トゥースポジショナーを装着された患者さん，保護者の方へ

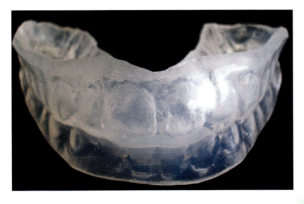
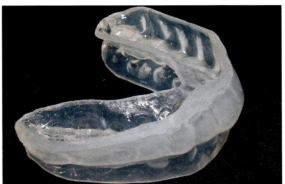

- わずかな歯の移動や，治療終了時のかみ合わせの状態を保持するための装置です．
- 取り外しが可能な装置です．

使い方と注意事項

- 1日に少なくても12時間（睡眠時間を含む）は使用して下さい．それに加えて，昼間に数時間かみ込む訓練が必要となります．
（具体的な装着時間は担当医の指示に従って下さい）
- 装置が入って力が加わると，個人差はありますが痛みが出てきます．これは歯が移動する際に起こるもので，1週間ほどで慣れてきます．
- 装着しないと後戻り（歯ならびが乱れる）を起こし，別の装置で再治療が必要となることがあります．
- 食事や間食をするときや歯を磨くときは，装置を外して下さい．
- 装置を外したときは，ケースに入れて保管して下さい．
- 食事や間食の後は，歯磨きをしてから装置をつけて下さい．
- 歯を磨くときは，装置も歯ブラシで汚れを取って下さい．
- 変形の原因になりますので，熱湯に浸けないで下さい．
- 来院するときは，装置を持ってきて下さい．

こんなときは連絡を！

- 装置が変形したり，壊れたとき．
- 口で息をする癖があり，息苦しさを感じるとき．
- 痛くて装置が使用できないとき（ただし，装置を入れはじめて1週間程度は，少し痛みや違和感があることがあります）．
- その他，気になることがありましたら，担当医もしくはスタッフまでお気軽におたずね下さい．

Ⓒ 医歯薬出版株式会社

23 ボンディングリテーナー

佐藤琢麻, 春上雅之, 後藤滋巳

装置の概要

ボンディングリテーナーは保定装置のひとつで, 治療後に後戻りを起こしやすい部位に用いられる. 特に, 前歯は叢生が生じやすく, また後戻りを起こしやすいことから, ボンディングリテーナーを用いることが多い.

ボンディングリテーナーは, 舌側から左右犬歯間をワイヤーで固定することから, 「犬歯間保定装置」ともよばれる (犬歯間保定装置にはボンディングリテーナーのほかに, 左右犬歯にバンドを用いて固定するもの, メッシュパッドを用いて左右犬歯のみにボンディングを行うものなどがある).

ボンディングリテーナーに用いるワイヤーには, 丸型ツイストフレックスワイヤーと角型マルチストランドワイヤーがある. ここでは, 角型マルチストランドワイヤーを6前歯の舌側にボンディングするタイプについて解説する.

装置の構成

ボンディングリテーナーは, 角型マルチストランドワイヤー, レジンパッドより構成される (図1).

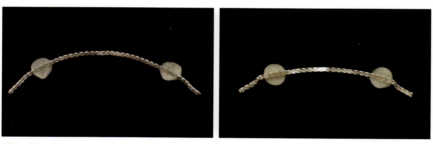

図1-1 ボンディングリテーナー (上顎)　図1-2 ボンディングリテーナー (下顎)

角型マルチストランドワイヤー

0.28×0.68 mm の角形マルチストランドワイヤーを用いる.

レジンパッド

常温重合レジンを用いる.

適応症

叢生の改善を行った下顎前歯, 捻転の改善を行った上顎中切歯のほか, 大きな叢生の改善を行った歯列など後戻りを起こしやすい部位が適応となる.

作製手順

ボンディングリテーナーの作製手順は**表**のとおりである．

表　ボンディングリテーナーの作製手順

1	印象採得	診療
2	作業用模型の作製，設計線の記入	技工
3	角型マルチストランドワイヤーの屈曲	技工
4	レジンパッドの付与	技工
5	研磨，完成	技工
6	装着	診療

印象採得

作業用模型を作製するために印象採得を行う．

作業用模型の作製，設計線の記入（図2）

気泡が入らないように注意しながら印象面に石膏を注入し，硬化後，設計線の記入を行う．

角型マルチストランドワイヤーは歯冠中央部を通るようにし，レジンパッドは側切歯舌側面中央部に設計する．

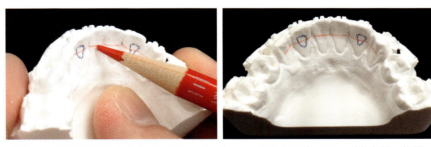

図2　角型マルチストランドワイヤー，レジンパッドともに歯冠のほぼ中央部に位置するように設計線を記入する．

角型マルチストランドワイヤーの屈曲（図3）
前歯舌側面の平坦部に接触するように角型マルチストランドワイヤーを屈曲する．

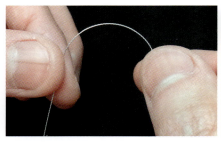
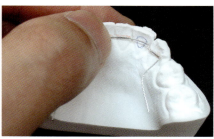
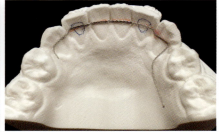

図3 0.28×0.68 mm の角型マルチストランドワイヤーを屈曲する．

レジンパッドの付与（図4）
側切歯部にレジンパッドを付与する．

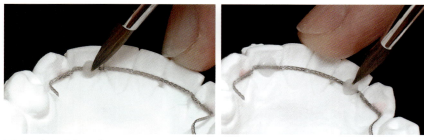

図4 常温重合レジンを用いてレジンパッドを付与する．

研磨，完成（図5）
レジンパッド部の形態修正と研磨を行い，必要に応じてサンドブラスト処理を行う．

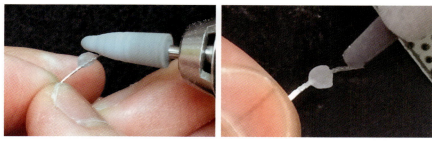

図5 レジンパッド部の形態修正，研磨，サンドブラスト処理を行う．

装着

試適後，レジンパッドを接着性レジンセメントで装着する．

レジンパッド以外の部位のワイヤーは，口腔内で接着性レジンセメントを直接築盛することによって歯と固定する．

技工指示書記入時のポイント

① 角型マルチストランドワイヤーの使用を指示する．
② レジンパッドを付与する部位を指示する．
③ 小臼歯抜歯症例では，閉鎖した抜歯スペースの再発を防止するために，犬歯間ではなく小臼歯間で作製を指示する場合もある．

症例

動的治療後の保定

患者は初診時14歳の男子で，前歯の叢生を主訴に来院した（図6-1, 2）．上下顎前歯の叢生の改善をマルチブラケット装置を用いて行い，動的治療終了後，上下顎前歯の後戻り防止のために患者同意のもとでボンディングリテーナーを装着した（図6-3, 4）．

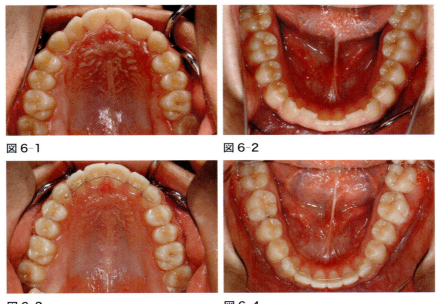

図6-1　　　　　　　　　　　図6-2

図6-3　　　　　　　　　　　図6-4

装置使用における留意点

ボンディングリテーナーは固定式のため，可撤式保定装置のように患者への依存度がなく，後戻りの管理がより安定して行える．しかし，口腔衛生状態の不良により齲蝕や歯周病のリスクを高める可能性があるため，術者による定期的な管理を行う必要がある．

ボンディングの脱離の際は，すぐ来院してもらうよう指示し，再装着を行う．

なお，抜歯症例の場合，ワイヤーを上顎では小臼歯の舌側まで伸ばし（図7-1），下顎では小臼歯の近心咬合面にのせることがある（図7-2）．ラップアラウンドタイプリテーナーを併用する場合は，着脱時にボンディングリテーナーの小臼歯舌側のレジン部が干渉しないように，ラップアラウンドタイプリテーナーを削合するとよい（図7-3）．

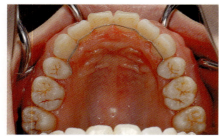
図7-1 小臼歯間のボンディングリテーナー（上顎）

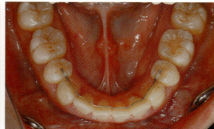
図7-2 小臼歯間のボンディングリテーナー（下顎）

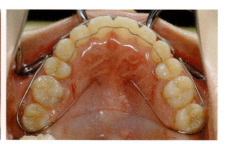
図7-3 ラップアラウンドタイプリテーナーとの併用

焼きなましについて

角型マルチストランドワイヤーはワイヤーの性質上，弾性がなく，焼きなましの必要はないが，丸型ツイストフレックスワイヤーを用いてボンディングリテーナーを作製する場合，ワイヤーの弾性をなくすために焼きなましを行う場合がある．

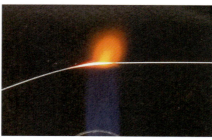
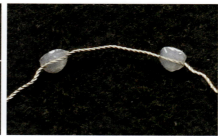

焼きなましした丸型ツイストフレックスワイヤーを用いてボンディングリテーナーを作製する．

ボンディングリテーナーを装着された患者さん，保護者の方へ

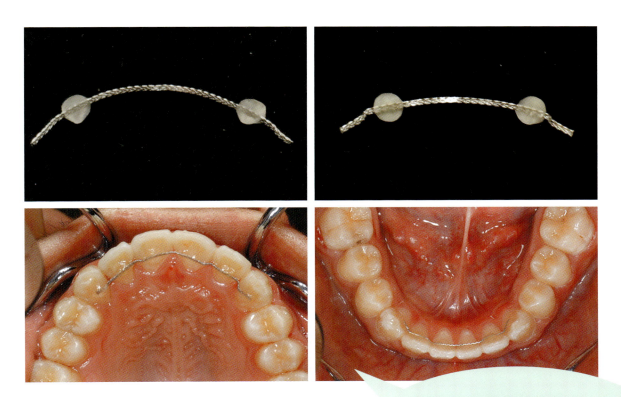

- 治療後の後戻りを防ぐ装置です．
- 装置装着中の歯磨きに注意しましょう．
- 下の前歯の裏側には歯石がつきやすいので，定期的なクリーニングが必要です．

使い方と注意事項

- 患者さん自身で取り外すことはできません．
- はじめは違和感があると思いますが，慣れれば気になりません．
- はじめは気になりますが，指や舌で触らないようにして下さい．
- 歯磨きは通常どおり行って下さい．ただし，装置の部分はデンタルフロスを使用できません．必要に応じて歯間ブラシを使用して下さい．
- 通常，2年間を目安に装着します．使用期間については，担当医の指示に従って下さい．

こんなときは連絡を！

- 装置が外れたり，変形したとき．外れてから時間が経過すると歯ならびが乱れる可能性があります．
- 違和感が強いとき，痛いとき．
- むし歯ができたとき．装置を外してむし歯の治療が必要になる場合があります．
- その他，気になることがありましたら，担当医もしくはスタッフまでお気軽におたずね下さい．

ⓒ 医歯薬出版株式会社

24 スプリングリテーナー

半田千恵，石川博之

装置の概要

スプリングリテーナーは，Barrer により開発された動的保定装置である．

下顎前歯の叢生では，治療後に犬歯間幅径の減少にともない後戻りが生じやすく，また，下顎第三大臼歯の萌出力が下顎歯列を近心に押すことにより叢生が再発することもある．その程度が軽度な場合に，ブラケットによる再治療を行わずに歯の再排列を行うことができる装置として，スプリングリテーナーがある．

装置の構成

スプリングリテーナーは，唇・舌側線と透明レジン部より構成される（図1）．

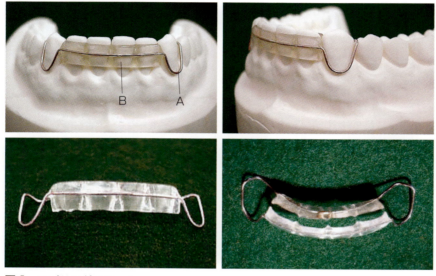

図1　スプリングリテーナー
A：ワイヤー，B：透明レジン部

唇・舌側線
直径 0.7 mm（0.028 inch）程度のワイヤーを使用し，下顎左右犬歯間を1つにつなぐ．

透明レジン部
ワイヤーの唇・舌側面に築盛し，前歯を挟み込む．

適応症

保定中に下顎前歯に軽度な叢生が生じた場合で，ブラケットによる再治療を行わずに歯の再排列が期待できる場合に適応となる（上顎に用いる場合もある）．

作製手順

スプリングリテーナーの作製手順は**表**のとおりである.

表　スプリングリテーナーの作製手順

1	印象採得	診療
2	口腔模型とセットアップモデルの作製	技工
3	作業用模型の作製，設計線の記入	技工
4	唇・舌側線の屈曲	技工
5	レジンの築盛	技工
6	研磨，完成	技工
7	装着	診療

印象採得

模型作製のための印象採得を行う．

口腔模型とセットアップモデルの作製（図2）

口腔模型を作製後，下顎4前歯を模型から切り取り，トリミング後にワックス内に再排列する．

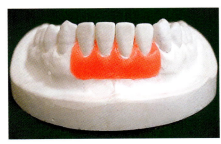
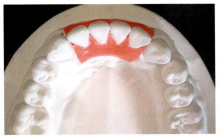

図2　セットアップモデルの作製

作業用模型の作製，設計線の記入（図3）

セットアップモデルから複模型を作製して作業用模型とする．

次に，作業用模型に設計線を記入する．唇・舌側線は下顎4前歯の歯冠中央部を通るようにし，犬歯唇側面近心部にバーティカルループを設ける．

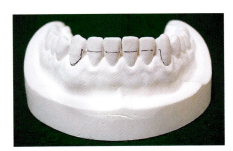

図3　設計線の記入

唇・舌側線の屈曲（図4）

下顎4前歯唇側面に接触するように手指で滑らかな弧を描くように屈曲した後，犬歯唇側面近心部でループに移行する．ループは，中ほどをプライヤーで固定して手指でワイヤーを引っ張りながら小さな円をつくり，犬歯の歯頸部に沿って屈曲する．その際，歯肉に触れないように注意する．

ループの屈曲後，対合歯との接触を避けるようにワイヤーを犬歯と小臼歯の接触点の上方に適合させて，舌側に移行させる．

舌側のワイヤーも唇側と同様に，前歯の歯冠中央部を通るように屈曲し，中切歯間で交差させるようにする．

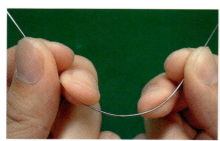

図4-1 下顎4前歯に接触するように，手指で滑らかな弧を描くように屈曲する．

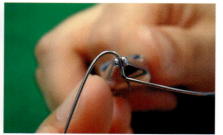

図4-2 ループは中ほどをプライヤーで固定し，手指でワイヤーを引っ張りながら小さな円をつくる．

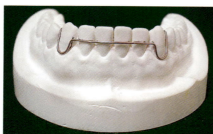

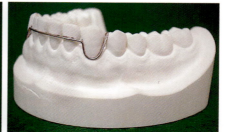

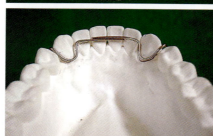

図4-3～5 ワイヤー屈曲後

レジンの築盛（図5）

ワイヤーを作業用模型に装着し，その上から4前歯の唇・舌側面に帯状に透明レジンを築盛し，前歯を挟み込むようにする．透明レジンの幅は5～6 mm程度とし，上顎前歯と接触しないように築盛する．厚みはワイヤーが露出しないように1 mm程度とする．

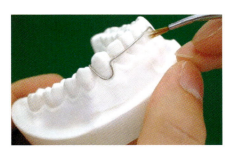

図5　レジンの築盛

研磨，完成（図6）

作業用模型から装置を外し，通法に従ってレジンの研磨を行う．

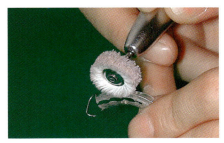

図6　研磨

技工指示書記入時のポイント

緊密な咬合をしている場合，ワイヤーが犬歯と小臼歯の接触点の上方に適合していないと対合歯と強く当たることがあるので，咬合について記入する必要がある．

症例
動的治療後に発現したわずかな下顎前歯の後戻りの改善

患者は初診時18歳6か月の女性で，動的治療後の下顎前歯の歯並びの不正を主訴に来院した．保定終了後2年3か月経過していたが，上下顎の咬合状態は緊密であり，下顎前歯に極めて軽度の叢生が認められた（**図7-1**）．治療方針として，叢生の程度が軽度なため可撤式装置であるスプリングリテーナーを用いて，下顎4前歯の叢生の改善をはかることとした．

下顎4前歯のディスキングを行い，スプリングリテーナーを装着したところ（**図7-2**），約3か月後に下顎4前歯の叢生が改善された（**図7-3**）．

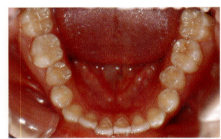 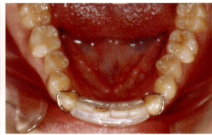 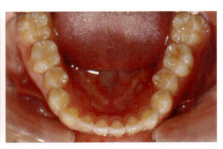

図7-1　　　　　　　　　　　図7-2　　　　　　　　　　　図7-3

装置使用における留意点

可撤式矯正装置であり，患者自身が自由に外すことができるため，清掃が容易に行える一方で治療に対する協力が必要になる．

叢生の程度によっては，下顎前歯のディスキングが必要となることがある．

スプリングリテーナーを装着された患者さん,保護者の方へ

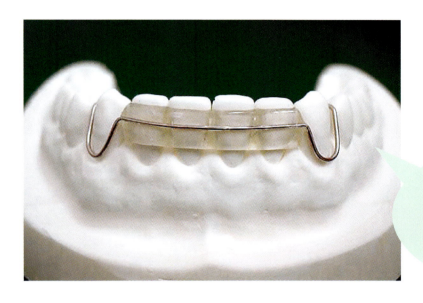

・治療後の前歯のわずかな後戻り(歯のガタガタ)を改善することができます.
・取り外しが可能な装置です.

使い方と注意事項

・取り外しが可能な装置ですが,原則24時間の装着が必要です.
(具体的な装着時間は担当医の指示に従って下さい)
・装置が入って力が加わると,個人差はありますが痛みが出てきます.これは歯が移動する際に起こるもので,1週間ほどで慣れてきます.
・はじめは違和感があると思いますが,慣れれば気になりません.
・食事や間食をするときや歯を磨くときは,装置を外して下さい.
・装置を外したときは,ケースに入れて保管して下さい.
・歯を磨くときは,装置も歯ブラシで汚れを取って下さい.
・変形の原因になりますので,熱湯に浸けないで下さい.
・来院するときは,装置を装着してきて下さい.

こんなときは連絡を!

・誤って装置を飲み込んでしまったとき.
・装置が変形したり,壊れたとき.
・装置が入らなくなったとき.
・痛くて装置が使用できないとき(ただし,装置を入れはじめて1週間程度は,少し痛みや違和感があることがあります).
・その他,気になることがありましたら,担当医もしくはスタッフまでお気軽におたずね下さい.

Ⓒ 医歯薬出版株式会社

25 ソフトリテーナー

中納治久，槇　宏太郎，平間雪野

装置の概要

保定の目的としては，個性正常咬合を維持するために後戻りを防ぐことが挙げられる．現在までにさまざまな保定装置が開発されているが，静的な位置に歯を保持するだけでなく，後戻りを予防したり，後戻りが発生した場合の動的保定装置のひとつとしてソフトリテーナーがある．

ソフトリテーナーは，硬軟2種類の異なる有機系樹脂材料からできており，人為的に移動させた歯を三次元的に保持する形態，構造を有しているため高い保定効果をもたらす．また，セットアップモデルを利用することでわずかな歯の移動も可能である．

上下顎別々の可撤式装置であるため自由に話しができるなど各種運動機能を妨げず，また，透明性がよく審美的に優れているため長時間の使用が可能である．海外では"Osamu Retainer"ともよばれている．

装置の構成

ソフトリテーナーは，硬質樹脂，軟質樹脂，樹脂用接着剤より構成される（**図1**）．

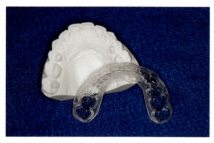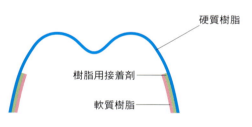

図1　ソフトリテーナー

硬質樹脂（図2）

外側の歯冠部咬合面も含めて全体を覆う．

インプレロンS pd（ロッキーマウンテンモリタ）は，専用の真空パックに梱包されて防湿されており，理工学的性質に優れている．

真空パックから取り出した後に長時間経過すると，水分を含み気泡が発生するため，注意が必要である．

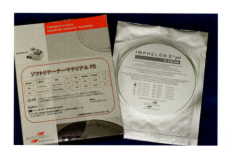

図2　硬質樹脂（インプレロンS pd；ロッキーマウンテンモリタ）

軟質樹脂（図3）

内側に内張りされ弾性に富んでいる．厚さは1.5 mmで，隣接面コンタクトポイント付近から歯槽部まで及ぶ．咬合面側は厚みを薄くするために削除する．

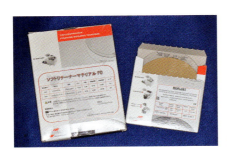

図3　軟質樹脂（バイオプラスト；ロッキーマウンテンモリタ）

樹脂用接着剤（図4）

硬質樹脂と軟質樹脂の接着に用いる．

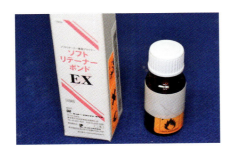

図4　樹脂用接着剤（ソフトリテーナーボンドEX；ロッキーマウンテンモリタ）

適応症

静的な位置に歯を保持する保定装置としてだけでなく，後戻りが発生した場合の動的処置として多少の歯の移動を行いたい場合にも有効である．

作製手順

ソフトリテーナーの作製手順は**表**のとおりである．

表　ソフトリテーナーの作製手順

1	印象採得，作業用模型（セットアップモデル）の作製	診療／技工
2	分離剤の塗布	技工
3	軟質樹脂のプレス，余剰部分の除去	技工
4	咬合面の切り抜き	技工
5	樹脂用接着剤の塗布	技工
6	硬質樹脂のプレス，余剰部分の除去	技工
7	研磨，完成	技工
8	装着	診療

Part 2 各種矯正装置の作製方法と適応

印象採得，作業用模型（セットアップモデル）の作製（図5）

印象と模型で歯列が正確に再現されているかどうかを確認する．多少の後戻りが認められる場合は，セットアップモデルを作製して複模型をつくり，作業用模型とする．

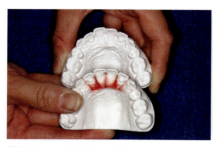
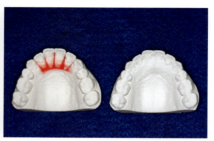

図5-1 上顎前歯の後戻りに対し，ソフトリテーナーを作製するためにセットアップを行う．

図5-2 セットアップモデルから複模型を作製し，作業用模型とする．

分離剤の塗布（図6）

作業用模型をトリミングし，その模型上に分離剤を塗布する．

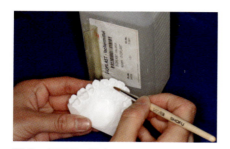

図6 分離剤の塗布

軟質樹脂のプレス，余剰部分の除去（図7）

軟性樹脂を加熱し，加圧成形器を用いてプレスする．

次にプレスした軟質樹脂を模型が壊れないように注意しながら分離し，余剰部分を金冠バサミで切り取る．ソフトリテーナーの外形は歯頸線から2〜3 mm下方の歯槽粘膜上で，各小帯を避け，後縁は変形を防ぐために大きめに切り取る．

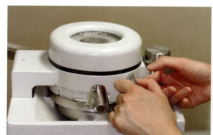
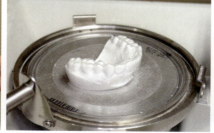
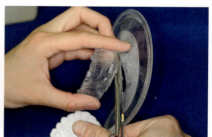

図7-1 加圧成形器の準備

図7-2 エアで余剰な分離剤を吹き飛ばし，十分に乾燥させた後，加圧成形器上に作業用模型をセットする．その後，軟性樹脂を加熱し，加圧成形器を用いてプレスする．

図7-3 ソフトリテーナーの外形は歯頸線から2〜3 mm下方に設定されるが，軟質樹脂の変形を防ぐために金冠バサミを用いて大きめに切り取るようにする．

咬合面の切り抜き（図8）

作業用模型に沿って成形された軟質樹脂の咬合面からコンタクトポイントに至る部分を切り取る．可能であれば対合歯の模型を採得し，咬合状態を確認しながら切り取ったほうがよい．

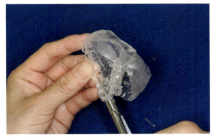

図8-1 前歯切縁部から切り取る．

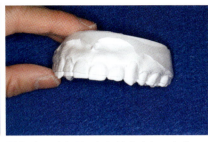

図8-2 咬合面の切り抜きを行った後，作業用模型に戻して外形の確認を行う．

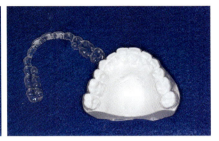

図8-3 咬合面の切り抜きの完成．可能であれば対合歯の模型を採得し，咬合状態を確認しながら切り取ったほうがよい．

樹脂用接着剤の塗布（図9）

軟質樹脂成形物の汚れを取り，作業用模型上に戻す．また，硬質樹脂は樹脂中の水分を除いて気泡の発生を防いでおく．

加圧成形器上に作業用模型の咬合平面が平行になるように置き，軟質樹脂成形物の表面に樹脂用接着剤を塗布する．

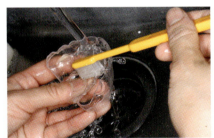

図9-1 中性洗剤などを用いて，軟質樹脂成形物を洗浄する．

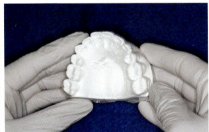

図9-2 作業用模型に軟質樹脂成形物を戻す．

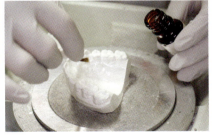

図9-3 加圧成形器上に，作業用模型を咬合平面が平行になるようにセットする．その後，樹脂用接着剤を軟質樹脂表面に塗布する．

Part 2 各種矯正装置の作製方法と適応

硬質樹脂のプレス，余剰部分の除去（図10）

硬質樹脂を軟化させた後，軟質樹脂と一体化させるためにプレスする．
その後，外形に沿って余剰部をデザインナイフで切り取る．

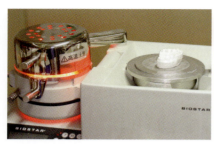

図10-1 加圧成形器で硬質樹脂を軟化させて圧接の準備を行う．

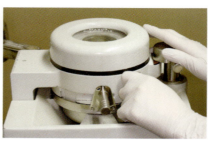

図10-2 硬質樹脂の軟化圧接を行う．

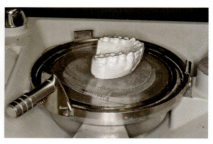

図10-3 硬質樹脂の圧接後

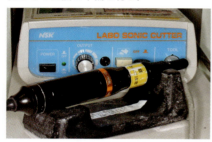
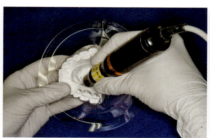

図10-4, 5 外形に沿って余剰部をデザインナイフで切り取る．

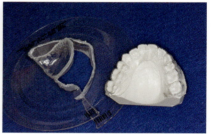

図10-6 硬質樹脂を外形に沿って切り取った状態

研磨，完成（図11，12）

辺縁をバーで研磨し，さらにフィニッシングリキッドで辺縁を磨く．

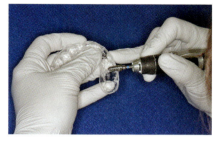

図11-1　軟性レジントリミング用のカーバイドバーを用いて外形のトリミングを行う．

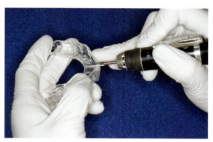

図11-2　小帯部などは細めのカーバイドバーを用いて形成する．

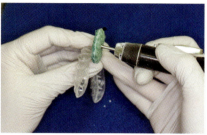

図11-3　ホイールを用いて辺縁の研磨を行う．

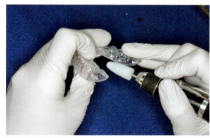

図11-4　シリコーンポイントを用いて，辺縁の毛羽立ちを取り除くように仕上げる．

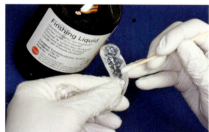

図11-5　フィニッシングリキッドを綿棒につけ，辺縁をこするようにして磨く．

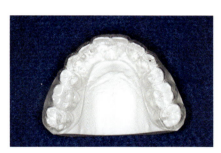

図12　完成したソフトリテーナー

技工指示書記入時のポイント

若干の歯の移動を期待する場合，セットアップモデルの作製を依頼するかを指示する．作製を依頼する場合は，移動する歯，ストリッピングの有無，量などを詳しく記入する．

症例

後戻りの改善

　患者は初診時20歳の女性で，前歯の反対咬合と叢生を主訴に来院した．マルチブラケット装置による治療後，約2年間，床装置による保定を行っていたが，保定装置紛失のため，|1 2間に若干のスペースと|2の近心への捻転が認められた（**図13-1，2**）．そこで，後戻り改善のためにセットアップモデルからソフトリテーナーを作製し，動的治療を行うこととした（**図13-3〜5**）．

　ソフトリテーナーを装着して6か月後，|1 2間のスペースが閉鎖され，|2の近心への捻転も改善された（**図13-6，7**）．

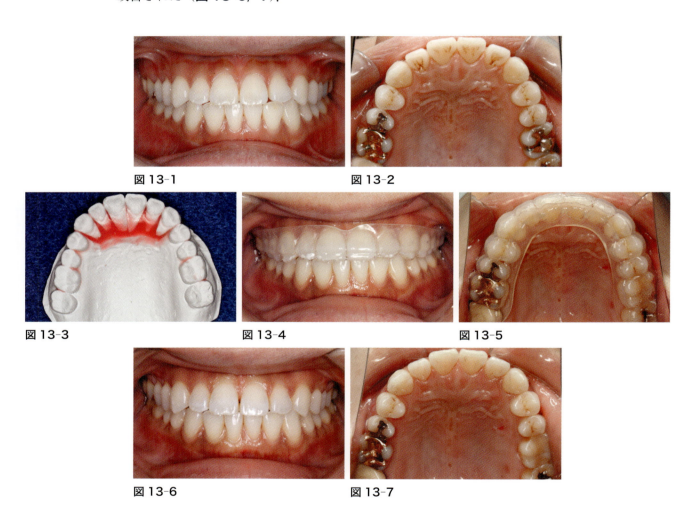

図13-1　　図13-2

図13-3　　図13-4　　図13-5

図13-6　　図13-7

装置使用における留意点

　ソフトリテーナーは，可能な限り長時間使用し，よくかむように指示する．また，歯石や汚れが付着しやすいので装着前後にブラシによる洗浄を行うことを患者に伝える．

ソフトリテーナーを装着された患者さん，保護者の方へ

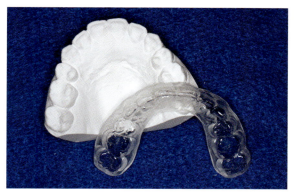
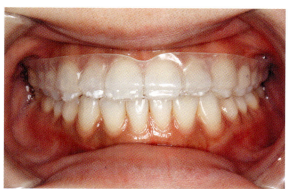

- 治療後の後戻りを予防または改善する装置です．
- 若干の歯の移動が可能です．
- 取り外しが可能な装置です．

使い方と注意事項

- 取り外しが可能な装置ですが，原則1日20～22時間は使用して下さい．
（具体的な装着時間は担当医の指示に従って下さい）
- はじめはしゃべりづらく，飲みこみづらいと思いますが，慣れれば気になりません．
- 装着しないと治療効果が期待できません．
- 装置を装着する際，多少浮くことがありますが，しっかりと押しつけるように使用して下さい．歯の移動とともに，浮きは少なくなります．
- 食事や間食をするときや歯を磨くときは，装置を外して下さい．
- 装置を外したときは，ケースに入れて保管して下さい．
- 食事や間食の後は，歯磨きをしてから装着して下さい．
- 歯を磨くときは，装置も歯ブラシで汚れを取って下さい．
- 変形の原因になりますので，熱湯に浸けないで下さい．
- 来院するときは，装置を装着してきて下さい．

こんなときは連絡を！

- 装置が変形したり，壊れたとき．
- 装置が入らなくなったとき．
- 痛くて装置が使用できないとき（ただし，装置を入れはじめて1週間程度は，少し痛みや違和感があることがあります）．
- その他，気になることがありましたら，担当医もしくはスタッフまでお気軽におたずね下さい．

Ⓒ医歯薬出版株式会社

Part 3
歯科矯正用アンカースクリューに関わる装置

　歯科矯正用アンカースクリュー（以下，アンカースクリュー）を用いることで絶対的固定が得られるようになり，これまで困難であった治療や患者の協力度に依存していた治療も，予知性高く行えるようになってきた．

　アンカースクリューとともに用いる装置については，その目的に応じてさまざまな装置が考案されている．ここでは，アンカースクリューを正中口蓋縫合部に植立して上顎大臼歯の固定と圧下および遠心移動を行うことを目的とした改良型パラタルバー（AGPB，愛知学院大学型改良パラタルバー）および MPMD 装置（Mid-Palatal Molar Distalizer Appliance with Orthodontic Anchoring Screws）について解説する．

1 歯科矯正用アンカースクリュー植立の流れ

宮澤　健，藤原琢也，川口美須津，後藤滋巳

植立部位の決定

　アンカースクリューは，正中口蓋縫合の第二小臼歯相当部から第二大臼歯相当部の間に間隔をあけて2本植立する．硬口蓋部は角化した口蓋粘膜に覆われ，皮質骨も比較的厚いことから，アンカースクリューの植立には有利と考えられる．サージカルガイドを作成し，CT画像検査により植立予定部位の骨や粘膜の厚みを確認してから，植立部位を決定するとよい（**図1**）．

　使用するアンカースクリューは，直径1.8〜2 mm，長さ6 mm程度のものが好ましい．

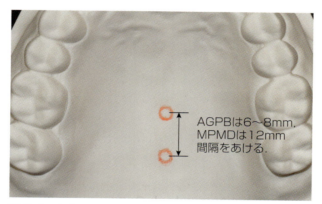

図1-1　2本のアンカースクリューは，AGPBの場合は約6〜8 mm，MPMDの場合は10 mm以上（12 mmが最適）の間隔をあけて植立する．

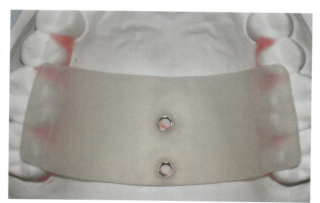

図1-2　サージカルガイドの作製．光硬化型シート状レジンを作業用模型上で圧接し，植立予定部位にステンレス管を埋入する．

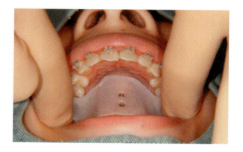
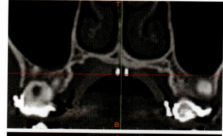
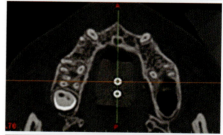
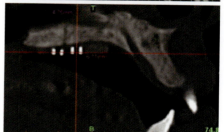

図1-3, 4　サージカルガイドを装着してCT撮影を行い，骨や粘膜の厚みを確認する．

植立手順

セルフタッピングタイプのアンカースクリューの植立手順を**図2**に示す．サージカルガイドを使用して術前の診査を十分に行えば，植立は約10分程度で終了し，非常に簡便に行える．

植立後は，植立方向に問題がないかなどの確認を行う．そして，通常の外科的処置と同様，消炎鎮痛剤と抗生物質を処方する．

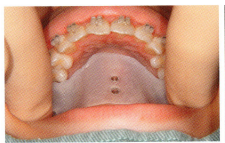

図2-1 術野を消毒した後，サージカルガイドの試適を行って，再度，適合状態を確認する．

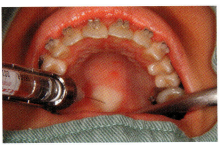

図2-2 サージカルガイドを一度撤去し，アンカースクリュー植立予定部位周囲に浸潤麻酔を行う．

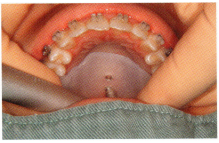

図2-3 サージカルガイドを装着し，ステンレス管に沿ってアンカースクリューをタッピングする．アンカースクリューの約2/3の長さまで埋入したら（アンカースクリュー頭部がサージカルガイドに触れたら），いったんドライバーを逆回転させてサージカルガイドとアンカースクリューを撤去する．後方部に引き続き，前方部も同様に行う．

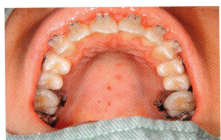

図2-4 タッピングが終了し，サージカルガイドを撤去したところ．正中口蓋縫合に沿って前後に2か所，植立予定位置に形成した孔が確認できる．

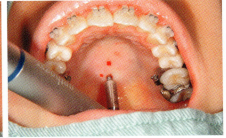

図2-5 アンカースクリュー植立のための刺入点が多少出血して明示されている．タッピングした孔に沿って植立し，アンカースクリュー頭部が粘膜に当たるまで埋入する．

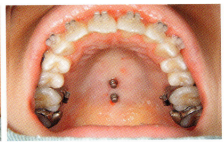

図2-6 アンカースクリュー植立後

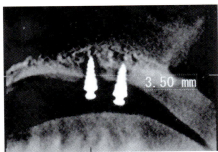
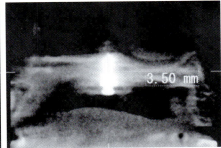
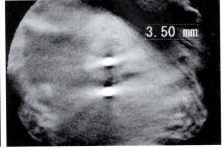

図2-7 アンカースクリュー植立直後のCT画像．埋入位置，方向に異常がないことを確認する．

アンカースクリュー植立の詳細は，『安心・安全 歯科矯正用アンカースクリュー この症例にこの方法』（医歯薬出版，2013年）などを参照してください．

Part 3 歯科矯正用アンカースクリューに関わる装置

2 AGPB（愛知学院大学型改良パラタルバー）

宮澤 健，柴田桃子，春上雅之，後藤滋巳

装置の概要

AGPB（愛知学院大学型改良パラタルバー）は，口蓋に植立した2本のアンカースクリューを利用した固定装置である．マルチブラケット装置を用いて前歯の舌側移動を行う際の上顎大臼歯の近心移動の防止や，圧下，遠心移動を行うことを目的としている．技工操作が容易であり，上顎大臼歯のコントロールに対して応用範囲が広いことが特徴である．

装置の構成

AGPBは，維持バンド，維持装置，パラタルバー，アンテリアルアーチ，アンテリアルフック，スタビライジングフック，延長フックより構成される（**図1**）．

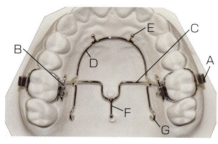
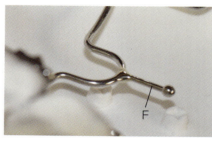

図1 AGPB
A：維持バンド，B：維持装置，C：パラタルバー，D：アンテリアルアーチ，E：アンテリアルフック，F：スタビライジングフック，G：延長フック

維持バンド，維持装置，パラタルバー

直径0.9 mm（0.036 inch）のワイヤーを用いる．市販のパラタルバーを応用してもよい．

アンテリアルアーチ

口蓋のパラタルバーから前方に放物線形に伸ばしたアーチで，直径0.9 mm（0.036 inch）のワイヤーを用いる．

アンテリアルフック

アンテリアルアーチの前方部に鑞付けされた2個のフックで，直径0.8 mmのボールクラスプを用いる．アンカースクリューと結紮を行ったり，エラスティックチェーンを装着することにより，上顎大臼歯の固定や遠心移動を行う．

スタビライジングフック

パラタルバーのループ部分に鑞付けするフックで，直径0.8 mmのボールクラスプを用いる．アンカースクリューと結紮を行ったり，エラスティックチェーンを装着することにより，上顎大臼歯の固定や圧下を行う．

延長フック

上顎第二大臼歯まで延長したフックで，フックと上顎第二大臼歯にエラスティックチェーンを装着することにより，上顎第二大臼歯の圧下や舌側移動などのコントロールを行う．

適応症

マルチブラケット装置を用いた前歯の舌側移動時に大臼歯の近心移動と挺出を防止するために適応する．また，アンカースクリューとスタビライジングフックを強く結紮したり，エラスティックチェーンを装着することによって大臼歯に圧下力が加わるため，垂直的な加強固定にも適応される．

作製手順

AGPB の作製手順は**表**のとおりである．

表 AGPB の作製手順

1	維持バンドの適合，印象採得	診療
2	作業用模型の作製と調整，設計線の記入	技工
3	パラタルバーとアンテリアルアーチの屈曲，フックの仮着	技工
4	鑞付け	技工
5	研磨，完成	技工
6	装着	診療

維持バンドの適合，印象採得

Part 2-1 などを参照．

作業用模型の作製と調整，設計線の記入（**図2**）

作業用模型の作製・調整後，アンテリアルアーチの先端が犬歯・第一小臼歯間部に位置するように設計線を記入する．

第二大臼歯の圧下・調整を行う場合には延長フックを付与する．このフックは第二大臼歯歯冠近遠心径の中央部に位置するように設計する．

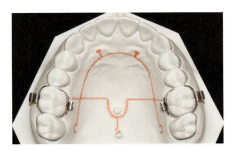

図2 AGPB の設計線

パラタルバーとアンテリアルアーチの屈曲，フックの仮着（図3）

パラタルバーの屈曲については，**Part 2-2** などを参照．上顎大臼歯の圧下を目的とする場合は，パラタルバーとアンカースクリュー上端の間にスペースを必要量確保しながらパラタルバーを屈曲する．

アンテリアルアーチは，左右対称の滑らかな放物線形に屈曲する．第二大臼歯の圧下・調整を行う場合は，後方部に延長フックを付与する．

アンテリアルフックはアンテリアルアーチ上に2本，スタビライジングフックはパラタルバーのループ部分に1本をスポット溶接で仮着する．スタビライジングフックの長さは6〜8 mmで，アンカースクリューの植立位置によっては後方のアンカースクリューの直上にボールクラスプの先端がくるように長さを決定する．

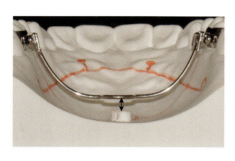

図3　大臼歯の圧下を目的とする場合は，パラタルバーのループ部分を，想定した臼歯の圧下量分だけアンカースクリュー上端から浮かせる．

鑞付け（図4）

パラタルバーとアンテリアルアーチ，フックを鑞付けする．

研磨，完成（図5）

通法に従って研磨を行う．

研磨後，AGPBを両側の維持バンドに戻し，パラタルバーとアンカースクリュー上端の間にスペースが必要量確保されていることを確認する．

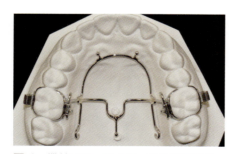

図4　鑞付けは，ワイヤーの全周に鑞が流れているかどうかを確認する．

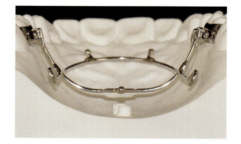

図5　完成したAGPB．パラタルバーがアンカースクリュー上端から必要量だけ浮いていることを確認する．

装着

問題がなければ，維持バンドを第一大臼歯にセメント合着する．

技工指示書記入時のポイント

① ワイヤーやフックの太さ，フックの位置と長さ，鑞付け部位を記入する．
② アンテリアルアーチは，前歯が干渉しない範囲で可能な限り長く設計するように指示する．
③ 上顎大臼歯の圧下を目的とする場合は，パラタルバーがアンカースクリュー上端と干渉しないようにスペースを必要量確保することを記入する．

装置の使用方法

アンカースクリュー間の連続結紮（図6）

2本のアンカースクリューは，直径 0.25 mm の結紮線で連続結紮する．こうすることで，連続結紮部と口蓋粘膜との間に結紮線やエラスティックチェーンを通す際などの操作性が向上する．

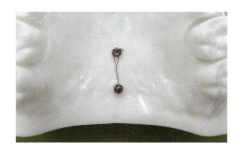

図6　アンカースクリューの連続結紮

上顎大臼歯の加強固定，圧下（図7）

連続結紮部から直径 0.25 mm の結紮線を2本出してアンテリアルフックと結ぶことで，近遠心方向の固定が強化される．

また，スタビライジングフックと連続結紮部を結ぶことで，垂直方向の固定が強化され，必要に応じて圧下が可能となる．

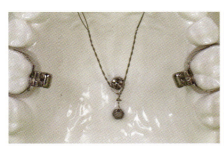

図7-1　連続結紮部から直径 0.25 mm の結紮線を2本出す．

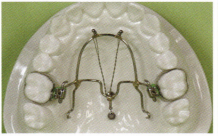

図7-2　AGPB を装着してアンテリアルフックと結紮線を結ぶ．こうすることで，近遠心方向の固定が強化される．

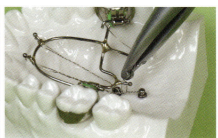

図7-3　スタビライジングフックと連続結紮部を結ぶ．こうすることで，垂直方向の固定が強化され，必要に応じて圧下が可能となる．

上顎第二大臼歯のコントロール（図8）

延長フックを用いると第二大臼歯の圧下が可能となる．

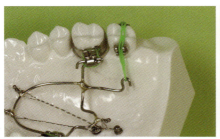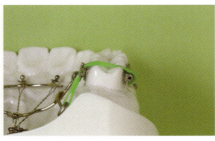

図8 延長フックを用いると，第二大臼歯を圧下することが可能となる．

上顎大臼歯の遠心移動（図9）

アンテリアルフックと連続結紮部をエラスティックチェーンで結ぶと，第一大臼歯の遠心移動が可能となる．

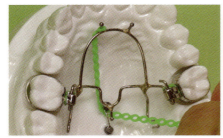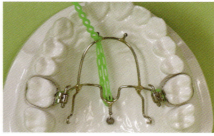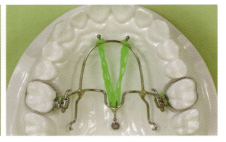

図9-1 アンテリアルフックと連続結紮部を連結していた結紮線をエラスティックチェーンに変えることで，第一大臼歯の遠心移動が可能となる．

図9-2 片側のアンテリアルフックにエラスティックチェーンをかけ，連続結紮部の下を通してアンテリアルフックに戻す．

図9-3 もう片方のアンテリアルフックも同様にエラスティックチェーンを装着する．遠心移動を行う際はスタビライジングフックの結紮は緩めにし，強く行わないほうがよい．

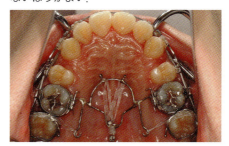

図9-4 上顎大臼歯の遠心移動と第二大臼歯の圧下

症例

上顎大臼歯の加強固定

患者は初診時19歳の男性で，上顎の叢生を主訴に来院した．大臼歯関係は左右ともにAngle Ⅰ級で，2|2の先天性欠如が認められた．骨格的には上顎骨の前方位が認められた．2|2の先天性欠如と過蓋咬合を伴う上顎前突と診断し（**図10-1，2**），治療方針として4|4の抜歯とマルチブラケット装置による治療を行うこととした．前歯舌側移動時の加強固定装置として，口蓋に2本のアンカースクリューを植立し，AGPBを用いた（**図10-3，4**）．

上顎大臼歯の近心移動を防ぎながら，前歯の舌側移動が行われた（**図10-5，6**）．

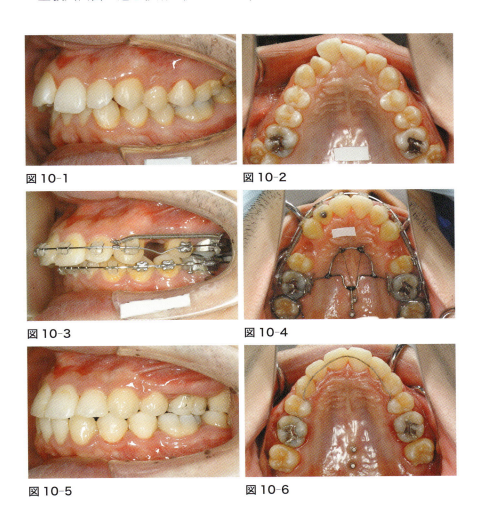

図10-1　　　　　図10-2

図10-3　　　　　図10-4

図10-5　　　　　図10-6

装置の応用について

上顎第一大臼歯のリンガルブラケットにパラタルバー用のシースを付与することにより，リンガルブラケットと AGPB の併用が可能となる（図11）．

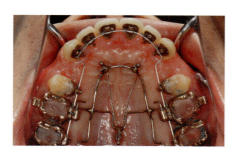

図11　リンガルブラケットと AGPB の併用

装置使用における留意点

アンテリアルアーチの設計の際は，アンテリアルアーチの長さと牽引ベクトルの方向に考慮する必要がある．アンテリアルアーチの長さが短く，牽引ベクトルが大臼歯の抵抗中心よりも歯根側を通ると，上顎前歯の舌側移動時の反作用により大臼歯の近心傾斜が生じやすいので，アンテリアルアーチを長めにし，可能な限り牽引ベクトルが大臼歯の抵抗中心を通るように設計する（図12）．

もし，上顎臼歯の近心傾斜が生じた場合は，アンカースクリューの連続結紮部とスタビライジングフックを強く結紮することで大臼歯を整直させ，近心傾斜をコントロールすることができる．また，圧下も可能である（図13）．

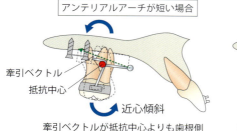

図12　アンテリアルアーチの長さと牽引ベクトルの方向

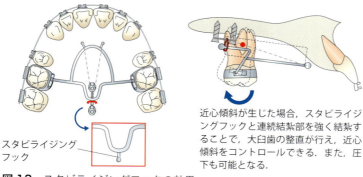

図13　スタビライジングフックの効果

AGPB(改良型パラタルバー)を装着された患者さん, 保護者の方へ

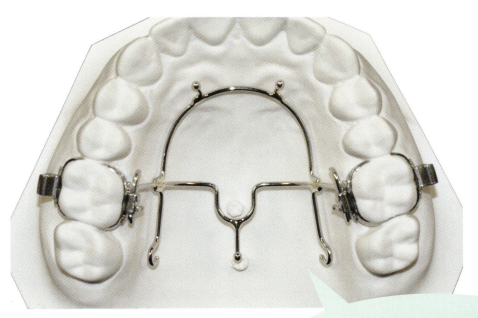

・上の奥歯が前に移動するのを防ぐ装置です.
・奥歯を沈みこませることが可能になります.

使い方と注意事項

・患者さん自身で取り外すことはできません.
・はじめはしゃべりづらく, 飲みこみづらいと思いますが, 慣れれば気になりません.
・慣れるまでは, 少し舌がヒリヒリするような感じがしたり, つばを飲み込む際に舌と装置が接触し, 痛みを伴うことがありますが, 通常は1週間ほどで痛みが和らぎます.
・はじめは気になると思いますが, 指や舌で触らないようにして下さい.
・舌に装置のあとがつくことがありますが, 装置を外せば元に戻ります.
・取り外しができないため歯磨きがしにくいと思いますが, しっかり磨いて下さい. 歯磨きの方法については, 担当医や歯科衛生士の指示に従って下さい.

こんなときは連絡を！

・装置が変形したり, 壊れたとき.
・我慢できない痛みが続くとき(ただし, 装置をはじめて装着した際や調整を行った後は, 1週間ほど痛みや違和感を伴うことがあります).
・その他, 気になることがありましたら, 担当医もしくはスタッフまでお気軽におたずね下さい.

Ⓒ医歯薬出版株式会社

Part 3 歯科矯正用アンカースクリューに関わる装置

3 MPMD 装置

藤原琢也，後藤滋巳

装置の概要

上顎大臼歯の遠心移動には，ペンデュラム装置やヘッドギアなどの装置が代表的な装置として用いられている．しかし，大臼歯の遠心移動には大きな矯正力が必要となるため，ペンデュラム装置では反作用により，固定源となる上顎小臼歯や前歯の近心または唇側への傾斜を引き起こす．また，歯の移動様式が傾斜移動であるため，遠心移動後の後戻りにも注意が必要となる．ヘッドギアは，頭部や頸部が固定源となるため歯に対する反作用はないものの，可撤式矯正装置であるため患者の協力度により治療結果が左右されるなどの欠点を有している．

MPMD 装置（Mid-Palatal Molar Distalizer Appliance with Orthodontic Anchoring Screws）は，絶対的固定源となるアンカースクリューを用いた新たな臼歯遠心移動装置で，正中口蓋縫合部に植立した 2 本のアンカースクリューを固定源とし，上顎大臼歯や歯列の遠心移動を目的としている．アンカースクリューを固定源とすることで，前歯や小臼歯に反作用を引き起こさず，遠心移動もほぼ歯体移動に近い形で行える．また，患者の協力度に左右されることがないため，予知性の高い歯の移動が可能となる．

おもに永久歯列期以降の不正咬合を対象とし，マルチブラケット装置と併用することで大臼歯の遠心移動を行いながら前歯の移動も可能となるため，治療の効率化にもつながる．

装置の構成

MPMD 装置は，アンカースクリュー連結用維持部，遠心移動用アーム，遠心移動用フック付きチューブ，リンガルシース付き維持バンドより構成され，口蓋に植立した 2 本のアンカースクリューと連結することで口腔内に固定される（**図 1**）．

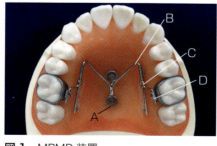 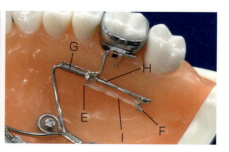

図 1 MPMD 装置
A：アンカースクリュー連結用維持部，B：遠心移動用アーム，C：遠心移動用フック付きチューブ（シングル），D：リンガルシース付き維持バンド，E：近心フック，F：遠心フック，G：オープンコイル，H：結紮線，I：エラスティックチェーン

アンカースクリュー連結用維持部

直径 0.9 mm（0.036 inch）のワイヤーを用いる．4-META/MMA-TBB レジンによって，正中口蓋縫合部に植立した2本のアンカースクリューと接着することで，口腔内に装置が維持・固定される．

遠心移動用アーム

大臼歯を遠心移動する際のレールの役目を果たす．ワイヤーがたわんで遠心傾斜が起こることを防ぐため，直径 1 mm（0.040 inch）のワイヤーを用いる．アームの遠心部にはエラスティックチェーンや結紮線が掛けられるように直径 0.8 mm（0.032 inch）のワイヤーを用いた U 字型の遠心フックが付与してある．

遠心移動用アームは，最終的に連結用維持部と鑞付けで接合する．

遠心移動用フック付きチューブ

直径 0.9 mm（0.036 inch）と 0.6 mm（0.024 inch）のワイヤーならびに内径が約 1.2 mm のチューブを用いる．

チューブに鑞付けされた直径 0.9 mm の遠心移動用フックをリンガルシースに挿入することで，大臼歯に遠心移動の矯正力を付与する．遠心移動用フックは，マルチブラケット装置と併用する際にはシングルを用いることが多く，MPMD 単独で使用する場合にはダブルとする場合が多い．

チューブの近心には直径 0.6 mm のワイヤーを用いた U 字型の近心フックが装着してあり，エラスティックチェーンで牽引する際に使用する．

リンガルシース付き維持バンド

維持バンドは，主として第一大臼歯に装着し，舌側にリンガルシースを鑞付けする．

マルチブラケット装置と併用する場合には，頬側にチューブを装着する．

適応症

上顎前突や大臼歯の近心転位による Angle II 級の不正咬合において，上顎大臼歯や上顎歯列の遠心移動が必要となる症例に適応する．おもに永久歯列期以降に用い，マルチブラケット装置と併用することも可能で，加強固定装置としても使用できる．左右側で移動量がそれぞれ調整できるため，左右で異なった量の遠心移動も可能である．

歯の移動様式は歯体移動に近く，かつ，大臼歯を圧下させながら遠心移動が行えるため，ハイアングルの場合にも適している．

① 上顎大臼歯の遠心移動
② 上顎大臼歯の近心移動防止（加強固定）
③ 上顎前歯の舌側移動
④ 上顎歯列の遠心移動
⑤ 上顎大臼歯の圧下

作製手順

MPMD装置の作製手順は**表**のとおりである．

表　MPMD装置の作製手順

1	維持バンドの適合，リンガルシースのスポット溶接，印象採得	診療
2	作業用模型の作製，設計線の記入	技工
3	連結用維持部と遠心移動用アームの屈曲	技工
4	連結用維持部と遠心移動用アームの鑞付け，固定	技工
5	遠心移動用フック付きチューブの作製	技工
6	MPMD装着用ステントの作製	技工
7	遠心移動用アームへのオープンコイル装着と遠心フックの鑞付け	技工
8	研磨，完成	技工
9	装着，調整	診療

維持バンドの適合，リンガルシースのスポット溶接，印象採得（図2）

アンカースクリューの植立後（**Part 3-1** 参照），上顎第一大臼歯に維持バンドを適合させ，舌側にリンガルシースをスポット溶接する．溶接位置は，近遠心的には歯冠中央部，垂直的には可及的に歯頸部寄りとし，左右の平行性に注意する．

スポット溶接後，再度，維持バンドを適合させて印象採得を行う．作業用模型作製時にアンカースクリュー頭部まで石膏が流れるように，印象面のアンダーカットなどの余分な印象材はトリミングする．

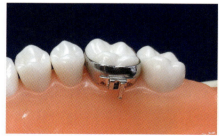

図2-1　リンガルシース付き維持バンドの適合

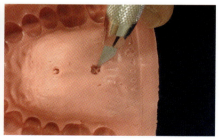

図2-2　アンカースクリュー頭部印象面のトリミング

3 MPMD装置

● 作業用模型の作製，設計線の記入（図3）

作業用模型を作製し，設計線を記入する．

遠心移動用アームの設計線は上顎の咬合平面と平行とし，垂直的には大臼歯歯根の根尖側1/3相当部の高さ，前後的には第一小臼歯相当部から第二大臼歯遠心相当部までとする．

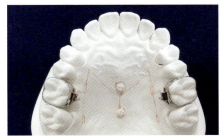
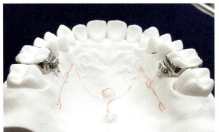
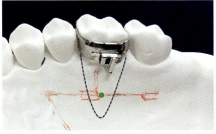

図3-1　設計線の記入

図3-2, 3　遠心移動用アームの設計線は，上顎の咬合平面と平行で，垂直的には大臼歯歯根の根尖側1/3相当部を通るように記入する．

● 連結用維持部と遠心移動用アームの屈曲（図4）

積極的に大臼歯を圧下させたい場合などは，連結用維持部と口蓋粘膜の間隙にエラスティックチェーンを通す場合があるので，はじめにアンカースクリュー部をパラフィンワックスでリリーフしておくとよい．

連結用維持部はアンカースクリュー頭部上面と同じ高さとなる位置で，頭部の周囲を囲むようにループを屈曲する．口腔内装着時には4-META/MMA-TBBレジンでアンカースクリューと固定するため，レジンが流れ込みやすいように若干隙間がある程度の適合でよい．

遠心移動用アームは，まずワイヤーの中央部で180°屈曲し，次にプライヤーで連結用維持部と接合する箇所を屈曲する．そして，設計線に沿って口蓋粘膜と接触しないように，遠心移動時にレールの役目を果たすアーム部分を上顎の咬合平面と平行に屈曲する．

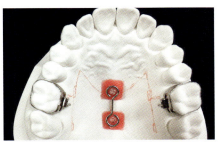
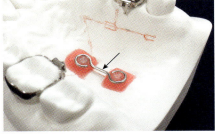
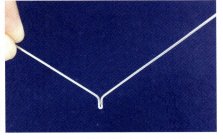

図4-1, 2　アンカースクリュー部をパラフィンワックスでリリーフして，連結用維持部を屈曲する．

図4-3　連結用維持部と接合する箇所を屈曲する．

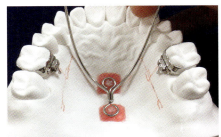
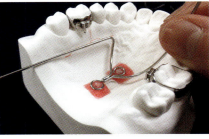
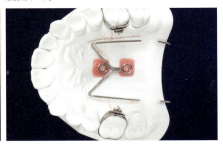

図4-4　口蓋粘膜と接触しないように，口蓋前方の遠心移動用アームを屈曲する．

図4-5　アーム部分は，上顎咬合平面と平行に屈曲する．

図4-6　左右側の遠心移動用アームを屈曲し，遠心の余剰部分を切断する．

Part 3 歯科矯正用アンカースクリューに関わる装置

● 連結用維持部と遠心移動用アームの鑞付け，固定（図5）

連結用維持部と遠心移動用アームをスポット溶接で仮着した後，鑞付けをして補強する．

作業用模型に戻す際には，連結用維持部のループ上面がアンカースクリュー頭部上面と同じ高さになっていることや，遠心移動用アームと口蓋粘膜の位置関係を確認し，連結用維持部の前後のループと作業用模型をパラフィンワックスで固定する．

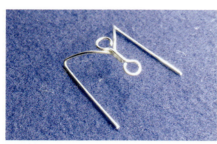

図5-1 連結用維持部と遠心移動用アームの鑞付け

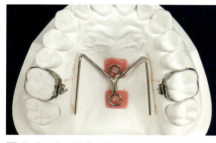
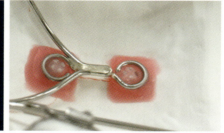

図5-2，3 作業用模型に戻して固定する位置を確認し，連結用維持部の前後のループと作業用模型をパラフィンワックスで固定する．

● 遠心移動用フック付きチューブの作製（図6）

まず，直径0.6 mmのワイヤーをU字型に屈曲して作製した近心フックを，チューブの近心側にスポット溶接で仮着する．その後，チューブを遠心移動用アームに挿入する．

次に，直角に屈曲した直径0.9 mmのワイヤーをリンガルシースに挿入し，シースの遠心から出たワイヤーの断端が2 mm程度になるように切断する．ワイヤーの近心側は遠心移動用アームに挿入したチューブ上面と接する位置で直角に屈曲し，鑞付けが可能な長さを残して切断し，仮着する．

最後に，チューブに遠心移動用フックと近心フックを鑞付けする．

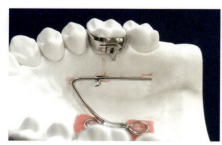
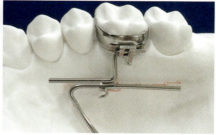
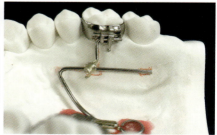

図6-1 近心フックが仮着されたチューブを遠心移動用アームに挿入する．

図6-2 シースに挿入した遠心移動用フックのワイヤーの近心側は，チューブの上面に接するように屈曲する．

図6-3 チューブ上面の余剰なワイヤーを切断し，遠心移動用フックと近心フックをチューブに鑞付けする．

● MPMD装着用ステントの作製（図7）

シリコーンを練和し，上顎第一小臼歯咬合面から遠心移動用アームにかけて圧接する．

その後，作業用模型からMPMD装置を外し，アーム部で着脱可能となるようシリコーンを調整する．

ステントを使用することで，より正確な位置へ簡単に装着できる．

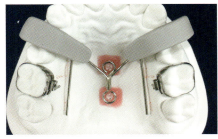
図7-1 シリコーンを作業用模型に圧接し，MPMD装着用ステントを作製する．

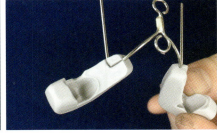
図7-2 作業用模型からMPMD装置を外し，ステントが着脱可能となるようにシリコーンを調整する．

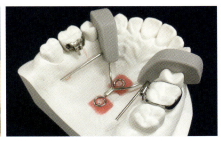
図7-3 MPMD装着用ステントの適合を作業用模型上で確認する．

● 遠心移動用アームへのオープンコイル装着と遠心フックの鑞付け（図8）

まず，遠心移動用アームにオープンコイルを挿入する．

次に，遠心移動用アームの遠心断端から2 mmくらいの位置に，直径0.8 mmのワイヤーをU字型に屈曲した遠心フックを鑞付けする．

なお，大臼歯の遠心移動量が少ない場合には，オープンコイルを装着せずにエラスティックチェーンのみで牽引することもある．その際は，オープンコイルを挿入するスパンが不必要となるため，遠心移動用アームの長さをコンパクトにすることができる．

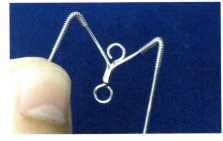
図8-1 遠心移動用アームにオープンコイルを挿入する．

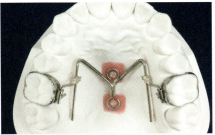
図8-2 遠心移動用アームに遠心移動用フック付きチューブを挿入する．

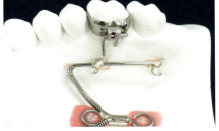
図8-3 遠心移動用アームの遠心断端から2 mmくらいの位置に遠心フックを鑞付けする．

● 研磨，完成（図9，10）

通法に従って鑞付け箇所の研磨を行い，完成となる．

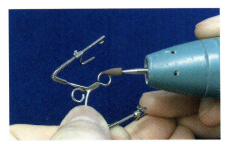
図9 鑞付け部の研磨

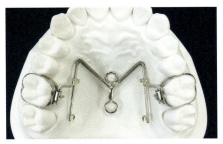
図10 完成したMPMD装置

Part 3 歯科矯正用アンカースクリューに関わる装置

装着，調整（図11）

上顎第一大臼歯に維持バンドをセメント合着した後，MPMD装着用ステントを用いてMPMD装置を口腔内に試適し，アンカースクリューと連結用維持部の位置関係に問題がないかなどを確認する．

次に，連結用維持部のループ部とアンカースクリューにメタルプライマーを塗布し，乾燥させる．そして，4-META/MMA-TBB レジンをループ部とアンカースクリューのアンダーカットに入り込むように注意しながら筆盛りし，合着後，ステントを除去して遠心移動用フックをリンガルシース内に挿入する．

矯正力はオープンコイルとエラスティックチェーンのいずれか，または両方を使用する．オープンコイルは，コイル内に挿入した結紮線を遠心フックに通し，結紮線を締め上げる力の強弱により矯正力を調整する．エラスティックチェーンは，近心フックと遠心フックを利用して矯正力を調整する．

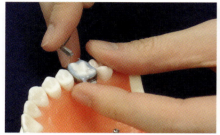
図11-1 維持バンドをセメント合着する．

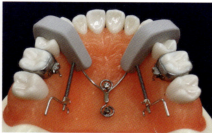
図11-2 MPMD装着用ステントを用いて，MPMD装置を口腔内に試適する．

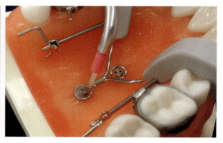
図11-3 連結用維持部のループ部とアンカースクリューを 4-META/MMA-TBB レジンで合着する．

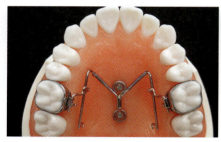
図11-4 遠心移動用フックをリンガルシース内に挿入する．

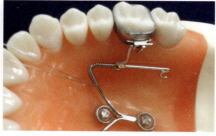
図11-5 オープンコイルの近心側に結紮線を挿入する．結紮線は合着前に口腔外で挿入しておくとよい．

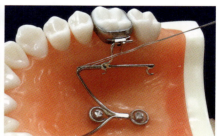
図11-6 結紮線を遠心方向に引き，オープンコイルを圧縮して矯正力を発揮させる．

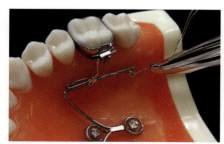
図11-7 結紮線を遠心フックに通し，結紮線を締め上げる力により矯正力を調整する．

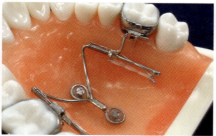
図11-8 エラスティックチェーンを使用する場合には，近心フックと遠心フックを利用して矯正力を付与する．

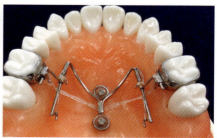
図11-9 臼歯を積極的に圧下させたい場合には，MPMD装置と口蓋粘膜の間隙にエラスティックチェーンを挿入して大臼歯の圧下を行う．

3 MPMD装置

技工指示書記入時のポイント

① 歯体移動にて臼歯を遠心移動できるように，遠心移動用アームの垂直的な位置に特に留意し，近心部は牽引力をかけた際に粘膜と接触しないように指示する．
② 連結用維持部と口蓋粘膜との間は，エラスティックチェーンや結紮線を挿入できるように，間隙を確保するように指示する．

症例

AngleⅡ級 1 類の改善

患者は初診時 19 歳 10 か月の女性で，上顎前突を主訴に来院した．オーバージェットは＋11.6 mm，オーバーバイトは＋0.4 mm，大臼歯関係は右側が咬頭対咬頭の AngleⅡ級，左側はフルステップの AngleⅡ級で，前歯の叢生が認められた（**図 12-1〜3**）．下顎骨は後方位で ANB が＋6.1°と骨格性Ⅱ級で，上下顎前歯歯軸は唇側傾斜していた．叢生を伴う骨格性上顎前突と診断し，治療方針として骨格性の改善は行わず，4|4，5|5 の抜歯とマルチブラケット装置による歯性の改善を行うこととしたが，オーバージェットとスペース不足の改善のためには上顎大臼歯を遠心移動する必要があり，MPMD 装置を併用することとした（**図 12-4〜6**）．

MPMD 装置装着後，抜歯を行ってマルチブラケット装置を装着し，大臼歯の遠心移動を行いながら前歯の叢生の改善を行ったところ，7 か月後には大臼歯関係が AngleⅠ級となった（**図 12-7〜9**）．大臼歯は遠心傾斜することなく 6.7 mm 遠心移動し，かつ，4.4 mm 圧下した．

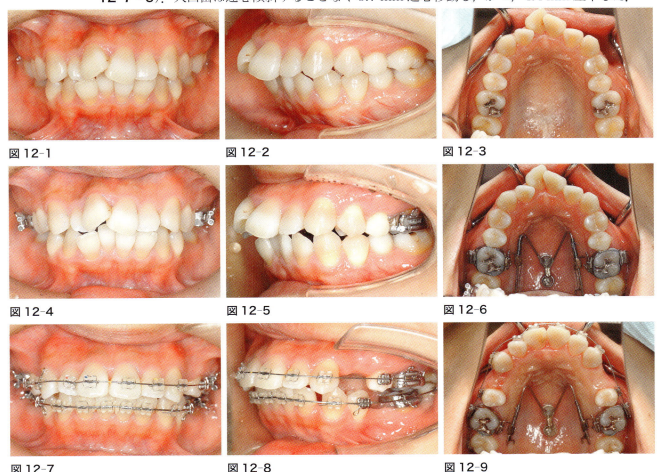

図 12-1　　図 12-2　　図 12-3

図 12-4　　図 12-5　　図 12-6

図 12-7　　図 12-8　　図 12-9

装置の応用について

後戻りの防止と加強固定

遠心移動後の後戻りの防止や加強固定を行う場合には，オープンコイルを取り外し，遠心フックと近心フックを結紮する（図13）．

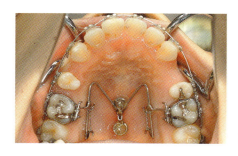

図13　遠心フックと近心フックを結紮する．

上顎前歯の舌側移動，上顎歯列の遠心移動

上顎犬歯にリンガルボタンを装着し，遠心フックからエラスティックチェーンで牽引すると，上顎前歯の舌側移動や上顎歯列の遠心移動が行える（図14）．

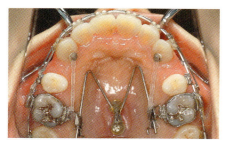

図14　犬歯のリンガルボタンと遠心フックにエラスティックチェーンをかける．

リンガルブラケットとの併用

MPMD装置はリンガルブラケットとの併用も可能で，連結用維持部と口蓋粘膜の間隙に挿入したエラスティックチェーンをリンガルブラケット装置の前歯牽引用フックにかけることで，前歯の舌側移動が行える（図15）．

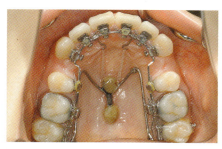

図15　リンガルブラケット装置の前歯牽引用フックにエラスティックチェーンをかける．

装置使用における留意点

混合歯列期や永久歯列を有する若年者にも使用可能ではあるが，若年者ではアンカースクリューが脱落しやすいなどの報告があることから，使用する際には注意が必要となる．

また，アンカースクリュー植立部は，患者自身では清掃することが困難なため，来院時に術者が清掃を行い，感染などが起きないように注意が必要である．

MPMD装置を装着された患者さん，保護者の方へ

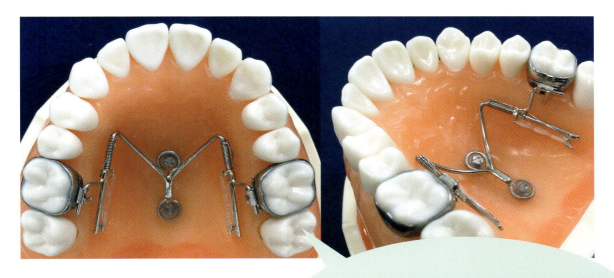

- 上あごの裏側に植立した2本のネジ（歯科矯正用アンカースクリュー）と接着し，とめてあります．
- おもに上の前歯の突出の治療に用いる装置です．
- 上あごの奥歯を後方に移動させることで，前歯を後ろに移動させるスペースが得られます．

使い方と注意事項

- 患者さん自身で取り外すことはできません．
- はじめはしゃべりづらく，飲みこみづらいと思いますが，慣れれば気になりません．
- はじめは気になりますが，指や舌で触らないようにして下さい．
- 慣れるまでは，少し舌がヒリヒリするような感じがしたり，つばを飲み込む際に舌と装置が接触し，痛みを伴うことがありますが，通常は1週間ほどで痛みも和らぎます．
- 装置を調整したあとは，移動している奥歯に違和感があったり，かんだときに痛みが生じることがありますが，通常は1週間ほどで痛みは和らぎます．
- 舌に装置のあとがつくことがありますが，装置を外せば元に戻ります．
- 取り外しができないため歯磨きがしにくいと思いますが，しっかり磨いて下さい．歯磨きの方法については担当医や，歯科衛生士の指示に従って下さい．

こんなときは連絡を！

- 装置が変形したり，破損したとき．
- 我慢できない痛みが続く場合（ただし，装置をはじめて装着した際や調整を行った後は，1週間ほど痛みや違和感を伴うことがあります）．
- その他，気になることがありましたら，担当医もしくはスタッフまでお気軽におたずね下さい．

ⓒ医歯薬出版株式会社

Part 4

マルチブラケット装置の装着とトランスファートレー（インダイレクトボンディングシステム）

川口美須津，春上雅之，後藤滋巳

Part 4 マルチブラケット装置の装着とトランスファートレー（インダイレクトボンディングシステム）

装置の概要

マルチブラケット装置におけるブラケットの装着方法についてはさまざまな方法があり，目標とする位置に正確に装着することが重要となる．

位置決めの方法としては，チェアサイドで直接接着するダイレクトボンディングシステム（直接法）と，作業用模型を使用してブラケットポジションを決定するインダイレクトボンディングシステム（間接法）がある．

インダイレクトボンディングシステムでは，①正確なポジショニングが行える，②正確に装着位置が再現できる，③チェアサイドの時間を短縮できるなどの利点がある．

ここでは，2種類のシリコーンゴム印象材を使用して作製でき，簡便かつ正確にブラケットの装着が行えるトランスファートレーについて解説する．

トランスファートレーの構成

2種類のシリコーンゴム印象材で構成されており，歯頸部側のシリコーンゴム印象材の部分が一次トレー，咬合面側のシリコーンゴム印象材の部分が二次トレーとなっている（**図1**）．

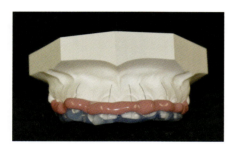

図1 インダイレクトボンディング用のトランスファートレー

インダイレクトボンディングの手順

インダイレクトボンディングの手順は**表**のとおりである．

表　インダイレクトボンディングの手順

1	作業用模型の作製	技工
2	ブラケットポジションの描記	技工
3	ブラケットの設置	技工
4	トランスファートレーの作製	技工
5	トランスファートレーの撤去	技工
6	トランスファートレーのトリミング	技工
7	トランスファートレーの分割	技工
8	歯面清掃，歯面処理	診療
9	トランスファートレーの試適，ブラケットの装着	診療
10	トランスファートレーの撤去	診療

作業用模型の作製

通法に従って印象採得を行い、硬質石膏を用いて作業用模型を作製する．

作業用模型は、後の操作をしやすくするために歯肉頰移行部がみえるようにトリミングを行う．

ブラケットポジションの描記（図2）

臨床歯冠の形態や切縁の角度、パノラマエックス線写真を参考にしてブラケットアンギュレーションを決定し、適切なブラケットハイトとともに作業用模型上に鉛筆で描記する．

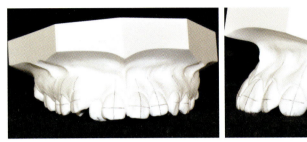 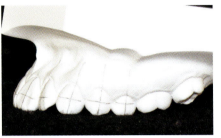

図2 ラインは可能な限り長く描記する．特に、ハイトラインはブラケットを作業用模型上に置いたときにもみえるように、近心面から遠心面まで歯冠の幅全体に描記する．

ブラケットの設置（図3）

作業用模型上に描記した位置に、水溶性接着剤を塗布したブラケットを設置する．その際、余剰の水溶性接着剤は除去せずに残しておくと、この部分がボンディング時に迂路となり、ブラケットの浮き上がりやトレーの変形を防ぐことができる．

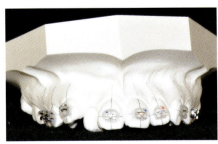 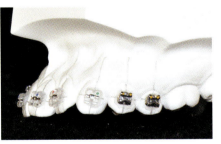

図3 ブラケットを模型上に接着する．ブラケット周囲の余剰の水溶性接着剤は、除去せずに残しておくとよい．

Part 4 マルチブラケット装置の装着とトランスファートレー（インダイレクトボンディングシステム）

● トランスファートレーの作製（図4）

トランスファートレーに必要な要件として，①トレー撤去時にブラケット周囲に無理な力がかからないこと，②唇側面，切縁，咬合面と密着する部分は変形することなく強固であること，が挙げられる．したがって，ブラケット周囲にはフローが高く高弾性のシリコーンゴム印象材を用い，唇側面，切縁，咬合面にはフローが低く高硬度のシリコーンゴム印象材を用いる．

まず，一次トレーとして，高弾性のシリコーンゴム印象材をブラケットを覆うように築盛する．その際，ブラケット周囲までシリコーンゴム印象材が覆うように注意する．

その後，一次トレーのシリコーンゴム印象材が硬化を開始する前に，二次トレーとして，高硬度のシリコーンゴム印象材を高弾性の印象材と接合させながら唇側面，切縁，咬合面を覆うように築盛していく．

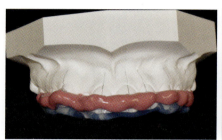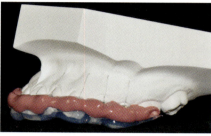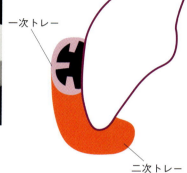

図4 一次トレーはブラケットを覆うように，二次トレーは唇側面，切縁，咬合面を覆うようにする．

● トランスファートレーの撤去（図5）

シリコーンゴム印象材が硬化したら，作業用模型を温水に浸漬してトランスファートレーをブラケットとともに外し，スチーマーを用いて細部の水溶性接着剤を除去する．

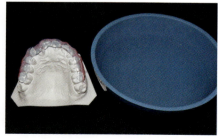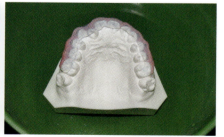

図5 作業用模型ごと温水に浸漬し，水溶性接着剤を溶かす．細部の接着剤はスチーマーなどで除去する．

● トランスファートレーのトリミング

歯肉に当たる部分やブラケットの歯頸側を覆ってしまう箇所などをデザインナイフなどでトリミングする．

● トランスファートレーの分割（図6）

トランスファートレーのトリミングを行ったら，口腔内に接着する際に使用する材料や硬化までの操作時間を考慮し，デザインナイフで2～3ブロックに分割して操作を行いやすくしておく．

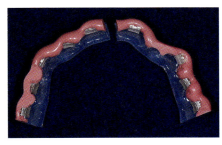
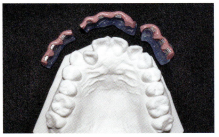

図6　トランスファートレーの分割．トレーは作業しやすいよう2分割もしくは側方歯2群・前歯部1群の3分割で行うとよい．

● 歯面清掃，歯面処理

通法に従って歯面清掃と歯面研磨を行う．
その後，防湿を行って歯面処理を行う．

● トランスファートレーの試適，ブラケットの装着（図7）

トランスファートレーを口腔内で試適して適合の確認を行った後，接着剤をブラケットベース面に塗布して口腔内に装着する．

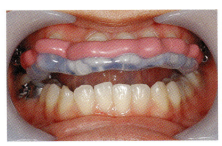

図7　トランスファートレーの口腔内への装着．トレーに浮き上がりがないかどうかを確認する．

● トランスファートレーの撤去（図8）

接着剤が硬化したらトランスファートレーを撤去する．トレーを撤去する際は，ブラケットが脱離しないように慎重に行う．

もしブラケットが脱離したら，トランスファートレーをデザインナイフなどで切断し，個歯トレーの形態にすることで正しい位置に再装着することができる．

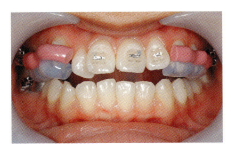

図8　接着剤が硬化したらトランスファートレーを撤去する．シリコーンゴム印象材は弾性があるため，撤去は容易に行うことができる．

マルチブラケット装置を装着された患者さん，保護者の方へ

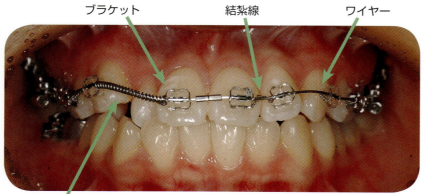

ブラケット　結紮線　ワイヤー

コイルスプリング

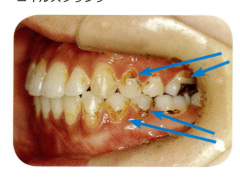

注意!!

むし歯

矯正治療中に磨き残しが多いと，むし歯や歯周炎になります．

・ワイヤーを主体に，ゴムやコイルスプリングの弾性によって歯を動かす装置です．

使い方と注意事項

・患者さん自身で取り外すことはできません．
・はじめは痛みや違和感があるかもしれませんが，慣れれば気になりません．
・はじめは気になりますが，指や舌で触らないようにして下さい．
・ブラケット装置のまわりは特に歯磨きがしにくいと思いますが，磨き残しがあるとむし歯の原因となります．歯磨きはとても大事ですのでしっかり磨いて下さい．歯磨きの方法については，担当医や歯科衛生士の指示に従って下さい．

こんなときは連絡を！

・装置が外れたとき．
・痛みや違和感が長く続くとき（ワイヤーをつけて1週間くらいは痛みや違和感があるかもしれませんが，だんだん和らいできます．痛みが強くてなかなか治まらないときや，頬の裏側や舌に傷がついてなかなか治らないときは連絡してください）．
・その他，気になることがありましたら，担当医もしくはスタッフまでお気軽におたずね下さい．

Ⓒ医歯薬出版株式会社

Part 5

セットアップモデル

玉置幸雄,石井太郎,石川博之

セットアップモデルとは

不正咬合の患者に対して矯正歯科治療を行う際には，具体的な治療目標を設定する必要がある．日常的に行われる手法としては，歯列模型分析による叢生量の計測や，側面頭部エックス線規格写真分析による上下顎前歯歯軸や咬合平面傾斜の計測を行い，軟組織側貌形態などを加味したうえで，抜歯・非抜歯を判定し，術前に上下顎の前歯の位置決めをする．このようにして得られた治療目標を具体的に示す方法のひとつとして，セットアップモデルがある．

セットアップモデルによる治療結果の予測方法は，模型を個々の歯に分割して再排列を行うことに特徴がある．技工的な煩雑さはあるが，手にとって詳細に観察できる模型を利用した唯一の三次元的予測法であり，歯の排列位置を簡単に変更できるため，咬合再構成時のシミュレーションなども容易に行うことができる．このような利点から，患者への治療の説明にも極めて効果的なツールであるといえる．

セットアップモデルの種類

セットアップモデルは，診断用セットアップモデル，装置作製用セットアップモデルの2種類に大別することができる．

診断用セットアップモデル

不正な位置にある個々の歯を理想的な咬合になるように模型上で再排列したもので，矯正歯科治療後の咬合を視覚的に知るためのものである．歯の移動方向や移動量などの把握，咬頭嵌合位の状態，トゥースサイズレシオの調和，上下顎歯列形態の調和，抜歯部位などの検討を三次元的に行うことができる．

装置作製用セットアップモデル

個々の歯の再排列を行ったセットアップモデルを装置作製時の作業用模型とするものである．理想的な歯の排列を行った模型を用いて，トゥースポジショナーやダイナミックポジショナーの作製，ワイヤーの屈曲などを行う．

セットアップモデルの形式

セットアップモデル上での歯の再排列部位によって，部分分割モデルと全部分割モデルの形式に分けられる．

部分分割セットアップモデル

診断用セットアップモデルとして片側のみを再排列する方法である．反対側を同時に参照できるため，おもに抜歯ケースに用いられ，前歯の後退量や大臼歯の近心移動量についての治療効果を視覚化しやすいため，治療目標の設定を正確に行うことができる．また，治療前後の変化を1つの模型に再現できることから，治療前のカウンセリングにも頻繁に用いられる．

全部分割セットアップモデル

全顎的な咬合をシミュレーションする場合などにほぼすべての歯を再排列する方法である．外科的矯正治療の治療計画の作成などに利用される．

セットアップモデルの作製手順

診断用セットアップモデルのうち，ここでは，部分分割セットアップモデルを例として解説する．

セットアップモデルの作製手順は**表**のとおりである．

表　セットアップモデルの作製手順

1	複模型作製のための印象採得	技工
2	歯列分割用模型作製のための印象採得	技工
3	石膏の注入，トリミング	技工
4	咬合採得，咬合器装着	技工
5	ソーピング，排列基準線の記入	技工
6	複模型の分割，歯槽基底部へのアンダーカット付与	技工
7	歯列分割用模型の分割，分割歯のトリミング	技工
8	分割歯の再排列	技工
9	仕上げ	技工

複模型作製のための印象採得（図1）

セットアップモデルは，診断資料として作製した口腔模型（主模型）の複模型を用いて作製する．主模型は，歯，歯槽基底が精密に印象採得され，小帯や歯肉頰移行部まで再現されている必要がある．

複模型を作製するための印象採得では，大きなトレーに冷水で混和したアルジネート印象材をやや多めに盛りつけて，主模型の底面まで確実に行う．トレー撤去時には，主模型の破折を防ぐため，エアを利用して印象面から浮かせて撤去する．

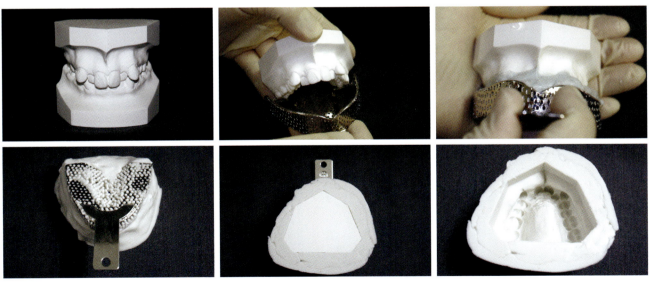

図1　複模型作製のための印象採得

歯列分割用模型作製のための印象採得（図2）

複模型から直接歯を切り出すことが困難な場合に，本ステップを行う．

複模型用の印象採得とは別に，部分トレーを用いてアルジネート印象材で歯列の印象採得を行い，歯列分割用の模型を作製する．主模型の各歯の形を正確に再現するために，叢生部やアンダーカット部の印象材を指で圧接する．

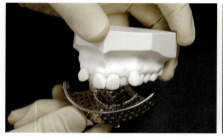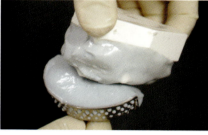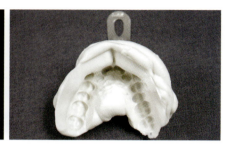

図2　歯列分割用模型作製のための印象採得

石膏の注入，トリミング（図3）

各歯のトリミング時の強度を確保するため，通法に従って硬質石膏を注入する．

歯列分割用模型の石膏注入では，各歯の歯頸部から10 mm程度まで歯槽が再現されていればよい．

硬化した模型は主模型と同様にトリミングする．

歯列分割用模型では底面を平滑にトリミングする．

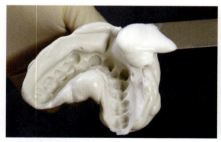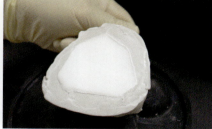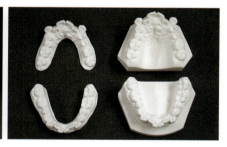

図3　石膏の注入

咬合採得,咬合器装着(図4)

複模型で咬頭嵌合位を再現し,パテタイプのシリコーンゴム印象材を用いてバイトブロックを作製する.

次に,簡易咬合器としてダイカホルダー(モリタ)を用い,バイトブロックを介して模型装着を行う.上下顎複模型底面には,技工用エンジンを用いてアンダーカットを形成し,模型装着の前にダイカホルダーに試適して複模型底面を3分間ほど水に浸漬しておく.

模型の装着にあたっては,石膏の硬化終了まで,輪ゴムなどを用いてダイカホルダー上部と底部を保持しておくとよい.

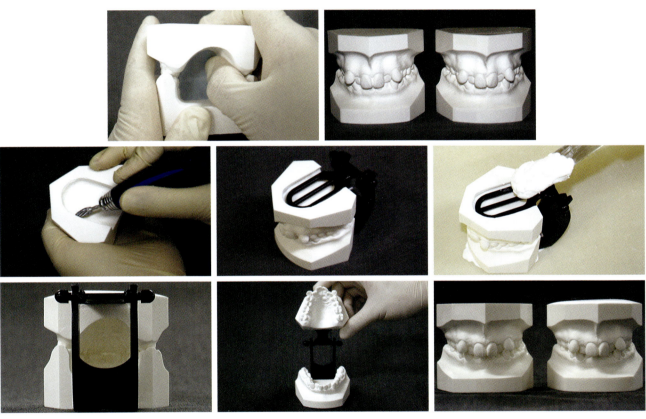

図4 咬合採得と咬合器装着

Part 5 セットアップモデル

ソーピング，排列基準線の記入（図5）

複模型と歯列分割用模型の表面処理のため，40℃の石けん水に10分間ほど模型を浸漬する．その後，ガーゼを用いて模型表面を軽く磨き表面を滑沢にすると，以後の技工操作で汚れが付着しづらくなりきれいに仕上がる．

次に，再排列用のガイドとして基準線を記入する．通常，臨床歯冠の長軸と，必要に応じ長軸に垂直な短軸を記入する．各歯の長軸については，歯槽基底部を通り，作業用模型底面まで延長した線を記入する．

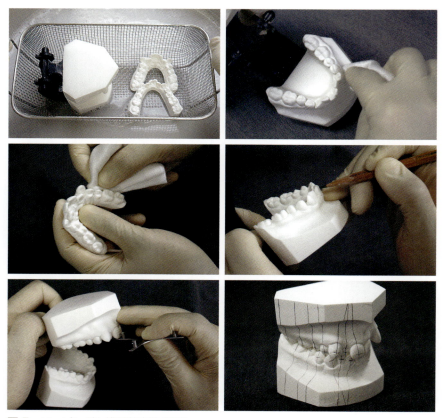

図5 ソーピングと排列基準線の記入

複模型の分割，歯槽基底部へのアンダーカット付与（図6）

　抜歯ケースでは各歯の分割は叢生量の大きなほうを選び，歯列正中部から第一大臼歯遠心面にかけて分割する．顔面正中に対して歯列正中に偏位が認められる場合は，顔面正中線を記入し，上下顎歯槽部を顔面正中に合わせて分割する．

　正中部分割面が上下顎で一致していることを確認した後，歯槽基底相当部に蠟堤固定のためのアンダーカットをラウンドバーで付与する．

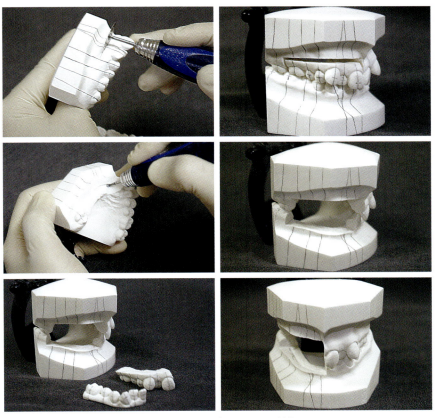

図6　複模型の分割と歯槽基底部へのアンダーカットの付与

歯列分割用模型の分割，分割歯のトリミング（図7）

　歯列分割用模型の各歯を分割する．分割のための分割溝の形成には，技工用エンジンとディスクを用いる方法や糸鋸を用いる方法がある．この分割溝を利用して石膏鉗子あるいは手指で各歯を分割した後，技工用エンジンを用いて歯頸部以下のトリミングを行う．その際，歯冠長軸の線を残すようにトリミングする．

　臨床歯冠長の短く見える歯は反対側同名歯を参照して歯頸部をトリミングし，また，トゥースサイズレシオの問題から歯冠近遠心幅径を狭める場合や欠損部補綴を計画する場合は，最終形態を考慮してあらかじめ当該歯の歯冠のトリミングを行ったり，人工歯を用意して排列用ダミー歯とする．

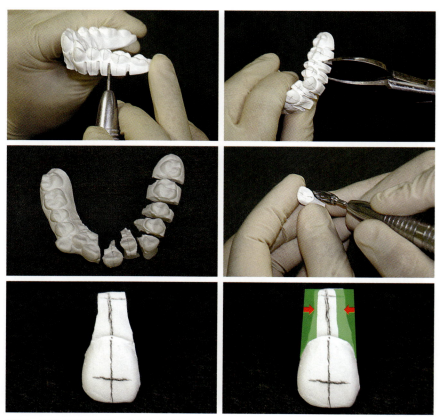

図7　歯列分割用模型の分割と分割歯のトリミング

分割歯の再排列（図8）

トリミング後の分割歯を，ユーティリティワックスを用いて複模型に再排列する．

複模型の歯槽基底部アンダーカットに加熱熔融したワックスを流し込み，その上に蠟堤を形成する．アーチフォームは歯槽形態を考慮し，極端に異なる形状とならないように注意する．

排列後，分割歯の間にワックスを流し込み，焼付を行って終了する．

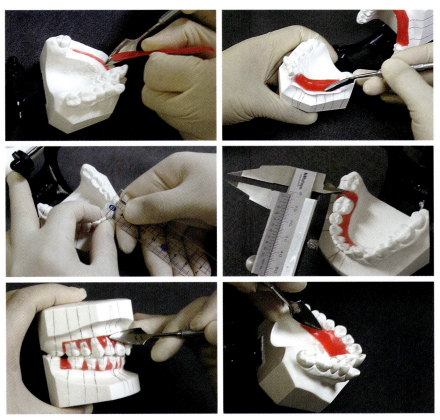

図8 分割歯の再排列

仕上げ（図9）

排列歯を固定した後，歯肉形成を行う．仕上げとして，石けん水に浸したガーゼでワックス表面を磨くとよい．

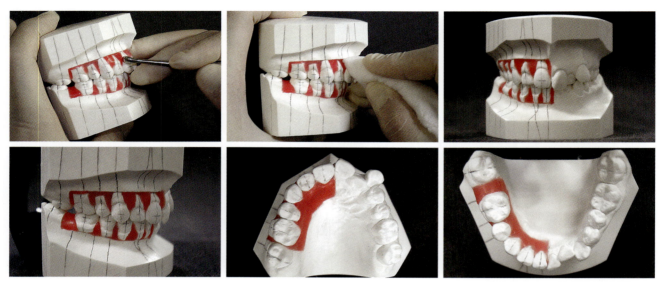

図9　仕上げ

症例

患者は初診時26歳の女性で，前歯の叢生と前突感を主訴に来院した．模型分析の結果，大臼歯関係はAngle II級で，アーチレングスディスクレパンシーは上顎が－9mm，下顎が－4mmであった．上下顎歯列正中は顔面正中にほぼ一致していたが，オーバージェットは＋5mm，オーバーバイトは＋4.5mmで過蓋咬合を呈していた．側面頭部エックス線規格写真分析では下顎の劣成長による骨格性上顎前突と上顎前歯の唇側傾斜を認めた．

以上より，前歯叢生と過蓋咬合を伴う骨格性上顎前突と診断し，叢生の改善，前歯歯軸の改善，機能的咬合の確立を治療方針とした．

まず，4|4，5|5抜去を想定し，セットアップモデルを用いて上下顎前歯の後退量と大臼歯の許容近心移動量を推定することとした．下顎大臼歯の近心移動を許し（最小の固定），上顎大臼歯の近心移動を許さない場合（最大の固定）を想定したところ，治療後に叢生が改善するとともに，下顎前歯が1mm，上顎前歯が4mm後退し，大臼歯関係がAngle I級となることが予測された．

そこで，セットアップモデルを利用してカウンセリングを行ったところ，スムーズに同意が得られたため，マルチブラケット装置による治療を行った．その結果，ほぼ目標に沿った歯の再排列がなされ，機能的で審美性の高い咬合を達成することができた．また，治療中もセットアップモデルを利用した経過説明を行うことで，患者の治療に対するモチベーションの維持に効果的であった．

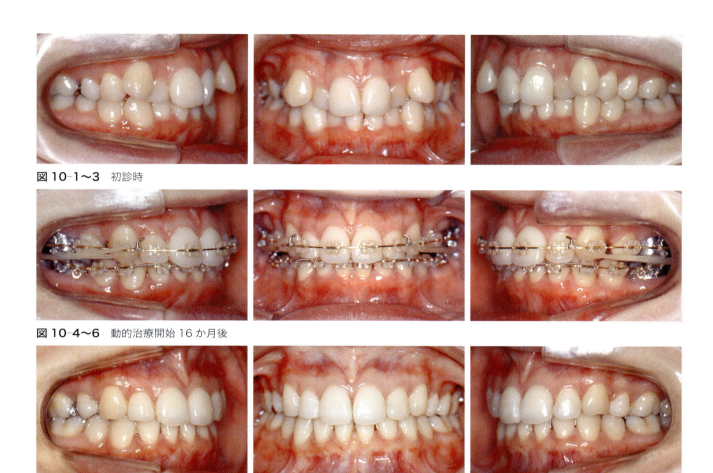

図 10-1〜3　初診時

図 10-4〜6　動的治療開始 16 か月後

図 10-7〜9　動的治療終了時（開始 24 か月後）

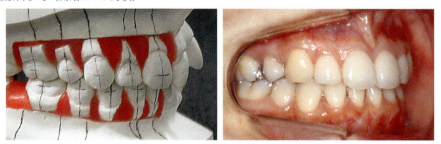

図 10-10，11　セットアップモデルによる予測と実際の治療結果

まとめ

　矯正歯科治療後の咬合の予測は，現在のところ，セットアップモデルによる方法がもっとも確実である．また，セットアップモデルを用いたカウンセリングは，治療への理解をスムーズにする効果があり，インフォームドコンセントの達成にも有用である．さらに，セットアップモデル作製のプロセスで，想定した歯の移動の難易度を判定することも可能であり，診断と治療目標設定のための有効なツールとなる．

外科的矯正治療に用いるセットアップモデルとモデルサージェリーについて

玉置幸雄，川越　慈，石川博之

外科的矯正治療では，術前矯正治療後に顎矯正手術が行われるため，初診時と手術直前に口腔模型を使ったシミュレーションが行われる．模型上の歯を再排列し，術前矯正終了時の状態を再現するのがセットアップモデルであり，術前矯正終了時の模型上で顎離断のシミュレーションを行う場合はモデルサージェリーという．

初診時に行うシミュレーションとして，術前矯正治療終了時を想定したセットアップモデルを作製し，これをもとに顎離断の簡便なシミュレーションとして上下顎のモデルの後面のずれを確認する方法がある．また，別の方法として，咬合器上で術前矯正治療終了時のセットアップモデルを作製し，モデルサージェリーを行うことも可能である．

ここでは咬合器を用いたモデルサージェリーの方法について解説する．

モデルサージェリーの手順

① 口腔模型の咬合器装着：フェイスボウトランスファーによって咬合器に咬合状態を再現する（図1）．
② 咬合器上でのセットアップモデルの作製：術前矯正治療で行うデンタルコンペンセーションの除去，叢生の改善，スピー彎曲の改善などの状態を想定して作製する（図2，術前矯正治療が終了している場合はこのステップを省略できる）．
③ 顎離断前のモデルの計測（図3）
④ モデルサージェリー：咬合器上で顎離断のシミュレーションを行う（図4）．
⑤ シミュレーション結果の計測（図5）

技工のポイント

模型分割後に歯や顎骨の移動量を推定するため，歯の移動のための歯軸の基準線および顎離断後の顎骨の前後的な移動や回転を計測するための基準線を設定する必要がある．顎骨の移動の基準線は，上下顎歯列正中，犬歯付近および上下顎第一大臼歯付近に記載するとよい．

歯や顎骨の移動量については，セファロメトリックプレディクションをもとに予測した移動量を反映する必要がある．また，歯槽部骨切り術を行う場合には，さらに模型を分割することもできる．

モデルサージェリーを行った後に基準線のずれ具合を確認し，基準点を決め，顎骨の移動量を三次元的に計測して確認する．

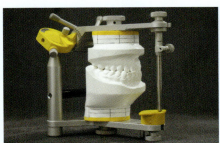
図1　口腔模型の咬合器装着

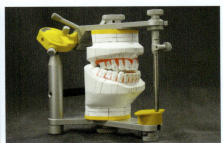
図2　セットアップモデルの作製

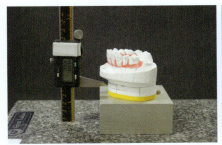 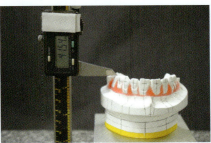 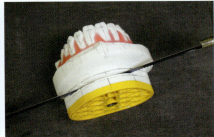
図3　顎離断前のモデルの計測．右の写真は，計測後に顎離断のシミュレーションを行うためモデル基底部を糸鋸で離断している．

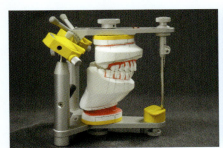 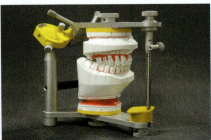 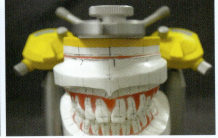
図4　モデルサージェリー

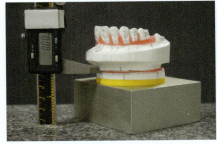 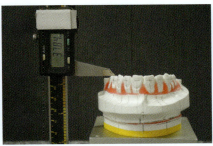 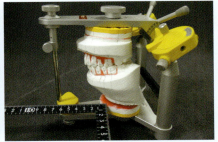
図5　顎離断シミュレーション結果の計測．上顎骨の左側臼歯部に約3.7mmのインパクション量および下顎骨に約10mmのセットバック量が計測された．

Part 6

矯正歯科技工のための基本手技と使用器具

後藤滋巳, 名和弘幸, 宮澤 健, 小川清隆, 岡山直樹

矯正技工の基本手技

Part 2で各種矯正装置について解説したが，これらの矯正装置を作製するにあたっては矯正用ワイヤーが多く用いられ，可撤式矯正装置においてはレジンが用いられることがほとんどである．したがって，矯正技工を行う際には，矯正用ワイヤーの屈曲操作やレジンの取り扱いについて習熟を要する．また，歯冠に装着される維持バンドと矯正用ワイヤー，矯正用ワイヤーどうしの接合には鑞付けテクニックが必要となる．

> **矯正技工の基本手技**
> ① ワイヤーの屈曲
>   矯正装置を作製するにあたりもっとも頻度の多い技工操作
> ② レジン操作
>   可撤式矯正装置のほとんどで行われる技工操作
> ③ 鑞付け
>   維持バンドと矯正用ワイヤー，矯正用ワイヤーどうしの接合時の技工操作

ワイヤーの屈曲

ワイヤーの屈曲は，矯正装置を作製するにあたりもっとも頻度の高い技工操作である．用いる線材の多くは断面形状が丸形であり，径の大きさや弾性の高低については，装置の使用目的にあったものを選択する．

機能的矯正装置の誘導線やクラスプには直径 0.7～0.9 mm（0.028～0.036 inch），リンガルアーチには直径 0.8～0.9 mm（0.032～0.036 inch），フェイスボウには直径 1.1～1.3 mm（0.045～0.051 inch）のワイヤーが通常よく使用される．材質はおもに18-8ステンレススチールやコバルトクロム（Co-Cr）合金，チタンモリブデン合金が用いられる．

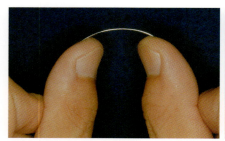
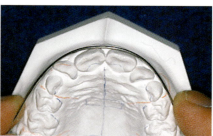
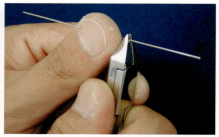

図1 緩やかな曲線は手指で屈曲する．

図2 ワイヤーには圧痕や傷をつけない．

ワイヤーの屈曲の基本手技

① ワイヤーの太さや材質により屈曲に必要な力が異なるため，その硬度や弾性などの特徴を理解しておく必要がある．

② 誘導線やリンガルアーチの主線など，緩やかな曲線で歯面に接するワイヤーの屈曲は手指のみで行うことを基本とする（図1）．

③ クラスプや誘導線のループなど決められた位置で屈曲するときは，プライヤーでワイヤーを把持して指で行う．ワイヤーを把持するときには，ワイヤーに圧痕や傷がつかないように注意する．圧痕や傷があると，矯正力をかけるために装置を活性化した際，破折の原因となる（図2）．

④ ワイヤーが屈曲される位置は，プライヤーで把持した部位よりワイヤーの太さ分だけずれる．決められた位置で屈曲を行う場合，このことを考慮してワイヤーを把持する必要がある．

⑤ 矯正装置のワイヤーは，歯列形態，歯槽形態に沿って三次元的に屈曲される．プライヤーによる正しい把持がワイヤーを正しい方向へ屈曲するために重要である（図3）．

⑥ ワイヤーの屈曲は一気に行わず，すこしずつ模型に合わせながら屈曲する．模型に合わなくなった場合は，直前に屈曲した部位の方向に誤りがあったと考えられるため，その部位を戻して曲げ直すことで，適合性のよいワイヤーの屈曲を行うことができる．

⑦ 鋭角な屈曲を行うときには，ワイヤーを把持しているプライヤーに近い部位を拇指で押し，緩やかな屈曲を行うときには，離れた部位を押す（図4）．

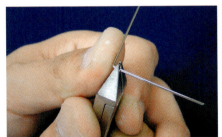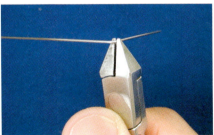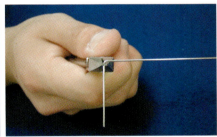

図3　ワイヤーの屈曲にはプライヤーの正しい把持が重要である．

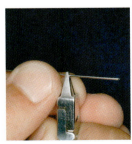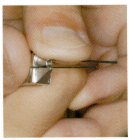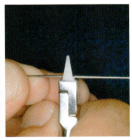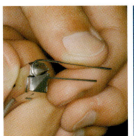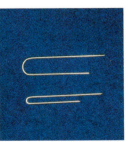

図4　屈曲したい形により押す位置が異なる．

レジン操作

床矯正装置や機能的矯正装置などに用いられるレジンの材質は MMA が主で，加熱重合型と常温（即時）重合型があるが，矯正技工で使用されるレジンは，成形が容易で，寸法変化の少ない常温重合型が多い．常温重合レジンは加熱重合レジンに比べて強度がやや劣る欠点があるが，矯正装置として十分な強度をもつ矯正用レジンが市販されている．また，近年では矯正歯科治療が広く認識されてきたことから，患者が矯正装置の色や形にも興味を示すようになってきており，通常の透明（クリア）やピンクに加え，黄色，オレンジ，紫などカラフルなものも市販されるようになっている．

矯正装置を作製する際には，限られた操作時間で常温重合レジンを矯正装置の形態に整える必要があるため，さまざまな形成法が用いられている．いずれの場合も気泡の発生を抑制するため，作業用模型と一緒に 40℃程度の温水に浸した状態で加圧するとよい．

> **レジン操作の基本手技（形成法の種類）**
>
> ① **筆積法**
> 　常温重合レジンの液（モノマー）と粉（ポリマー）を筆先につけ，作業用模型上でレジンを築盛して装置を作製していく方法．
>
> ② **スプレッド法**（図5）
> 　ラバーカップなどの混和器内で常温重合レジンの液（モノマー）と粉（ポリマー）を混和し，粘性が出てきたところでヘラなどを用いて作業用模型上で装置を作製していく方法．
>
> ③ **ふりかけ法（積層法）**（図6）
> 　作業用模型上に常温重合レジンの粉（ポリマー）をふりかけ，その上から液（モノマー）をスポイトで滴下して粉と液をなじませる．この操作を繰り返して装置の形態を構築していく方法で，レジンを用いた矯正装置の一般的な作製方法である．
>
> ④ **混和・圧接法**
> 　ラバーカップなどの混和器内で常温重合レジンの液（モノマー）と粉（ポリマー）を混和し，レジンを一塊として作業用模型に圧接し，装置の形態を整える方法．比較的レジン部の多い矯正装置（アクチバトール，バイオネーターなど）の作製に用いられる．

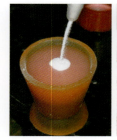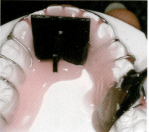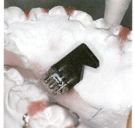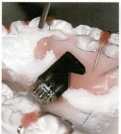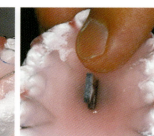

図5　スプレッド法　　　図6　ふりかけ法

鑞付け

矯正装置を作製する際，維持バンドと矯正用ワイヤーや，ワイヤーどうしの接合が必要な場合には通常，鑞付け操作を行う．矯正歯科治療では歯の移動にはおもに弾性に富んだワイヤーを利用することが多いため，この弾性を失うことなく2本のワイヤーを鑞付けするには自在鑞付け法が簡便で操作性もよい．

自在鑞付け法とは，おもに2本のワイヤーを左右の手指で保持して行う鑞付け方法で，操作が簡便で短時間で行える，鑞付けの対象（おもにワイヤー）の過熱を防ぐことができるなどの利点があるが，左右の手指のみで保持して行うため，鑞付けの対象の位置関係や角度の精密さを得るには訓練が必要である．

用いられる鑞は線状の銀鑞で，融点が700℃前後（細い矯正線材をつけるときには500℃前後）のものが一般的である．

鑞付けの基本手技

① 鑞付け前に鑞付け面の清掃を行い，表面の酸化膜，油脂分，汚物などを除去し，鑞付け面の適合をよくする．
② 鑞付け用バーナーの還元炎の部分を用い，かつ可能な限り短時間で操作を行い，鑞付け部位が酸化しないように努める（図7）．
③ 自在鑞付けの場合，左右の手指でしっかり保持し，鑞付け部位を安定させる．
④ 太さの違うワイヤーを鑞付けするときは，まず径の太いワイヤー（主線）に鑞を流し，その後，太いワイヤーを加熱して，径の細いワイヤー（弾線）を接合部に合わせて鑞付けする（図8）．
⑤ 鑞付けの強度を得るためには，接合するワイヤーどうしの適合が良好であること，接合面積が多いこと，鑞の量が少なすぎないことが重要である．
⑥ 研磨は原則として切下げを用いて鑞付け後のホウ砂や酸化膜の除去を行う（図9）．技工用エンジンを用いて研磨を行う場合は，鑞付けした鑞が小さくならないようにし，また，ワイヤーの径が細くなったりバンドが薄くならないように注意する必要がある．
⑦ 鑞付け部位を中心としてあらかじめホウ砂（フラックス）を塗布することにより，酸化が予防され鑞の流れがよくなる．

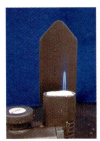
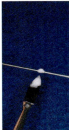

図7 鑞付けは短時間で行う．

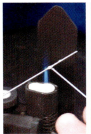
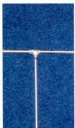

図8 太いワイヤーに鑞を流し加熱してから，細いワイヤーを鑞付けする．

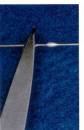
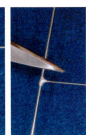

図9 切下げでホウ砂，酸化膜を除去する．

矯正技工に使用する器具

ワイヤーの屈曲に用いるプライヤー
① ヤングのプライヤー（図10）
② ピーソのプライヤー（図11）
③ アダムスのプライヤー（図12）
　おもにアダムスのクラスプの屈曲に用いられる．プライヤー先端の内面は両側とも平らで，閉じたときに先端のみが接触するため，屈曲時にワイヤーが滑りにくい．
④ バードビークプライヤー（図13）
　プライヤーの先端は片側が円錐形，他側が四角錐形をしており，円錐形側ではいろいろなサイズのループの屈曲が可能である．
⑤ スリージョープライヤー（図14）
⑥ クワドヘリックスプライヤー
　クワドヘリックス，バイヘリックスのヘリカルの屈曲に用いられる．ヘリカルを屈曲する際，先端の片側の円柱部の長さが十分にあるため曲げやすい．

ワイヤーの切断に用いるプライヤー
① ワイヤーニッパー（図15）

鑞付け，技工用器具
① グリュンバーグのブローパイプ　※現在は取扱っていないため，ミニトーチを代用
　おもに自在鑞付けの際に用いる．炎が細く，向き（角度）も自由に変えることができる．
② ミニトーチ（図16）
　ガス充填式のブローパイプ
③ 電気溶接器（図17）
　電気抵抗熱により接合付近の金属を溶解して接合する．溶剤や鑞は不要で，矯正技工では「スポット溶接」とよばれる．
④ 切下げ（図18）
　鑞付け後のホウ砂や酸化膜の除去に用いる．
⑤ 矯正用ピンセット（ロッキングツィザー，図19）
　柄部のボタンを前方にスライドさせることにより，ピンセットの把持を固定することができる．

咬合器
① 構成咬合器（図20）
　構成咬合を採得し，機能的矯正装置を作製するために用いる．

その他の技工用器具
① 加圧成形器（図21）
　各種熱可塑性シートを作業用模型に加圧成形するときに用いる．

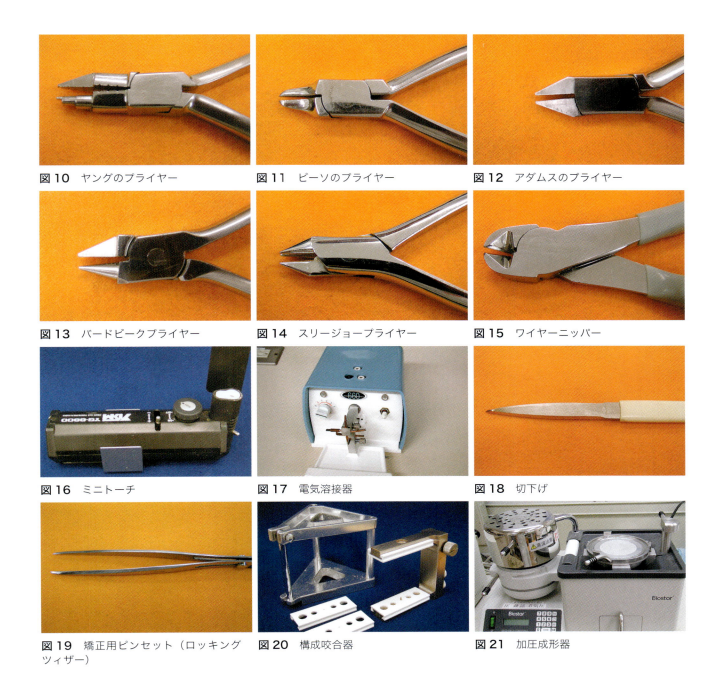

図10 ヤングのプライヤー
図11 ピーソのプライヤー
図12 アダムスのプライヤー
図13 バードビークプライヤー
図14 スリージョープライヤー
図15 ワイヤーニッパー
図16 ミニトーチ
図17 電気溶接器
図18 切下げ
図19 矯正用ピンセット（ロッキングツィザー）
図20 構成咬合器
図21 加圧成形器

作業用模型の作製に使用する石膏について
矯正装置は，レジンとワイヤーの混合の装置となることが多く，技工操作中の模型破損を防ぐためには可能な限り硬質石膏を使用することが望ましい．

付

既製の矯正装置

名和弘幸, 後藤滋巳

付　既製の矯正装置

装置の概要

矯正歯科治療を行うにあたっては通常，個々の患者に合わせて診断を行い，それぞれの治療方針・方法に合わせたカスタムメイドの矯正装置を用いることが多い．しかし，カスタムメイドの矯正装置を作製するにあたっては，Part 2 で解説したように，印象採得（診療室），技工操作（技工室），装置装着・調整（診療室）の手順が必要であり，原則として装置の装着は次回来院時となる．

一方，現在，何種類かの既製の可撤式矯正装置が市販されている．既製の矯正装置の利点は，印象採得，技工操作の必要がないことである．口腔悪習癖の除去や筋機能訓練などに使用することで正常咬合に誘導したり，動的治療後の保定やわずかな歯の移動が行えるなど，正しい使用により十分な治療効果が得られる場合がある．

ここでは，代表的な既製の矯正装置を紹介する．これらはすべて医療機器として認証・承認を受けているものである．詳細については各販売店にお問い合わせいただきたい．

TRAINER SYSTEM™

混合歯列期前期からの Angle II 級不正咬合に用いられ，舌突出癖やオトガイ筋活性の抑制などの筋機能訓練，前歯部唇側面を覆うトゥースチャネルによる歯のレベリング，下顎を前方に誘導することによる下顎位の正常化を目的としている．T4K™（混合歯列期用）や T4A™（永久歯列期用）などがある．

T4K™（Trainer for Kids）

混合歯列期前期（6〜12 歳）における歯の萌出誘導と筋機能訓練に対して効果があり，遠心端は第一大臼歯までを含む大きさである．スターティング（第 1 期）は軟質（シリコーン）のものを 6〜8 か月使用し，フィニッシング（第 2 期）は硬質（ポリウレタン）のものを 11〜18 か月間使用する．

T4A™（Trainer for Alignment）

T4K™ と似ているが永久歯列期の患者用で，遠心端は第二大臼歯まで含むように長く設計されている．

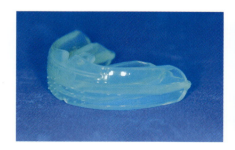 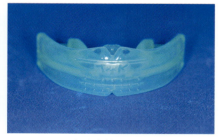

（医療機器認証番号：220AKBZX00107000）

オーソテイン®

Bergersen により考案されたポジショナーで，高分子弾性材料からなる．動的治療後にただちに使用すると，装置の弾性力により空隙の閉鎖，歯の理想位置への移動，保定期間中の歯の理想位置の維持が行える．また，わずかな捻転の改善や咬合の緊密化などを目的とした使用や，術後のわずかな後戻りの改善も可能である．

抜歯用と非抜歯用があり，専用ゲージで犬歯間（遠心〜遠心）を測ってサイズを選択し，装着する．

おもに就寝時に使用し，使い込むことによって不透明に変化するため，その使用頻度を確認することが可能である．

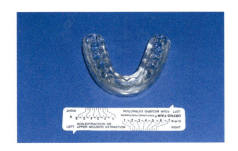 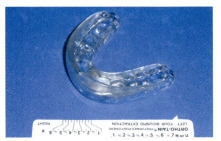

（医療機器承認番号：15500BZY01989000）

プリフィニッシャー®

オーソテイン® と同様に高分子弾性材料からなる装置で，矯正歯科治療の仕上げや固定式装置撤去後のカスタムメイドトゥースポジショナーを装着するまでの期間に使用できる．リテーナーとしても有効に作用する．

非抜歯用と第一小臼歯抜歯用の 2 種類があり，オーソテイン® 同様，専用ゲージで犬歯間（遠心〜遠心）を測ってサイズを選択する．サイズは 1 mm 単位であり，豊富である．

装置のもつ弾性力により，わずかな捻転の改善，小さな空隙の閉鎖，咬合の緊密化などのほか，術後のわずかな後戻りの改善が行える．使い込むことによって不透明に変化するため，その使用頻度を確認することが可能である．

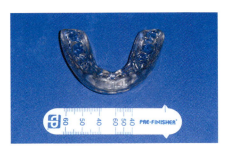 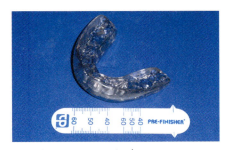

(Pre-Finisher is a Registered Trademark of TR Orthodontics, Inc)

（医療機器承認番号：21200BZY00489000）

参考文献

Part1 矯正歯科治療のための基礎知識

1) 後藤滋巳：矯正歯科における技工　第1回　矯正歯科技工のための基礎知識．歯科技工，31（7）：794～801，2003．
2) 横井欣弘，後藤滋巳：矯正歯科学と各種矯正装置の技工．歯科技工学臨床研修講座　第2巻（日本歯科技工士会編）．医歯薬出版，東京，1997，166～179．
3) 後藤滋巳：最近矯正事情（Ⅰ）．デンタルハイジーン，19（11）：1022～1025，1999．
4) 後藤滋巳，不破祐司：最近矯正事情（Ⅱ）．デンタルハイジーン，19（12）：1108～1111，1999．
5) 後藤滋巳：矯正治療のいま（特集　矯正治療と歯科衛生士）．デンタルハイジーン，21（2）：114～118，2001．
6) 後藤滋巳，黒澤昌弘：一般開業医が日常臨床に活かすための矯正治療の基礎知識（特集　日常臨床に矯正治療を活かす）．歯界展望，97（5）：939～945，2001．
7) 後藤滋巳，葛西一貴，三浦廣行，氷室利彦編：混合歯列期の矯正歯科治療．医歯薬出版，東京，2002．
8) 日本矯正歯科学会・日本小児歯科学会・日本口腔衛生学会・日本歯科医学会：矯正歯科治療などにおける口腔衛生管理に関する提言．2004．
9) 相馬邦道ほか編：第5版　歯科矯正学．医歯薬出版，東京，2008．
10) 石川博之，川本達雄，北井則行，後藤滋巳，氷室利彦，槇　宏太郎，三浦廣行，溝口　到：改訂版　新しい歯科矯正学．永末書店，京都，2006．
11) 槇　宏太郎，後藤滋巳，石川博之編：歯科矯正マニュアル．南山堂，東京，2005．
12) Proffit, W. R. 著，作田　守監修，高田健治訳：プロフィットの現代歯科矯正学．クインテッセンス出版，東京，1989．

Part2 各種矯正装置の作製方法と適応

1　リンガルアーチ（舌側弧線装置）

1) 小川清隆，後藤滋巳，岡山直樹：矯正歯科における技工　第3回　舌側弧線装置（Lingual Arch）．歯科技工，31（9）：1084～1091，2003．
2) Mershon, J.V.：The removable lingual arch as an appliance for the treatment of malocclusion of the teeth. Int.J.Orthod., 4：578, 1918.
3) 高橋新次郎：新編歯科矯正学．永末書店，京都，1964．
4) 滝本和男：歯科技工全書　矯正歯科　第2版．医歯薬出版，東京，1968．
5) 川本達雄，丹羽金一郎，後藤滋巳，三浦廣行，石川晴夫，氷室利彦：新しい歯科矯正学．永末書店，京都，2000．
6) 後藤滋巳，葛西一貴，三浦廣行，氷室利彦：混合歯列期の矯正歯科治療．医歯薬出版，東京，2002．
7) 葛西一貴，亀田　晃，川本達雄，後藤滋巳，相馬邦道，丹羽金一郎：第4版　歯科矯正学．医歯薬出版，東京，2001．

2　加強固定装置

1) Nance, H.N.：The limitations of orthodontic treatment. Ⅰ. Mixed dentition diagnosis and treatment, Ⅱ. Diagnosis and treatment in the permanent dentition. Am.J.Orthod., 33：177～223, 253～301, 1947.
2) 山内和夫，作田　守編：歯学生のための歯科矯正学．医歯薬出版，東京，1992．
3) 全国歯科技工士教育協議会編：歯科技工士教本　歯科矯正技工学．医歯薬出版，東京，1995．
4) 後藤滋巳，葛西一貴，三浦廣行，氷室利彦：混合歯列期の矯正歯科治療．医歯薬出版，東京，2002．
5) 小川清隆，後藤滋巳，岡山直樹：矯正歯科における技工　第3回　舌側弧線装置（Lingual Arch）．歯科技工，31（9）：1084～1091，2003．

3　ペンデュラム装置

1) Hilgers, J.J.：The pendulum appliance for Class Ⅱ non-compliance therapy. J.Clin.Orthod., 26（11）：706～714, 1992.

2) Hilgers, J.J.: The pendulum appliance Part I : Creating the Gain. 近畿東海矯正歯科学会雑誌, **29** (1): 7〜36, 1994.
3) 冨永宗嗣ほか:上顎第一大臼歯の遠心移動における第二大臼歯の影響―Pendulum Appliance について―. 日矯歯誌, **58** (4): 249〜262, 1999.
4) 吉田亜貴ほか:Pendulum 装置を用いて上顎第一大臼歯の遠心移動を行った 3 症例. Orthodotic Waves, **62** (1): 36〜48, 2003.
5) 山口秀晴:知っててほしい歯科矯正治療の基本 第 1 版. わかば出版, 東京, 2007, 173〜174.
6) Nanda, R. 著, 菅原準二ほか共訳:矯正歯科における審美とバイオメカニクス ―臨床の先端的ストラテジー ― 第 1 版. わかば出版, 東京, 2007, 180〜183.

4　ヘッドギア

1) Kingsley, N.W.: Report of discussion of the society of Dental Surgeons of the City of New York. The Dental Cosmos, **8**: 90〜91, 1866.
2) Angle, E.H.: The Angles system of regulation and retention of the teeth and treatment of fractures of the maxillae. White Dental Manufacturing Co., Philadelphia, 1897.
3) Oppenheim, A.: Biologic orthodontic therapy and reality, Angle Orthod., **6**:69〜79, 1936.
4) Kloehn, S.J.: Guiding alveolar growth and eruption of the teeth to reduce treatment time and produce a more balanced denture and face. Am.J.Orthod., **17**:10〜33, 1947.
5) Kloehn, S.J.: Orthodontics-force or persuasion. Angle Orthod., **23**:56〜56, 1953.
6) Kloehn, S.J.: Evaluation of cervical anchorage force in treatment. Angle Orthod., **31**:91〜104, 1961.
7) Chaushu, G. et al.: Infraorbital access from orthodontic headgear. Am.J.Orthod.Dentofacial Orthop., **112**:364〜366, 1997.
8) Keeling, S.D. et al.: Antero posterior skeletal changes after early Class II treatment with bionator and headgear. Am.J.Orthod.Dentofacial Orthop., **113**:40〜50, 1998.
9) Lagerstrom, L.O. et al.: Dental and skeletal contributions to occlusal correction in patients treated with the high-pull headgear-activator combination. Am.J.Orthod.Dentofacial Orthop., **97**:495〜504, 1990.

5　上顎前方牽引装置

1　固定式リンガルアーチタイプ

1) 須佐美隆三編著:臨床反対咬合. 医歯薬出版, 東京, 1997.
2) 菅原準二, 浅野央男, 三谷英夫ほか:反対咬合治療のコンセンサスを求めて. 東京臨床出版, 東京, 2002.
3) 後藤滋巳, 氷室利彦, 槇　宏太郎, 石川博之編:チェアサイド・ラボサイドの矯正装置ビジュアルガイド. 医歯薬出版, 東京, 2004.
4) 相馬邦道ほか編:第 5 版　歯科矯正学. 医歯薬出版, 東京, 2008.

2　可撤式オーバーレイタイプ

1) Proffit, W.R., 高田健治監訳:プロフィトの現代歯科矯正学. クインテッセンス出版, 東京, 1989, 368〜369.
2) 志茂優子, 鎌田正毅:混合歯列期前期反対咬合における可撤式上顎前方牽引装置を用いた一治験例. 東京矯歯誌, **11**:38〜42. 2001.
3) 清水敏郎, 三木依子, 生駒泰秀ほか:上顎前方牽引装置とその治療効果. 近東矯歯科誌, **15**:46〜68, 1980.
4) 小田博雄, 山藤雅良, 宮沢幸紀子:成長期骨格性反対咬合における上顎前方牽引部位の違いによる顎顔面成長への影響. 東京矯歯誌, **10**:24〜31, 2001.
5) 木下善之介, 山本次郎, 神原敏之:改良型加圧成形器を用いた新しい上顎前方牽引装置の製作法について. 日矯歯誌, **36**:239〜244, 1977.
6) 三木依子, 黒田康子, 時実千代子:骨格性反対咬合における上顎前方牽引法の応用について―ⅢB 期女子 3 症例の検討. 日矯歯誌, **44**:144〜159, 1985.
7) 葛西一貴, 亀田　晃, 川本達雄, 後藤滋巳, 相馬邦道, 丹羽金一郎:第 4 版　歯科矯正学. 医歯薬出版, 東京, 2001, 217〜218.

6 チンキャップ

1) 相馬邦道, 飯田順一郎, 山本照子, 葛西一貴, 後藤滋巳：第5版　歯科矯正学. 医歯薬出版, 2008, 212～214.
2) 新井一仁, 石川博之, 北井則行, 後藤滋巳, 清水典佳, 寺田員人, 中村芳樹, 福井和徳, 槇　宏太郎, 松本尚之, 三浦廣行, 溝口　到, 山田一尋：第3版　新しい歯科矯正学. 永末書店, 京都, 2012, 167～168.
3) 槇　宏太郎, 後藤滋巳, 石川博之：歯科矯正マニュアル. 南山堂, 東京, 2006, 66.

7 スライディングプレート

1) 宮原　煕, 柳沢誠太郎, 山口照明, 横井欣弘：スライディング・プレートの臨床的価値とその作製法. 日矯歯誌, 33：63～71, 1974.
2) 須佐美隆三編著：臨床反対咬合. 医歯薬出版, 東京, 1977, 182～183.

8 床矯正装置

1 床拡大装置（スクリュータイプ）

1) 宮澤　健, 名和弘幸, 後藤滋巳, 岡山直樹：矯正歯科における技工　第4回　拡大装置. 歯科技工, 31 (10)：1222～1231, 2003.
2) 後藤滋巳, 葛西一貴, 三浦廣行, 氷室利彦：混合歯列期の矯正歯科治療. 医歯薬出版, 東京, 2002.
3) 川本達雄, 丹羽金一郎, 後藤滋巳, 三浦廣行, 石川晴夫, 氷室利彦：新しい歯科矯正学. 永末書店, 京都, 2000.
4) 葛西一貴, 亀田　晃, 川本達雄, 後藤滋巳, 相馬邦道, 丹羽金一郎：歯科矯正学　第4版. 医歯薬出版, 東京, 2001.
5) Ricketts, M.J.：バイオプログレッシブテクニックと理論（Bioprogressive Technique and Therapy）. ロッキーマウンテンモリタ, 東京, 1977.
6) 竹花茂樹, 尾花甚一, 西浦美重子編：講座　歯科技工アトラス11. 医歯薬出版, 東京, 1986.
7) 全国歯科技工士教育協議会編：歯科技工士教本　矯正歯科技工学. 医歯薬出版, 東京, 1995.
8) 歯科医学大事典編集委員会編：歯科医学大事典. 医歯薬出版, 東京, 1988.

2 アクティブプレート（スプリング付ポステリアバイトプレート）

1) Proffit, W.R.：プロフィトの現代歯科矯正学. クインテッセンス出版, 東京, 1989, 272～286.
2) 葛西一貴, 亀田　晃, 川本達雄, 後藤滋巳, 相馬邦道, 丹羽金一郎：第4版　歯科矯正学. 医歯薬出版, 東京, 2001, 235～238.
3) 鈴木　陽ほか：反対咬合の前歯部被蓋改善の作用機序を考える―咬合挙上板（Posterior bite plate）による―. 西日矯歯誌, 33 (1)：24～32, 1988.

9 クワドヘリックス，バイヘリックス

1) 宮澤　健, 名和弘幸, 後藤滋巳, 岡山直樹：矯正歯科における技工　第4回　拡大装置. 歯科技工, 31 (10)：1222～1231, 2003.
2) 後藤滋巳, 葛西一貴, 三浦廣行, 氷室利彦：混合歯列期の矯正歯科治療. 医歯薬出版, 東京, 2002.
3) 川本達雄, 丹羽金一郎, 後藤滋巳, 三浦廣行, 石川晴夫, 氷室利彦：新しい歯科矯正学. 永末書店, 京都, 2000.
4) 葛西一貴, 亀田　晃, 川本達雄, 後藤滋巳, 相馬邦道, 丹羽金一郎：第4版　歯科矯正学. 医歯薬出版, 東京, 2001.
5) Ricketts, M.J.：バイオプログレッシブテクニックと理論（Bioprogressive Technique and Therapy）. ロッキーマウンテンモリタ, 東京, 1977.
6) 竹花茂樹, 尾花甚一, 西浦美重子編：講座　歯科技工アトラス11. 医歯薬出版, 東京, 1986.
7) 全国歯科技工士教育協議会編：歯科技工士教本　矯正歯科技工学. 医歯薬出版, 東京, 1995.

10 急速拡大装置

1 永久歯急速拡大装置

1) 横井欣弘ほか：特集　最近の各種矯正装置の製作法とその要件―美しい歯列を作るために必要な矯正装置の製作法を再確認する―. 歯科技工, 26 (6)：698～700, 1998.
2) 飯塚哲夫ほか：第3版　歯科矯正学. 医歯薬出版, 東京, 1993, 320～325.

3) 福原達郎:歯科矯正学入門. 医歯薬出版, 東京, 1996, 128～129.

2 乳歯急速拡大装置
1) 居波 徹ほか:混合歯列前期に使用する上顎前方牽引用急速拡大装置の作製法. 成育歯科医療研究会会誌, 8:52～59, 2006.

11 咬合挙上板
1) Adams, C.P. et al.:The design, Construction and Use of Removable Orthodontic Appliances, 6th ed.,Wright, London, 1990, 85～145.
2) Houston, W.J.B., Stephens, C.D., Tulley, W.J.:A Textbook of Orthodontics,2nd ed., Wright, Oxford, 1992, 277～301.
3) 後藤滋巳, 葛西一貴, 三浦廣行, 氷室利彦:混合歯列期の矯正歯科治療. 医歯薬出版, 東京, 2002, 167～168.

12 咬合斜面板
1) Houston, W.J.B., et al.: Removable appliances. A Textbook of Orthodontics, 2nd ed., Wrighe, Oxford, 1992, 277～301.
2) Adams, C.P. et al.: The design of removable appliances. The Design, Construction and Use of Removable orthodontic appliances, 6th ed., Wright, London, 1990, 6～20.
3) Isaacson, K.G. et al.: Appliance retention. Removable orthodontic appliances, 1st ed., Wright, Oxford, 2002, 30～34.
4) 中川皓文:咬合挙上板, 咬合斜面板. 歯科矯正臨床シリーズ2 上顎前突 その基礎と臨床(滝本和男監修), 医歯薬出版, 東京, 1981, 275～307.

13 アクチバトール(F.K.O)
1) Andresen, V., Häupl, K.:Funktions Kieferorthopedie. Meusser, Leipzig, 1939.
2) 一色泰成ほか:歯科矯正学実習書. 医歯薬出版, 東京, 1978, 165～173.
3) 全国歯科技工士教育協議会編:歯科技工士教本 矯正歯科技工学. 医歯薬出版, 東京, 1995, 64～68.
4) 萩原和彦:可撤式矯正装置入門. クインテッセンス出版, 東京, 1990, 157～188.

14 バイオネーター
1) 不破祐司, 後藤滋巳, 岡山直樹:矯正歯科における技工 第5回 バイオネーター(Bionator). 歯科技工, 31(11):1326～1333, 2003.
2) Balters, W.:Ergebnis der gesteuerten Selbstheilung von kieferorthopdischen Anomalien. Dtsch Zahnaerztl, 15:241, 1960.
3) Graber, T.M. 著, 中後忠男ほか訳:グレーバー歯科矯正学―理論と実際―. 医歯薬出版, 東京, 1976.
4) Thomas, M.G., Thomas, R., Alexandre, G.P. (柴崎好伸監訳):機能的矯正装置による顎顔面整形治療. 東京臨床出版, 1999.
5) 後藤滋巳, 葛西一貴, 三浦廣行, 氷室利彦:混合歯列期の矯正歯科治療. 医歯薬出版, 東京, 2002.
6) 川本達雄, 丹羽金一郎, 後藤滋巳, 三浦廣行, 石川晴夫, 氷室利彦:新しい歯科矯正学. 永末書店, 京都, 2000.
7) 葛西一貴, 亀田 晃, 川本達雄, 後藤滋巳, 相馬邦道, 丹羽金一郎:第4版 歯科矯正学. 医歯薬出版, 東京, 2001.
8) 飯塚哲夫ほか編:歯科矯正学 第3版. 医歯薬出版, 東京, 1991.
9) 全国歯科技工士教育協議会編:歯科技工士教本 矯正歯科技工学. 医歯薬出版, 東京, 1995.

15 バイトジャンピングアプライアンス(B.J.A)
1) Sander, F.G., Lassak, CH.:Die Beeinflussung des Wachstums mit der Vorschubdoppelplatte im Vergleich zu anderen funkionskieferorthopadischen Geraten. Fortschr. Kieferorthop, 51:155～164, 1990.
2) Sander, F.G., Weinreich, A.:Die Vorschubdopplerplatte. Dtsch. Stomat, 41:195～198, 1991.
3) Sander, F.G.:機能的矯正装置 BJA による治療例. 矯正臨床ジャーナル, 7(11):31～35, 1991.

4) Sander, F.G., Weinreich, A.：Can Magnets or Additional Intermaxillary Traction Improve the Bite Jumping Appliance's Mode of Action?．Fortschr. Kieferorthop, 55（6）：279〜289, 1994.
5) Sander, F.G., Weinreich, A.：Skeletal and Dental Changes during Use of the Bite Jumping Appliance. Aetric Comparsion with an Untreater Class Ⅱ Group. Fortschr. Kieferorthop, 56：127〜139, 1995.
6) Weinreich, A., Sander, F.G.：Dental and Skeletal Effects of the Bite － Jumping Appliance High － Pull Headgear Combination. A Clinical Study of Treated Patients. Fortschr. Kieferorthop, 56：202〜215, 1995.
7) 後藤滋巳，葛西一貴，三浦廣行，氷室利彦．混合歯列期の矯正治療．医歯薬出版，東京，2002, 108〜111, 171〜172.
8) Miyazawa, K., Sakai, N., Tsutsui, T., Tabuchi, M., Goto, S.：The simplified bite jumping appliance: An improved functional appliance．Orthod.Waves, 74（1）：18〜21, 2015.

16 ハーブストアプライアンス

1) Pancherz, H.：Treatment of class・malocclusions by jumping the bite with the Herbst appliance. A cephalometric investigation. Am. J. Orthod., 76（4）：423〜442, 1979.
2) Graber, T.M. et al. 著，柴崎好伸監訳：機能的矯正装置による顎顔面整形治療―機能的矯正装置：その理論的背景と実践―．東京臨床出版，東京，1999, 336〜366.
3) Sanden, E., Pancherz, H., Hansen, K.：Complications during Herbst appliance treatment. J.Clin.Orthod., 38（3）：130〜133, 2004.
4) Bondemark, L.：口腔内装置による閉塞性睡眠時無呼吸の治療．ザ・クインテッセンス，20（5）：933〜940, 2001.
5) 荻野美智子，池上富雄：固定式Ⅱ級咬合改善装置（Herbst Appliance）の製作法について．QDT, 12：1117〜1124, 1987.

17 フレンケルの装置（ファンクションレギュレーター）

1) Fränkel, R.：A functional approach to orofacial orthopedics. Br.J.Orthod., 7（1）：41〜51, 1980.
2) Fränkel, R.：Concerning recent articles on Fränkel appliance therapy. Am.J.Orthod., 85（5）：441〜447, 1984.
3) Graber, T.M. et al. 著，柴崎好伸監訳：機能的矯正装置による顎顔面整形治療―機能的矯正装置：その理論的背景と実践―．東京臨床出版，東京，1999, 223〜267.
4) Fränkel, R. 著，中田 稔監訳：フレンケル装置とそのテクニック．クインテッセンス出版，東京，1994, 23〜184.

18 リップバンパー

1) Subtelny, J.D., Sakuda, M.：Muscle function, oral malformation, and growth changes. Am.J.Orthod., 52：495〜517, 1966.
2) 矢野由人：Lip bumper とその使用例．日矯歯誌，27：350〜358, 1968.
3) 滝本和男，作田 守，石沢命久，松本光生，出口敏雄，大西 馨，串田修子，吉田建美：Lip bumper を用いた症例について．日矯歯誌，27：359〜371, 1968.
4) Nevant, C.T., Buschang, R.G., Alexander, R.G., Steffen, J.M.：Lip bumper therapy for gaining arch length. Am.J.Orthod.Dentofac.Orthop., 100：330〜336, 1991.
5) O'Donnell, S., Nanda, R.S., Ghosh, J.：Perioral forces and dental changes resulting from mandibular lip bumper treatment. Am.J.Orthod.Dentofac.Orthop., 113：247〜255, 1998.

19 舌癖除去装置

1, 2 タングガード（リンガルアーチタイプ，床タイプ）

1) 大野粛英ほか：舌癖を有する開咬症例へのアプローチ（1）．日本歯科評論，446：109〜129, 1979.
2) Moyers, R.E. 著，三浦不二夫監訳：モイヤース歯科矯正学ハンドブック．医歯薬出版，東京，1976, 643〜651.
3) 内田晴雄：悪習癖の防止策．歯界展望，39（4）：623〜630, 1972.

4) 榎　恵ほか：異常嚥下癖について．日矯歯誌，**14**（1）：35〜41，1955．
5) 滝本和男監修：開咬―その基礎と臨床―．医歯薬出版，東京，1979，335〜356．
6) 服部貞夫ほか編：歯科技工アトラス7．医歯薬出版，東京，1984，305〜325．
7) 後藤滋巳，氷室利彦，槙　宏太郎，石川博之編：チェアサイド・ラボサイドの矯正装置ビジュアルガイド．医歯薬出版，東京，2004，220〜229．

3　タングトレーニングプレート（TTP）

1) 不破祐司ほか：Bio-feedbackの原理を応用した異常嚥下癖の改善に対する指導カリキュラムの一考案．近東矯歯誌，**21**：44〜53，1986．
2) 後藤滋巳ほか：最近矯正事情．デンタルハイジーン，**19**：1108〜1111，1999．
3) 後藤滋巳，葛西一貴，三浦廣行，氷室利彦編：混合歯列期の矯正歯科治療．医歯薬出版，東京，2002，180〜181．
4) Fuwa, Y., Goto, S., Hayakawa, S., Kondo, T., Premaraj, S., Negoro, T.：Application of Biofeedback Technique Using (TTP). ORTHODONTIC PRODUCTS, SEP／OCT：62〜65, 1998.
5) Barbara, B.B.著，石川　中，矢野　純訳：心と身体の医療．紀伊国屋書店，東京，1979，12〜15．
6) 榎　恵，本橋康助：異常嚥下癖について．日矯歯誌，**14**：35〜41，1955．
7) 平井　久：バイオフィードバック法（BF法）．朝倉書店，東京，1979，351〜352．
8) 大野粛英ほか：舌癖を有する開咬症例へのアプローチ．日本歯科評論，**447**：144〜145，1979．
9) 高田健治：開咬の嚥下機構．開咬―その基礎と臨床―（河田，尾関著，滝本和男監修）．医歯薬出版，東京，1979，161．
10) Barrett, R.H.：One approach to deviate swallowing. A.J.O., **47**（10）：726〜736, 1961.
11) Moyers, R.E.：Handbook of Orthodontics, 3rd ed., Year Book Medical Publishers Inc., Chicago, 1973, 337〜345.
12) Garliner, D.：Myofunctional therapy. W.B. Saunders. Co., Philadelphia, 1976.
13) Graber, T.M.：Orthodontics, 3rd ed., W.B. Saunders. Co., Philadelphia, London, Tront, 1972, 167〜172, 319〜326.
14) Zickfoose, W.E.：Oral myofunctional therapy. OMT Materials, Calif., 1976.

20　スプリント

1，2　スタビライゼーション型スプリント，前方整位型スプリント

1) 日本顎関節学会編：新編，顎関節症　第一版．永末書店，京都，2013，147〜152．
2) Okeson, J.P.：Management of temporomandibular disorders and occlusion. Mosby, St.Louis, 2013, 375〜398.

3　サージカルスプリント

1) 松田正司，山口秀晴，瀬端正之，内山健志，斉藤　力：全上下顎骨同時移動術におけるダブルスプリント法．日矯歯誌，**51**：81〜89，1992．

21　ホーレータイプ・ラップアラウンドタイプリテーナー

1) 後藤滋巳，名和弘幸，岡山直樹：矯正歯科における技工　第6回　保定装置（リテーナー）．歯科技工，**31**（12）：1488〜1495，2003．
2) 川本達雄，丹羽金一郎，後藤滋巳，三浦廣行，石川晴夫，氷室利彦：新しい歯科矯正学．永末書店，京都，2000．
3) 葛西一貴，亀田　晃，川本達雄，後藤滋巳，相馬邦道，丹羽金一郎：第4版　歯科矯正学．医歯薬出版，東京，2002．
4) 日本歯科技工士会編：歯科技工学臨床研修講座2．医歯薬出版，東京，1997．
5) 全国歯科技工士教育協議会編：歯科技工士教本　矯正歯科技工学．医歯薬出版，東京，1995．

22　トゥースポジショナー（T.P.）

1) Kesling, H.D.：The philosophy of tooth positioning appliance. Am.J.Orthod., **31**：297〜304, 1945.
2) 山内和夫，作田　守編：歯学生のための歯科矯正学．医歯薬出版，東京，1992．
3) 全国歯科技工士教育協議会編：歯科技工士教本　矯正歯科技工学．医歯薬出版，東京，1995．

4）後藤滋巳，葛西一貴，三浦廣行，氷室利彦：混合歯列期の矯正歯科治療．医歯薬出版，東京，2002．
5）一色泰成，伊藤学而，大下正純，岡田昭人，亀谷哲也，亀田　晃：歯科矯正学実習書，1978．
6）吉井　修：新しい矯正装置－ダイナミックポジショナー（D.P.）の研究 I　DP の考察と透明シリコン樹脂（オーソコン）の実用化．日本歯科評論，454：61〜74, 1980．
7）後藤滋巳，清水典佳，槇　宏太郎，森山啓司，石川博之編：矯正歯科治療　この症例にこの装置．医歯薬出版，東京，2010．

23　ボンディングリテーナー
1）Proffit, W.R. 著，高田健治監訳：新版　プロフィトの現代歯科矯正学．クインテッセンス出版，東京，2004, 611〜613．
2）全国歯科技工士教育協議会編：新歯科技工士教本　矯正歯科技工学．医歯薬出版，東京，2006, 35, 93．

24　スプリングリテーナー
1）Barrer, H.G.：Protecting the integrity of mandibular incisor positioning through keystoning procedure and spring retainer appliance. J.Clin.Orthod., 9：486〜494, 1975.

25　ソフトリテーナー
1）吉井　修：Soft Retainer の概要と臨床応用．矯正歯科臨床ジャーナル，8：25〜42, 1992．
2）吉井　修：ソフトリテーナーと成人矯正の保定について．矯正歯科臨床ジャーナル，10：71〜100, 1994．
3）吉井　修：再治療を要した症例─ソフトリテーナーによる新しい保定法とその効果─．東京矯歯誌，7：95〜104, 1997．

Part3　歯科矯正用アンカースクリューに関わる装置

2　AGPB（愛知学院大学型改良パラタルバー）
1）後藤滋巳，清水典佳，森山啓司，宮澤　健，槇　宏太郎，石川博之：安心・安全　歯科矯正用アンカースクリュー　この症例にこの方法．医歯薬出版，東京，2013．
2）Miyazawa, K., Kawaguchi, M., Tabuchi, M., Goto, S.：Accurate pre-surgical determination for self-drilling miniscrew implant placement using surgical guides and cone-beam computed tomography. Eur.J.Orthod., 32 (6)：735〜740, 2010.
3）Lee, J., Miyazawa, K., Tabuchi, M., Kawaguchi, M., Shibata, M., Goto, S.：Midpalatal miniscrews and high-pull headgear for anteroposterior and vertical anchorage control: cephalometric comparisons of treatment changes. Am.J.Orthod.Dentofacial Orthop., 144 (2)：238〜250, 2013.

3　MPMD 装置
1）Grec, R.H., Janson, G., Branco, N.C., Moura-Grec, P.G., Patel, M.P., Castanha Henriques, J.F.：Intraoral distalizer effects with conventional and skeletal anchorage: a meta-analysis. Am.J.Orthod. Dentofacial Orthop., 143 (5)：602〜615, 2013.
2）Ludwig, B., Glasl, B., Bowman, S.J., Kinzinger, G.S., Lisson, J.A.：Anatomical guidelines for miniscrew insertion: Palatal sites. J.Clin.Orthod., 45 (8)：433〜441, 2011.
3）Ferguson, D.J., Carano, A., Bowman, S.J. et al.：A comparison of two maxillary molar distalizing appliances with the distal jet. World J.Orthod., 6 (4)：382〜390, 2005.
4）Kinzinger, G.S., Eren, M., Diedrich, P.R.：Treatment effects of intraoral appliances with conventional anchorage designs for non-compliance maxillary molar distalization: a literature review. Eur.J.Orthod., 30 (6)：558〜571, 2008.
5）Bussick, T.J., McNamara Jr., J.A.：Dentoalveolar and skeletal changes associated with the pendulum appliance. Am.J.Orthod. Dentofacial Orthop., 117：333〜343, 2000.
6）Ngantung, V., Nanda, R.S., Bowman, S.J.：Posttreatment evaluation of the distal jet appliance., Am.J.Orth-

od. Dentofacial Orthop., **120**：178〜185，2001．

Part4 マルチブラケット装置の装着とトランスファートレー（インダイレクトボンディングシステム）

1) Kawaguchi, M., Hayakawa, S., Kurosawa, M., Hata, Y., Miyazawa, K., Goto, S.：Application of silicon hybrid transfer trays to an indirect bonding system through bracket positions referred by 3D digital software. Orthodontic Waves, **70**（3）：119〜122，2011．

Part5 セットアップモデル

1) Kesling, H.D.：The philosophy of the tooth positioning appliance. Am.J.Orthod., **31**（6）：297〜304, 1945.
2) Flowers, R.C.：Variations of the Begg technique. Am.J.Orthod., **47**（4）：286〜307, 1961.
3) 井上直彦，亀谷哲也：Set-up model について―いわゆる治療目標と関連して―．歯界展望，**29**（1）：13〜22，1967．

Part6 矯正歯科技工のための基本手技と使用器具

1) 名和弘幸，後藤滋巳，岡山直樹：矯正歯科における技工　第2回　矯正診断に用いる模型を知る．歯科技工，**31**（8）：944〜951，2003．
2) 小川清隆，後藤滋巳，岡山直樹：矯正歯科における技工　第3回　舌側弧線装置（Lingual Arch）．歯科技工，**31**（9）：1084〜1091，2003．
3) 宮澤　健，名和弘幸，後藤滋巳，岡山直樹：矯正歯科における技工　第4回　拡大装置．歯科技工，**31**（10）：1222〜1231，2003．
4) 不破祐司，後藤滋巳，岡山直樹：矯正歯科における技工　第5回　バイオネーター（Bionator）．歯科技工，**31**（11）：1326〜1333，2003．
5) 後藤滋巳，名和弘幸，岡山直樹：矯正歯科における技工　第6回　保定装置（リテーナー）．歯科技工，**31**（12）：1488〜1495，2003．
6) 竹花茂樹，尾花甚一，西浦美重子編：講座　歯科技工アトラス11．医歯薬出版，東京，1986．
7) 全国歯科技工士教育協議会編：歯科技工士教本　矯正歯科技工学．医歯薬出版，東京，1995．

器材一覧

使用機器・材料	製品名	発売元
Part 2　各種矯正装置の作製方法と適応		
1　リンガルアーチ（舌側弧線装置）		
維持装置	半円線, 半円チューブ	デンツプライ三金
維持装置	S.T. ロック（レギュラー, ミニ, エクステンション）	デンツプライ三金
維持装置	3D-L.A.	ロッキーマウンテンモリタ
維持装置	K-ロック	松風
ワイヤー（主線）	サンプラチナ矯正線　0.036 inch	デンツプライ三金
維持バンド	シームレスバンド	トミーインターナショナル
歯間分離用エラスティック	セパレーター	オームコ
2　加強固定装置		
維持装置	S.T. ロック	デンツプライ三金
維持装置	リンガルシース	スリーエム
レジン	オーソクリスタル	ロッキーマウンテンモリタ
ワイヤー	テクノフレックス	ロッキーマウンテンモリタ
3　ペンデュラム装置		
ワイヤー（維持用アーム）	テクノフレックス TEC-09	ロッキーマウンテンモリタ
ワイヤー	TMA ワイヤー　0.032 inch	オームコ
維持バンド	シームレスバンド	トミーインターナショナル
リンガルシース	リンガルシース	トミーインターナショナル
結紮線	リガチャーワイヤー　0.020 inch	トミーインターナショナル
エラスティックモジュール	Elastix Ligature	TP
歯間分離用エラスティック	オーソドンティック　エラスティック　A	オーソデントラム
第一小臼歯バンド	小臼歯バンド	オームコ
スティッキーワックス	モデルセメント	デンツプライ三金
レジン	オーソパレット　ピンク	松風
4　ヘッドギア		
ヘッドキャップ	ヘッドギアハイプルヘッドキャップ	松風
ネックストラップ	サービカルパッド　デニム	スリーエム
牽引用スプリング	トラクションリリースシステム	スリーエム
フェイスボウ	スタンダードフェイスボー	トミーインターナショナル
J フック	J フックヘッドギア	トミーインターナショナル
維持バンド	シリーズ 1 モーラーバンド	トミーインターナショナル
ヘッドギアチューブ	スタンダードウエルダブルトリプルチューブ	トミーインターナショナル
5　上顎前方牽引装置		
1　固定式リンガルアーチタイプ		
ワイヤー	サンプラチナ矯正線　0.032 inch	デンツプライ三金
ボールクラスプ	ボールクラスプ　0.8 mm	トミーインターナショナル
維持バンド	シームレスバンド	トミーインターナショナル
接着用レジンセメント	スーパーボンド	サンメディカル
ユーティリティプライヤー	ユーティリティプライヤー	YDM
2　可撤式オーバーレイタイプ		
口腔外装置	フェイスクリブ	ロッキーマウンテンモリタ
分離剤	ニューアクロセップ	ジーシー
レジン	オーソパレットクリア	松風
研削材	スーパーアクリルフィッシャーバー	井上アタッチメント
重合器	Palamat practic ELT	ヘレウスクルツァー
牽引用エラスティックス	エラスティック	ロッキーマウンテンモリタ
ワイヤー（牽引用フック）	サンプラチナ矯正線　0.028 inch	デンツプライ三金
6　チンキャップ		
チンキャップキット	チンキャップキット（ヘッドキャップ, チンカップ 小アイボリー, チンカップパッド, エラスティック）	トミーインターナショナル
7　スライディングプレート		
パラフィンワックス	パラフィンワックス	ジーシー
レジン	オーソパレット　クリア	松風
研削材	カーバイドバー	松風
研削材	シリコーンポイント	松風
研削材	耐水ペーパー	理研コランダム

使用機器・材料	製品名	発売元
8 床矯正装置		
1 床拡大装置（スクリュータイプ）		
ワイヤー（唇側線）	サンプラチナ矯正線　0.028 inch	デンツプライ三金
拡大スクリュー	エキスパンジョンスクリュー	ForestaDent（オーティカ・インターナショナル）
レジン	オーソクリスタル	ロッキーマウンテンモリタ
2 アクティブプレート（スプリング付ポステリアバイトプレート）		
レジン	オーソクリスタル	ロッキーマウンテンモリタ
ボールクラスプ	ボールクラスプ　0.8 mm	トミーインターナショナル
ワイヤー（弾線）	エルジロイイエロー　0.020 inch	ロッキーマウンテンモリタ
ワイヤー（唇側線）	エルジロイイエロー　0.032 inch	ロッキーマウンテンモリタ
クラスプ	アダムスクラスプ	トミーインターナショナル
重合器	Palamat practic ELT	ヘレウスクルツァー
シリコーンポイント	スーパーアクリルポリッシャー	Kerr
9 クワドヘリックス，バイヘリックス		
ワイヤー	エルジロイブルー　0.036 inch	ロッキーマウンテンモリタ
クワドヘリックスシステム	MIA システム	ロッキーマウンテンモリタ
レジン	オーソクリスタル	ロッキーマウンテンモリタ
10 急速拡大装置		
1 永久歯急速拡大装置		
拡大スクリュー	エキスパンジョンスクリュー 602-807	オーソデントラム
電気溶接器	スポットウェルダー	近藤生産性技術所
アームベンディングインスツルメント		レオーネ
プライヤー	スリージョープライヤー	レオーネ
2 乳歯急速拡大装置		
側方拡大スクリュー	ラピッドエキスパンダー	レオーネ
レジン	オーソクリスタル	ロッキーマウンテンモリタ
ボールクラスプ	ボールクラスプ　0.8 mm	トミーインターナショナル
ワイヤー（大臼歯挺出防止用レスト）	サンプラチナ矯正線　0.032 inch	デンツプライ三金
技工用シリコーン	ラボシリコーン	松風
グラスアイオノマーレジン	オルソリーバンドペースト	ジーシー
11 咬合挙上板		
ワイヤー	サンプラチナ矯正線　0.032 inch, 0.036 inch	デンツプライ三金
レジン	オーソクリスタル	ロッキーマウンテンモリタ
クラスプ	アダムスクラスプ	トミーインターナショナル
12 咬合斜面板		
ワイヤー（唇側線）	サンプラチナ矯正線　0.032 inch, 0.036 inch	デンツプライ三金
レジン	オーソクリスタル	ロッキーマウンテンモリタ
ワイヤー（クラスプ）	アダムスクラスプ	トミーインターナショナル
13 アクチバトール（F.K.O.）		
ワイヤー	テクノフレックス TEC-10	ロッキーマウンテンモリタ
固定剤	ファインソルダー	アソインターナショナル
レジン	オーソクリスタル	ロッキーマウンテンモリタ
構成咬合器		YDM
14 バイオネーター		
ワイヤー（唇側線，舌側線）	サンプラチナ矯正線　0.032 inch～0.040 inch	デンツプライ三金
拡大スクリュー	エキスパンジョンスクリュー	ForestaDent（オーティカ・インターナショナル）
レジン	オーソクリスタル	ロッキーマウンテンモリタ
咬合器	FKO-Fixator 咬合器	ロッキーマウンテンモリタ
15 バイトジャンピングアプライアンス（B.J.A.）		
上顎用拡大スクリュー付ガイドバー	ダブルプレートエキスパンジョンスクリュー 169-1325	ForestaDent（オーティカ・インターナショナル）
下顎用拡大スクリュー付斜面形成プレート	ダブルプレートエキスパンジョンスクリュー 100-2001	ForestaDent（オーティカ・インターナショナル）
ワイヤー（誘導線）	エルジロイブルー　0.032 inch	ロッキーマウンテンモリタ
ワイヤー（維持装置）	エルジロイブルー　0.028 inch	ロッキーマウンテンモリタ
レジン	オーソクリスタル	ロッキーマウンテンモリタ
咬合器	FKO-Fixator 咬合器	ロッキーマウンテンモリタ
熱可塑性樹脂	デュランプラス　2mm	ロッキーマウンテンモリタ

器材一覧

使用機器・材料	製品名	発売元
16 ハーブストアプライアンス		
ハーブスト装置	ハーブストバイトジャンピングヒンジ	デントラム
咬合器	ユニティ咬合器	YDM
パラフィンワックス		ジーシー
ワイヤー	レマニウムステンレススチール 0.9 mm	デントラム
維持バンド	大臼歯用バンド，小臼歯用バンド	ロッキーマウンテンモリタ
研削材	カーボランダムポイント	松風
17 フレンケルの装置（ファンクションレギュレーター）		
ワイヤー	テクノフレックス	ロッキーマウンテンモリタ
レジン	オーソクリスタル	ロッキーマウンテンモリタ
固定剤	ファインソルダー	アソインターナショナル
18 リップバンパー		
チューブ	リップバンパーチューブ 0.045 inch	トミーインターナショナル
維持バンド	シームレスバンド	トミーインターナショナル
ワイヤー	テクノフレックス TEC-09	ロッキーマウンテンモリタ
ポジショニングゲージ	ブーンポジショニングゲージ	トミーインターナショナル
電気溶接器	スポットウェルダー	ロッキーマウンテンモリタ
ユーティリティワックス	ユーティリティワックス RED	ジーシー
パラフィンワックス	パラフィンワックス	ジーシー
結紮線	リガチャーワイヤー 0.020 inch	トミーインターナショナル
レジン	オーソパレット ピンク	松風
19 舌癖除去装置		
1 タングガード（リンガルアーチタイプ）		
ワイヤー（主線）	サンプラチナ矯正線 0.036 inch	デンツプライ三金
ワイヤー（ガード部）	サンプラチナ矯正線 0.036 inch	デンツプライ三金
維持バンド	シームレスバンド	トミーインターナショナル
2 タングガード（床タイプ）		
ワイヤー	レマニウムステンレススチール 0.8 mm	デントラム
クラスプ	アダムスクラスプ	トミーインターナショナル
パラフィンワックス	パラフィンワックス	ジーシー
レジン	オーソクリスタル	ニッシン
重合器	Plamat practic ELT	ヘレウスクルツァー
研削材	ED ポイントコース ♯0674	モリタ
研削材	ホリコ技工用カーバイトバー	茂久田商会
研削材	ラボラトリーカー MX-21	デンツプライ三金
研削材	HP 傘付けペーパーマンドレール	小野島製作所
3 タングトレーニングプレート（TTP）		
ワイヤー	サンプラチナ矯正線 0.036 inch	デンツプライ三金
レジン	オーソクリスタル	ロッキーマウンテンモリタ
咬合器	SAM II 咬合器	ロッキーマウンテンモリタ
20 スプリント		
1 スタビライゼーション型スプリント		
2 前方整位型スプリント		
加圧成形器	バイオスター	Great Lakes
レジンシート	Biocry（厚さ 2mm）	Great Lakes
レジン	オーソクリスタル	ロッキーマウンテンモリタ
3 サージカルスプリント		
半調節性咬合器	SAM2	ロッキーマウンテンモリタ
フェイスボウ	SAM AXIO QUICK	ロッキーマウンテンモリタ
光重合レジン	スプリントレジン LC	ジーシー
接着材	モデルリペアー	デンツプライ三金
21 ホーレータイプ・ラップアラウンドタイプリテーナー		
ワイヤー	サンプラチナ矯正線 0.032 inch, 0.036 inch	デンツプライ三金
レジン	オーソクリスタル	ロッキーマウンテンモリタ
リテーナー	Q.C.M. リテーナーワイヤー	オームコ
22 トゥースポジショナー（T.P.）		
高分子弾性材料	エルコフレックス	エルコデント
加圧成形器	エルコプレス	エルコデント

使用機器・材料	製品名	発売元
23 ボンディングリテーナー		
ワイヤー	Bond-A-Braid	ミツバオーソサプライ
レジン	ユニファストⅢ	ジーシー
24 スプリングリテーナー		
ワイヤー	テクノフレックス TEC-07	ロッキーマウンテンモリタ
レジン	オーソクリスタル　クリア	ロッキーマウンテンモリタ
25 ソフトリテーナー		
硬質樹脂	インプレロン S pd	ロッキーマウンテンモリタ
軟質樹脂	バイオプラスト	ロッキーマウンテンモリタ
樹脂用接着剤	ソフトリテーナーボンド EX	ロッキーマウンテンモリタ
分離剤	バイオプラスト分離剤	ロッキーマウンテンモリタ
加圧成形器	バイオスター	ロッキーマウンテンモリタ
デザインナイフ	ラボソニックカッター	ナカニシ
研削材	軟質レジントリミング用カーバイドバー	ブラッセラー
研削材	リスコホイール	エルコデント
研削材	ビッグシリコーンポイント　R3　白	松風
研削材	フィニッシングリキッド	リンカイ
Part 3　歯科矯正用アンカースクリューに関わる装置		
2 AGPB（愛知学院大学型改良パラタルバー）		
ワイヤー，延長フック	サンプラチナ矯正線　0.036 inch	デンツプライ三金
アンテリアルフック，スタビライジングフック	ボールクラスプ 0.8 mm	トミーインターナショナル
結紮線	プリフォームドリガチャーワイヤー　直径 0.25mm	トミーインターナショナル
3 MPMD 装置		
4-META/MMA-TBB レジン	スーパーボンド C&B クリア	サンメディカル
近心フック	サンプラチナ矯正線　0.024 inch	デンツプライ三金
遠心フック	サンプラチナ矯正線　0.032 inch	デンツプライ三金
連結用維持部，遠心移動用フック	サンプラチナ矯正線　0.036 inch	デンツプライ三金
遠心移動用アーム	サンプラチナ矯正線　0.040 inch	デンツプライ三金
チューブ	アーチワイヤー オグジリアリーストップ　0.045 inch	スリーエム
リンガルシース	バーティカルフック付リンガルシース	トミーインターナショナル
維持バンド	シームレスバンド	トミーインターナショナル
オープンコイル	G&H ニッケルチタンコイルスプリング　内径 0.045 inch	ミツバオーソサプライ
Part 4　マルチブラケット装置の装着とトランスファートレー（インダイレクトボンディングシステム）		
シリコーンゴム印象材（一次トレー）	フュージョンⅡウォッシュタイプ	ジーシー
シリコーンゴム印象材（二次トレー）	メモジル 2	ヘレウス
Part 5　セットアップモデル		
咬合器	ダイカホルダー	モリタ
ワックス	ユーティリティーワックス・ホワイト REF 603-062	スリーエム
Part 6　矯正歯科技工のための基本手技と使用器具		
ミニトーチ	ハンディトーチ　矯正用	YDM
電気溶接器	スポットウェルダー	ロッキーマウンテンモリタ
切下げ	スクレイパー YS-706	YDM
咬合器	構成咬合器	YDM
咬合器	FKO-Fixator 咬合器	ロッキーマウンテンモリタ
加圧成形器	バイオスター	ロッキーマウンテンモリタ

索 引

あ

アウターボウ　52
アクチバトール　148
アクチベーター　52
アクティブプレート　98
アダムスのクラスプ　91, 135, 141
アダムスのプライヤー　334
アンカースクリュー　298
アンカースクリュー連結用維持部　299
アンチフラックス　19, 31, 205
アンテリアルアーチ　290
アンテリアルフック　290
後戻り　276, 284, 306
インダイレクトボンディングシステム　310
インナーボウ　52
異常嚥下癖　11, 226
維持チューブ　31
維持バンド　14, 28, 36, 43, 52, 59, 109, 118, 202, 211, 290
維持バンド連結用ワイヤー　118
維持装置　14, 28, 36, 173, 290
維持部　232, 237
維持用アーム　42
一次トレー　312
一期治療　7
永久歯急速拡大装置　118
永久保定　248
延長フック　291
遠心移動用アーム　299
遠心移動用フック付きチューブ　299
オーソテイン®　339
オクルーザルストップ　193

か

ガード部　211, 215
ガイドバー　173
下顎の後退位　157, 179, 181
下顎骨の過成長　79
下顎骨の成長発育促進　200
下顎骨の劣成長　189
下顎舌側線　193
下顎前突　7, 8, 9, 62, 79
加圧成形器　334
加強固定　34, 39, 56, 291, 295, 306
加強固定装置　28
可撤式オーバーレイタイプ　66
可撤式矯正装置　5, 6
過蓋咬合　7, 8, 10, 138, 145, 169
開咬　7, 8, 10, 213, 218, 226
角型マルチストランドワイヤー　266
拡大スクリュー　92, 118, 126, 148, 165, 173
顎外固定　6
顎間固定　6
顎間誘導線　148
顎関節症　236
顎関節痛　240
顎内固定　6
顎内誘導線　148
関節雑音　240
緩徐拡大装置　90
還元炎　333
切下げ　334
既製の矯正装置　338
器械的矯正装置　5
器械的保定　248
機能性反対咬合　87

機能的矯正装置　5, 160, 172
吸指癖　11
急速拡大装置　90, 118
狭窄歯列　112
矯正装置　5
矯正用ピンセット　334
矯正用ワイヤー　330
近心捻転　26
筋機能療法　11, 220
クラスプ　91, 99, 135, 141, 250
クローズドヘリカルループ　44
クワドヘリックス　108
クワドヘリックスプライヤー　334
外科的矯正治療　326
隙　250
犬歯のループ　192
犬歯誘導面　232
牽引用エラスティック　76
牽引用スプリング　51
牽引用フック　59, 66
コフィンワイヤー　165
コンタクトフレーム　221
固定源　28
固定式リンガルアーチタイプ　58
固定式矯正装置　5, 6
口蓋弧線　193
口腔悪習癖　11
口腔衛生指導　5
口腔外装置　72
交叉咬合　7, 8, 11, 130
咬合挙上板　134
咬合斜面板　140
咬合面部　232, 237
咬頭嵌合位　160
高分子弾性材料　258
硬質樹脂　278
構成咬合　148, 160, 195

構成咬合位　150, 166, 174, 186, 195
構成咬合器　151, 167, 174, 186, 195, 334
構成咬合採得　150, 155, 166, 174, 186, 194
骨格性下顎前突　245
骨格性上顎前突　189
混合歯列期　9

さ

サージカルガイド　288
サージカルスプリント　241
サービカルプルヘッドギア　50
シミュレーション　326
シンプルバイトジャンピングアプライアンス　181
自然的保定　248
自在鑞付け法　333
指様弾線　16
歯科矯正用アンカースクリュー　6, 288
歯間分離用エラスティック　17, 30, 43
斜面板　141, 173
斜面部　237
主線　14, 59, 211
主訴　3
樹脂用接着剤　279
習慣性咬合位　160
床拡大装置　90
床矯正装置　90
上顎狭窄歯列　96, 114, 123
上顎骨の過成長　189
上顎骨の劣成長　62, 72
上顎前突　7, 8, 9, 149, 157
上顎前方牽引装置　58

上顎前方牽引用フック　126
上下顎狭窄歯列　112, 200
唇側線　92, 99, 134, 140, 164, 193, 202, 250, 272
診断用セットアップモデル　316
診断用資料　4
人工歯　250
スタビライジングフック　290
スタビライゼーション型スプリント　232
ストレートプルヘッドギア　50
スプリント　232
スプリングリテーナー　272
スプリング付ポステリアバイトプレート　98
スポットリング　221
スポット溶接　43, 52
スライディングプレート　82
スリージョープライヤー　334
水平板　135
セットアップモデル　258, 273, 278, 316
精密検査　3
舌側弧線装置　14
舌側線　164, 272
舌側転位　22
舌癖　116, 213, 218
舌癖除去装置　210
絶対的固定源　298
全部分割セットアップモデル　316
前方整位型スプリント　237
ソフトリテーナー　278
装置作製用セットアップモデル　316
叢生　7, 8, 10, 263
側方拡大　108

た

タングガード　210, 215
タングトレーニングプレート　220
ダイナミックポジショナー　258, 264
大臼歯の圧下　290, 299
大臼歯の遠心移動　290, 298
大臼歯の近心移動の防止　290
大臼歯の近心転位　26
大臼歯の捻転　108
大臼歯挺出防止用レスト　126
単式弾線　16
弾線　99
チューブ　184
チンキャップ　76, 82
中心咬合位　160
調節用ループ　59
電気溶接器　334
トゥースポジショナー　258, 264
トータルアンカレッジ　185
トランスパラタルアーチ　36
トランスファートレー　310
透明レジン部　272

な

ナンスのホールディングアーチ　28
軟質樹脂　279
二期治療　7
二次トレー　312
二態咬合　160
乳歯急速拡大装置　126
乳歯列期　7
ネックストラップ　51
熱可塑性樹脂　181

INDEX

は

ハーブストアプライアンス　184
ハイプルチンキャップ　77
ハイプルヘッドギア　50
バーティカルループ　273
バードビークプライヤー　334
バイオネーター　164
バイトジャンピングアプライアンス　172
バイトプレーン　99, 126
バイヘリックス　108
バッカルシールド　192
バッカルチューブ　52
バンパー　203
パーシャルアンカレッジ　185
パラタルバー　36, 290
排列スペース　90
反対咬合　23, 72, 104, 155, 158
反対被蓋　23
ピーソのプライヤー　334
ピボット　185
ファンクションレギュレーター　192
ファンタイプ　97, 125
フェイシャルマスク　72
フェイシャルマスクタイプ　58, 66
フェイスボウ　52, 330
フラックス　333
フレンケルの装置　192
ブラケットポジション　311
プランジャー　184
プリフィニッシャー®　339
部分分割セットアップモデル　316
複式弾線　16
ヘッドキャップ　51, 76
ヘッドギア　50
ヘッドギアチューブ　52
ペーパーサージェリー　241
ペンデュラムスプリング　42, 44
ペンデュラム装置　42
偏心咬合位　160
ホウ砂　333
ホーレータイプリテーナー　248
ボンディングリテーナー　266
ポジショニング　310
ポンティック　25
保定　254, 269
保定装置　6, 248
補助弾線　16, 21
萌出スペース　207

ま

マルチブラケット装置　28, 36, 310
埋伏歯　24
丸型ツイストフレックスワイヤー　270
ミニトーチ　334
メタルリテーナー　256
モデルサージェリー　326

や

ヤングのプライヤー　334
焼きなまし　270
ユニラテラルヘッドギア　51
有機系樹脂材料　278
誘導線　148, 173, 330
誘導面　162

ら

ラップアラウンドタイプリテーナー　248
ラビアルパッド　192
リップバンパー　202
リンガルアーチ　14, 82, 330
リンガルシース　36
リンガルシース付き維持バンド　299
リンガルパッド　192
リンガルブラケット　296, 306
レジンパッド　266
レジンプレート　221
レジンボタン　29, 42
レジン床　92, 99, 134, 141, 148, 165, 173, 250
レジン操作　332
レジン部　66
レスト　250
連続弾線　16
鑞付け　330, 333

わ

ワイヤー　109
――の屈曲　330
ワイヤーニッパー　334

ギリシャ文字

β-チタンワイヤー　42

A

AGPB（愛知学院大学型改良パラタルバー）　290
Angle II 級　47, 145
Angle II 級 1 類　305

B

B. J. A.　172

F

F. K. O.　148

J

Jフック　52
Jフックヘッドギア　50

M

MFT　11, 222
MIAシステム　109

MPMD装置　298

Q

Q. C. M. リテーナワイヤー®　256

S

S. T. ロック　14, 28, 36
S-B. J. A.　181

T

T4A™　338
T4K™　338
TRAINER SYSTEM™　338
TTP　220

執筆者一覧

阿部 朗子	福岡歯科大学成長発達歯学講座矯正歯科学分野講師
石井 太郎	福岡歯科大学成長発達歯学講座矯正歯科学分野医員
石川 博之	学校法人福岡学園常務理事
市川 雄大	昭和大学歯学部歯科矯正学講座普通研究生
岡山 直樹	DOM矯正ラボ
小川 清隆	愛知学院大学歯学部歯科矯正学講座非常勤講師
押切 利幸	㈱日本デント
楓 光士朗	松本歯科大学歯科矯正学講座専修生
影山 徹	松本歯科大学歯科矯正学講座准教授
金沢 昌律	松本歯科大学歯科矯正学講座助教
唐澤 基央	松本歯科大学歯科矯正学講座専修生
川口 美須津	愛知学院大学歯学部歯科矯正学講座講師
川越 慈	福岡歯科大学成長発達歯学講座矯正歯科学分野元医員
倉田 和之	松本歯科大学歯科矯正学講座講師
後藤 滋巳	愛知学院大学歯学部歯科矯正学講座教授
酒井 直子	愛知学院大学歯学部歯科矯正学講座非常勤講師
佐藤 琢麻	愛知学院大学歯学部歯科矯正学講座講師
佐藤 友紀	昭和大学歯学部歯科矯正学講座兼任講師
柴田 桃子	愛知学院大学歯学部歯科矯正学講座非常勤講師
鈴木 靖彦	愛知学院大学歯学部歯科矯正学講座非常勤講師
髙橋 正皓	昭和大学歯学部歯科矯正学講座助教
竹尾 健吾	松本歯科大学歯科矯正学講座専修生
田渕 雅子	愛知学院大学歯学部歯科矯正学講座准教授
玉置 幸雄	福岡歯科大学成長発達歯学講座矯正歯科学分野教授
徳田 吉彦	松本歯科大学歯科矯正学講座診療助手
中島 一記	福岡歯科大学成長発達歯学講座矯正歯科学分野元助教
中冨 佑香	福岡歯科大学成長発達歯学講座矯正歯科学分野元助教
中納 治久	昭和大学歯学部歯科矯正学講座准教授
名和 弘幸	愛知学院大学歯学部小児歯科学講座障害者歯科特殊診療科教授
芳賀 秀郷	昭和大学歯学部歯科矯正学講座助教
秦 省三郎	福岡歯科大学成長発達歯学講座矯正歯科学分野元助教
春上 雅之	愛知学院大学歯学部附属病院歯科技工部
半田 千恵	福岡歯科大学成長発達歯学講座矯正歯科学分野元医員
樋田 真由	愛知学院大学歯学部歯科矯正学講座講師
平間 雪野	昭和大学歯科病院中央技工室
藤原 琢也	愛知学院大学歯学部歯科矯正学講座准教授
二木 克嘉	昭和大学歯学部歯科矯正学講座助教
不破 祐司	愛知学院大学歯学部歯科矯正学講座元講師
北城 紗和	福岡歯科大学成長発達歯学講座矯正歯科学分野元助教
本藤 景子	松本歯科大学歯科矯正学講座専修生
槇 宏太郎	昭和大学歯学部歯科矯正学講座教授
宮崎 芳和	昭和大学歯学部歯科矯正学講座兼任講師
宮澤 健	愛知学院大学歯学部歯科矯正学講座成人矯正歯科特殊診療科教授
宮本 剛至	松本歯科大学歯科矯正学講座大学院生
百瀬 之男	元 昭和大学歯科病院中央技工室
山内 由宣	福岡歯科大学成長発達歯学講座矯正歯科学分野元医員
山口 徹太郎	昭和大学歯学部歯科矯正学講座准教授
山田 一尋	松本歯科大学歯科矯正学講座教授
山之内 香	福岡歯科大学成長発達歯学講座矯正歯科学分野元医員
萬屋 礼子	昭和大学歯学部歯科矯正学講座助教

【編著者略歴】

後藤　滋巳（ごとう　しげみ）
　1977 年　愛知学院大学歯学部卒業
　1996 年　愛知学院大学歯学部教授

石川　博之（いしかわ　ひろゆき）
　1982 年　北海道大学歯学部卒業
　2000 年　福岡歯科大学教授
　2015 年　福岡歯科大学学長
　2018 年　学校法人福岡学園常務理事

槙　宏太郎（まき　こうたろう）
　1984 年　昭和大学歯学部卒業
　2003 年　昭和大学歯学部教授

山田　一尋（やまだ　かずひろ）
　1981 年　新潟大学歯学部卒業
　2007 年　松本歯科大学教授

| チェアサイド・ラボサイドの
新 矯正装置ビジュアルガイド | ISBN978-4-263-44457-3 |

2015 年 11 月 15 日　第 1 版第 1 刷発行
2020 年 3 月 25 日　第 1 版第 3 刷発行

　　　　　編者代表　後　藤　滋　巳
　　　　　発行者　　白　石　泰　夫
　　　　　発行所　　医歯薬出版株式会社
〒113-8612　東京都文京区本駒込 1-7-10
TEL．（03）5395-7638（編集）・7630（販売）
FAX．（03）5395-7639（編集）・7633（販売）
https://www.ishiyaku.co.jp/
郵便振替番号　00190-5-13816

乱丁，落丁の際はお取り替えいたします　　印刷・三報社印刷／製本・皆川製本所

© Ishiyaku Publishers, Inc., 2015. Printed in Japan

本書の複製権・翻訳権・翻案権・上映権・譲渡権・貸与権・公衆送信権（送信可能化権を含む）・口述権は，医歯薬出版（株）が保有します．
本書を無断で複製する行為（コピー，スキャン，デジタルデータ化など）は，「私的使用のための複製」などの著作権法上の限られた例外を除き禁じられています．また私的使用に該当する場合であっても，請負業者等の第三者に依頼し上記の行為を行うことは違法となります．

JCOPY ＜出版者著作権管理機構 委託出版物＞
本書をコピーやスキャン等により複製される場合は，そのつど事前に出版者著作権管理機構（電話03-5244-5088, FAX 03-5244-5089, e-mail:info@jcopy.or.jp）の許諾を得てください．